LINCHUANG CHANGJIAN PIFUXINGBING
ZHENDUAN YU ZHILIAO

临床常见皮肤性病诊断与治疗

主编　郭亮　张伟

科学技术文献出版社
SCIENTIFIC AND TECHNICAL DOCUMENTATION PRESS
·北京·

图书在版编目（CIP）数据

临床常见皮肤性病诊断与治疗 / 郭亮等主编. —北京：科学技术文献出版社, 2018.5
ISBN 978-7-5189-4471-2

Ⅰ. ①临… Ⅱ. ①郭… Ⅲ. ①皮肤病—诊疗②性病—诊疗 Ⅳ. ①R75

中国版本图书馆CIP数据核字(2018)第104420号

临床常见皮肤性病诊断与治疗

策划编辑：曹沧晔　责任编辑：曹沧晔　责任校对：赵　瑗　责任出版：张志平

出 版 者　科学技术文献出版社
地　　址　北京市复兴路15号　邮编 100038
编 务 部　(010) 58882938，58882087（传真）
发 行 部　(010) 58882868，58882874（传真）
邮 购 部　(010) 58882873
官方网址　www.stdp.com.cn
发 行 者　科学技术文献出版社发行　全国各地新华书店经销
印 刷 者　济南大地图文快印有限公司
版　　次　2018年5月第1版　2018年5月第1次印刷
开　　本　880 × 1230　1/16
字　　数　390千
印　　张　12
书　　号　ISBN 978-7-5189-4471-2
定　　价　148.00元

前 言

随着我国医疗卫生事业的发展，皮肤性病学也取得了显著进步。目前，国内已出版的皮肤病性病综合诊疗方面的专著尚属缺如，而国外这方面的专著较多，虽已有数种译成中文，但尚难满足广大读者的需要。鉴于我国皮肤病性病科专业医师人数不断增加，其他临床科室医师以及广大基层医务人员对皮肤病性病科治疗知识的渴望，我们特组织了全国各个医院经验丰富的医师精心编写了本书。

本书首先详细概括了皮肤病的基本知识和治疗方法；然后介绍各种常见皮肤病的诊断和治疗，包括病毒性皮肤病、细菌性皮肤病、真菌性皮肤病、物理性皮肤病、皮肤附属器疾病、黏膜病、角化性皮肤病、遗传性皮肤病等；最后介绍了中西医结合对皮肤病的治疗方法。本书内容充实、语言精练、条理清晰，集实用性和可读性为一体，以期为临床医师提供较为全面的学科知识与技能。

在本书编写过程中，我们参阅了大量有关皮肤性病诊疗的相关书籍和期刊资料，得到了多位专家的大力指导，在此一并致谢。由于作者较多，时间有限，书中疏漏与不妥之处在所难免，恳请前辈、同道和读者不吝赐教，以便容后正之。

编 者

2018 年 4 月

目录

第一章

皮肤的解剖、功能和基本病理

第一节　皮肤的解剖学

皮肤似一件无缝的紧身衣覆盖身体表面，在口、鼻、眼、肛门、外生殖器及尿道口等处与黏膜相移行，是人体最大的器官。成人的皮肤面积 1.5 ~ $2m^2$，新生儿约 $0.21m^2$。皮肤的平均厚度为 0.5 ~ 4mm（不包括皮下脂肪组织），眼睑部最薄，掌（跖）最厚，其重量占体重的 16%。

皮肤表面有很多纤细的皮沟（grooves）将皮肤划分为细长略隆起的皮嵴（ridges），其中有很多凹陷的斑点即为汗孔的开口。一些较深的皮沟将皮肤表面划分成三角形或菱形的皮野（skin field）。皮嵴以指端屈面最为明显，呈涡纹状，形成指纹，其形态终身不变。在法医方面可用：于鉴别人体，在遗传病研究中也有价值。

皮肤颜色因人种、年龄、性别及部位不同而有差异，人体肛门周围、外阴部及乳晕部皮肤颜色较深。

掌（跖）、唇红、乳头、龟头及阴蒂等处无毛发，称无毛皮肤，有较丰富的被囊神经末梢。其他部位有长短不一毛发，称有毛皮肤，被囊神经末梢较少。硬毛粗硬有髓质，色深；毳毛细软无髓质，色淡。指（趾）伸侧末端有坚实的指（趾）甲。

皮肤的腺体有大、小汗腺和皮脂腺。人体有 200 万 ~ 500 万个小汗腺，几乎遍布全身，以画部及掌（跖）部最多；成人期顶泌汗腺（大汗腺）见于腋、乳晕、脐、生殖器和肛门等处。除掌（跖）与指（趾）屈面外，皮脂腺也分布于全身，但头皮、前额、鼻翼、躯干中部、腋窝、外阴部等处异常丰富，因此称为皮脂溢出区。大部分皮脂腺开口于毛囊，与毛囊、毛发共同构成毛 - 皮脂单位（pilosebaceous unit）。眼睑（睑板腺）、唇红及颊黏膜、包皮、乳晕等处皮脂腺直接开口于皮肤，称为游离皮脂腺。

（郭　亮）

第二节　皮肤的组织学

皮肤由表皮、真皮和皮下组织构成，并与其下组织相连。

一、表皮

表皮（epidermis）由外胚层分化而来，属于复层鳞状上皮（stratified squamous epithelium）。表皮主要由两类细胞组成，即角质形成细胞（keratinocytes）和树枝状细胞（dendritic cell）。

（一）角质形成细胞

其特点为可产生角蛋白（keratin），胞内含有张力原纤维（tonofibril），有桥粒结构。因最终形成角蛋白，故称角质形成细胞，是表皮的主要细胞，占表皮细胞的 80% 以上。由深层至浅层，角质形成细胞又分为 5 层，即基底层、棘层、颗粒层、透明层和角质层。

1. 基底层　基底层（basal cell layer）位于角质形成细胞最下层，呈矮柱状或立方状，共长轴与表皮下基底膜垂直。胞质内游离核糖体较丰富，苏木精-伊红（HE）染色呈嗜碱性。核卵圆形、偏下，核仁明显。基底细胞常含有黑素颗粒，呈帽状分布于核上方。基底细胞具有活跃的增殖能力，核分裂象常见，产生新的角质形成细胞向表层演变。因此，该层又称生发层。

表皮下基底膜带（subepidermal basement membrane zone，BMZ），基底细胞与真皮交界而呈波浪状，是由向真皮伸入的表皮脚和向表皮突入的真皮乳头互相镶嵌而成的。用过碘酸-雪夫染色（PAS 染色），该处可见 0.5～1.0μm 厚的紫红染色带，提示含有中性黏多糖。在 HE 染色中很难辨认，此带称表皮下基底膜带。在电子显微镜（简称电镜）下，此带可分 4 层：①胞膜层（plasmamembrane），由基底细胞的胞质膜组成。②透明层（lamina lucida），宽 20～40nm，其中含有板层素、大疱性类天疱疮抗原等。③基板层（basal lamina），宽30～60cm，是上皮细胞的产物，含Ⅳ型胶原的较致密的细丝状或颗粒状物质，电子束不能透过，故亦称致密层（lamina densa）。④网状层（reticularlamina），是成纤维细胞的产物，由Ⅶ型（亦为获得性大疱表皮松解症抗原）、Ⅰ型和Ⅲ型胶原构成的网状纤维交织形成。基底膜带的功能除使表皮、真皮紧密连接外，还有渗透屏障作用。表皮内没有血管，营养物质交换可通过此膜进行。

一般情况下，基底膜带不能通过相对分子质是 > 40 000 的大分子。只有当损伤时，炎症细胞、肿瘤细胞及大分子物质可通过基底膜带进入表皮。基底膜带结构异常或破坏可导致表皮、真皮分离，形成表皮下大疱。

基底细胞与相邻的基底细胞或棘细胞之间通过桥粒（desmosome）相连接。在电镜下，相邻细胞连接处，细胞膜内侧有板状致密结构，即附着板（attachment plague）。胞质中张力细丝（tonofilament）呈放射状附着于附着板上，并似发夹状折回胞质，起支持和固定作用。附着板处细胞间宽 20～30nm 的缝隙内有低密度的丝状物，并有较致密的跨膜连接。基底细胞向表面移动时，桥粒会发生相应的解离和重建。

桥粒由两组蛋白质构成，一组是跨膜蛋白，位于桥粒芯（desmosomal core），主要由桥粒芯糖蛋白（desmuglein，Dsg）和桥粒芯胶蛋白（desmocollin，Dsc）构成，形成桥粒间电子透过的细胞间接触区；另一组是胞质内的桥粒斑（desmosomal plaque）蛋白，主要由桥粒斑蛋白（desmoplakin，Dp）和桥粒斑珠蛋白（plakogloubin，PG）构成，是盘状附着板的组成部分。桥粒结构破坏使角质形成细胞间分离，形成表皮内水疱。

基底细胞基底面的膜内侧有一增厚的斑，称为半桥粒（hemidesmosome），其为桥粒结构的一半，半桥粒与基板层间有 7～9nm 基底层下致密板，许多锚细丝（anchoring filament）由基底穿过。基底层下致密板连接于半桥粒附着斑，把半桥粒与基板层连接起来。在这一半桥粒结构中含有类天疱疮抗原-1 和抗原-2（BPAg1 和 BPAg2）、整合素（integrin）等蛋白。这一结构破坏即形成表皮下大疱。网状层中的锚原纤维（anchoring fibril）含Ⅶ、Ⅰ和Ⅲ型胶原纤维，从基板层伸向真皮，与弹力纤维紧密连接，使表皮和真皮的结合非常牢固。

表皮基底细胞的分裂周期约 19d，正常情况下约 30% 的基底层细胞处于核分裂期，部分基底细胞可停于 DNA 合成前期而不进入分裂周期，只有当表皮受到刺激时才回复至分裂周期。新生基底细胞进入棘细胞层，然后到颗粒层的最上层，约需 14d，再通过角质层脱落又需 14d，共为 28d，这即为表皮细胞的更替时间（tum over time）。

2. 棘细胞层　棘细胞层（prickle cell layer）位于基底细胞层上方，一般由 4～10 层细胞组成。细胞为多边形，核圆、较大，细胞间有许多短小的胞质突起似棘状，因此称棘细胞。越向表面细胞趋向扁平，分化越好。相邻棘细胞的突起以桥粒相连，胞质内有较多张力细丝，成束分布，附着于桥粒上。浅部的棘细胞胞质内散在分布直径为 100～300nm 的包膜颗粒，称角质小体或 Odland 小体。

3. 颗粒层　颗粒层（stratum granulosum）位于棘细胞层上方，由 3～5 层梭形细胞组成。其特征是细胞内可见不规则的透明角质颗粒（keratohyahne granules），在 HE 染色中呈强嗜碱性。胞质内板层颗粒增多，且迁移至细胞边缘，渐与胞膜融合，以胞吐方式释放酸性黏多糖和疏水磷脂，形成多层膜状结构，增强细胞间的粘连，阻止下层细胞间隙内的组织液外渗。

4. 透明层　透明层（stratum lucidum）仅见于掌（跖）部表皮，位于颗粒层上方。为几层扁平细胞，核与细胞器均已消失，呈嗜酸性。胞质中透明角质层颗粒液化成角母蛋白（eleidin）与张力细丝融合在一起，有防止组织液外渗的屏障作用。

5. 角质层　角质层（stratum corneum）由数层至十数层扁平角质细胞组成，核及细胞器均已消失，HE 染成伊红色。胞质中充满由张力细丝和匀质状物质结合而成的角蛋白（keratin）。细胞膜增厚、皱褶，邻近细胞边缘相互重叠，胞间充满板层颗粒释放的脂类物质。角质层的形成与脱落保持均衡状态。角质层细胞虽已角化死亡，但对皮肤具有重要的保护作用。

（二）树枝状细胞

细胞的形态相似，按其功能和结构不同可分 4 类。

1. 黑素细胞　黑素细胞（melanocyte）有合成黑素的功能。在胚胎期从神经鞘发生，移至皮肤，分散在基底层细胞间（约占 1/10）、毛发和真皮结缔组织中，HE 染色很难辨认。因硝酸银染色呈阳性，多巴（3，4－二羟苯丙氨酸）反应阳性。黑素细胞有细长树枝状突起，一个黑素细胞通过树状突起可与大约 36 个角质形成细胞接触，形成表皮黑素单位（epidermal melanin unit）。电镜下，胞核圆形，因无张力细丝而胞质清亮，无桥粒。能合成黑素的膜性细胞器称为黑素小体（melanosome）。黑素小体内富含酪氨酸酶，能使酪氨酸转化为黑素（melanin）。充满黑素的黑素小体又称黑素颗粒，其成熟后移入黑素细胞的突起中，通过胞吐方式释放，邻近角朊细胞以吞噬方式将黑素颗粒摄入胞内。日照可促进黑素细胞生成。黑素能吸收紫外线，使角朊细胞、朗格汉斯细胞等免受辐射的损伤。

2. 朗格汉斯细胞　朗格汉斯细胞（Langerhans cell）来源于骨髓，HE 染色表现为透明细胞，氯化金染色显示树枝状突起。ATP 酶染色阳性，DOPA 反应阴性。细胞表面有 C3 受体，IgG 和 IgE 的 Fc 受体，具有Ⅱ类主要组织相容性复合体抗原（MHc－Ⅱ）及 CD4、CD45、S－100 等抗原。正常皮肤内朗格汉斯细胞是唯一能与 CD1a 结合的细胞。电镜下，胞核有深切迹，胞质清亮，无张力细丝、黑素小体和桥粒结构，有特征性的 Birbeck 颗粒，其剖面呈杆状或网球拍状。目前认为 Birbeck 颗粒是由朗格汉斯细胞吞噬外来抗原时，胞膜内陷形成的。它主要分布于表皮中上部，亦存在于真皮、口腔黏膜、食管、淋巴结、胸腺及脾脏等处，数量占表皮细胞的 3%～5%。主要功能为摄取、处理和传递抗原给皮肤或局部淋巴结内的 T 淋巴细胞（简称 T 细胞），参与免疫反应，故又称表皮内的巨噬细胞；并且对体内的突变细胞及肿瘤抗原进行免疫监视，使机体保持稳定的内环境。局部或全身应用皮质类固醇激素和紫外线照射可使朗格汉斯细胞减少，功能受损。

3. 麦克尔细胞　麦克尔细胞（Merkel cell）的来源有认为来自神经嵴，另有认为是变异的角质形成细胞。它具有短指状突起，分布于毛囊附近的表皮基底层细胞之间。麦克尔细胞与角质形成细胞间有桥粒相连，核不规则，胞质中有许多电子密度高的有包膜颗粒，直径 50～100μm，多集中在靠近神经末梢一侧，推测其可能是一种感觉细胞，感受触觉或其他机械性刺激。

4. 未定型细胞　未定型细胞（indeterminate cell）位于表皮最下层，仅能通过电镜识别，来源及功能尚不明了。

二、真皮

真皮（dermis）从中胚层分化而来，由胶原纤维、网状纤维、弹力纤维、细胞和基质组成。真皮浅层为乳头层，较薄，形成乳头状隆起突向表皮，其有丰富的毛细血管、毛细淋巴管及游离的神经末梢、触觉小体等。真皮深层为网状层，浅深层相互移行，无明显界限。网状层内除有较大的血管、淋巴管、神经外，还有肌肉和皮肤附属器等结构。真皮除物质交换，参与代谢外，还有感觉、抗拉力等保护作用。

（一）胶原纤维

胶原纤维（collagen fibers）为真皮结缔组织的主要成分。在乳头层，胶原纤维较细，排列疏松，方向不一。而网状层的胶原纤维较粗，相互交织成网。其成分为Ⅰ和Ⅲ型胶原蛋白，HE 染色呈浅红色。

胶原纤维由胶原纤维（fibrils）和微原纤维（microfibrils）组成，后者平行排列形成节段性横纹。胶原纤维韧性大，抗拉力强，但无弹性。

（二）网状纤维

网状纤维（reticular fibers）的纤维细小，有较多分枝，交织成网。主要由Ⅲ型胶原蛋白构成，表面有较多的酸性黏多糖，分布于乳头层、皮肤附属器、血管、神经周围及基底膜带的网板层等处。HE 染色中不能分辨，用银染呈黑色，又称嗜银纤维。电镜下，纤维上可见横纹。

（三）弹力纤维

弹力纤维（eleatic fibers）比胶原纤维细，折光性强，由弹力蛋白（elastin）和微原纤维（microfibril）构成。分布于真皮和皮下组织中，使皮肤具有弹性，对皮肤附属器和神经末梢起支架作用。HE 染色很难识别，用醛品红染色可为紫色。

（四）细胞

真皮内常驻细胞有成纤维细胞、吞噬细胞、肥大细胞、真皮树枝状细胞、朗格汉斯细胞，还有黑素细胞和来自血液的细胞。成纤维细胞可产生纤维和基质。

（五）基质

基质（ground substance）是无定形匀质状物质，充填于上述纤维和细胞间。主要成分为蛋白多糖（proteoglycans），它以透明质酸长链的支架，通过连接蛋白结合许多蛋白质分子形成支链，这些支链又与许多硫酸软骨素等多糖形成侧链，使基质形成分子筛主体构型，具有许多微孔隙，有利于水、电解质、营养成分和代谢产物的交换，而较大分子物质，如细菌等被限制在局部，有利吞噬细胞消灭。

三、皮下组织

皮下组织（subcutancous tissue）位于真皮下方，其间无明显的分界。主要由疏松结缔组织和脂肪小叶构成。皮下组织内含有汗腺、毛根、血管、淋巴管和神经等。

由表皮衍生的皮肤附属器（cutaneous appendages）包括毛发，皮脂腺，大、小汗腺和指（趾）甲等，由外胚层分化而来。

1. 毛发　由角化的表皮细胞构成杆状物，可分长毛、短毛和毳毛 3 种。

毛发（hair）露出皮面的部分称毛干。在毛囊内的部分称毛根（hair root）。毛根末端膨大呈球状，称毛球（hair bulb）。位于毛球向内凹人部分为毛乳头（papilla），它含结缔组织、血管和神经末梢，为毛球提供营养。毛母质是围绕毛乳头周围的上皮细胞团块，是毛根和内根鞘的发源地。

毛发的横断面可分 3 层：中心为毛髓质（medulla），是毛的主轴，由 2 ~3 层皱缩的立方形角化细胞构成，毛发末端及毳毛无髓质；其外为毛皮质（cortex），由几层梭形角化细胞构成，胞质中含有黑素颗粒及较多纵行纤维，有抗拉力作用；最外层为毛小皮（cuticle），为一层鳞状角化上皮细胞，排列成叠瓦状，游离缘向表面。

毛囊由表皮下陷而成，由内、外根鞘和结缔组织鞘三部分组成：①内根鞘自内向外分为鞘小皮、赫胥黎层（Huxley layer）和亨利层（Henle layer），鞘小皮与毛小皮互相锯齿状交叉镶嵌，使毛发固若在皮肤内；②外根鞘由数层细胞组成，含有糖原，胞质透明；③结缔组织鞘内层为玻璃膜，相当于表皮的基底膜。中层为较致密的结缔组织，外层为疏松结缔组织，与真皮结缔组织无明显分界线。

自毛囊口至皮脂腺开口部称漏斗部，皮脂腺开口部至立毛肌附着部称为峡部，立毛肌附着处以下称为下部。立毛肌附着的毛囊壁肥厚称毛隆起。

毛发的生长分生长期和休止期相互交替，退化期为这两期的过渡期。不同部位的毛发各期长短不一，头发生长期平均为 2 ~6 年，休止期约 4 个月，退行期为数周，且头发的生长是不同步的。头发有 10 万根以上，90% 处于生长期。正常人每日可脱落 50 ~100 根头发，同时有等量头发再生，生长速度每天 0. 27 ~0. 4mm。毛发与表皮呈钝角，有一束平滑肌连接毛囊和真皮乳头，称为立毛肌。它受交感神经支配，收缩时使毛竖起，形成“鸡皮疙瘩”。毛发生长受神经及内分泌控制和调节，肾上腺皮质激素增多，可引起多毛；睾酮能使躯干、四肢、颈部和阴部毛发生长；甲状腺素缺乏使毛发干燥，甲状腺素过剩时毛发细软。

2. 皮脂腺 皮脂腺（debaceous gland）位于毛囊与立毛肌之间，立毛肌收缩可促进皮脂的分泌。皮脂腺由腺泡和导管构成，导管为复层鳞状上皮，大多开口于毛囊漏斗部，主要分布在颊黏膜，唇红部，妇女乳晕，大、小阴唇，眼睑，包皮内侧等。皮脂腺不与毛囊相连，导管直接开口于皮肤表面。腺泡外层是一层较小的幼稚细胞，它不断增殖、分化、成熟，胞质中充满脂滴，形成分泌细胞。皮脂腺是全浆分泌腺。皮脂（sebum）含有角鳖烯和蜡酯，皮脂中的部分三酰甘油（甘油三酯）在毛囊腔中被细菌分解成非酯化脂肪酸（游离脂肪酸）。新生儿期前额部皮脂分泌较多，儿童期分泌减少，青春期又增多，女性 20 岁左右，男性 30 ~ 40 岁达高峰。

皮脂腺的发育和分泌受内分泌系统控制，雄激素或长期应用皮质类固醇激素可使皮脂腺肥大、增大、分泌增加，雌激素可降低皮脂腺的活性。摄入过多的糖和淀粉类食物可使皮脂分泌增多。皮肤表面的皮脂对皮脂腺有一种压力，抑制皮脂腺的分泌。因此，过勤的洗涤，反使皮脂分泌过多。

表皮和毛囊常栖息表皮葡萄球菌、痤疮丙酸杆菌、糠秕孢子菌和蠕形螨，这与皮脂分泌较多的患者产生痤疮有很大的关系。

3. 小汗腺 小汗腺（eccrine gland）为单管状腺体，由分泌部和导管部组成。分泌部盘曲成丝球状，由单层矮柱状细胞组成，分泌部外方围绕一层肌上皮细胞，呈梭形。导管部，即汗管由真皮深部上行，螺旋状上升，直接开口于乳头之间的表皮汗孔，又称外泌汗腺。掌、跖、腋、额部分布较多，背部较少。

4. 顶泌汗腺 顶泌汗腺（apocrine gland）为大管状腺体，分泌部位于皮下脂肪层，腺腔大，由单层立方形上皮细胞构成，分泌时连同细胞部分顶部胞质一起脱落，故它属顶质分泌腺，又称顶泌汗腺。顶泌汗腺导管由 2 层细胞构成，多开口于毛囊的皮脂腺入口上方，少数直接开口于皮肤表面，主要分布在腋窝、乳晕、脐周、肛周、包皮、阴阜和小阴唇。分泌活动主要受性激素影响，青春期分泌旺盛。

5. 指（趾）甲 由多层紧密的角化细胞构成，外露部分称甲板，覆盖甲板周围皮肤称甲皱襞，伸入近端皮肤中的部分称甲根，甲板下皮肤称甲床，甲根下的甲床称甲母质，是甲的生长区。指甲（nail）每日生长约 0.1mm，趾甲生长速度为指甲的 1/3 ~ 1/4。

6. 皮肤血管（blood vessels of the skin） 深在性动脉分支穿过肌层形成细动脉，通过皮下脂肪组织和真皮，直达真皮乳头层。途中形成 3 个主要血管丛：①皮下血管丛，位于皮下组织的深部，水平走向，分支营养周围组织，该丛为皮肤内最大的血管丛，分支最多，动脉多而静脉少；②真皮下部血管丛，位于皮下组织上部，营养汗腺、汗管、毛乳头和皮脂腺等；③乳头下血管丛，位于乳头下部，水平走向，营养真皮内皮肤附属器，此处血管较多，具有储血功能。真皮下血管丛与乳头下血管丛之间有垂直走向的血管相连通，形成丰富的吻合支。

指（趾）、耳郭和鼻尖等处皮肤中有较多的动静脉吻合，亦称血管球，有丰富的交感神经分布，有调节体温的作用。

7. 皮肤淋巴管 皮肤淋巴管（lymphatics of the skin）起源于真皮毛细淋巴管，起端为盲端，由一层内皮细胞和少量网状纤维构成。在乳头下层和真皮深部分别汇集成浅、深淋巴管。

8. 皮肤肌肉（muscles of the skin） 皮肤的平滑肌有立毛肌、动静脉肌层、血管球细胞、阴囊内膜、乳晕部肌肉等，而表情肌和颈阔肌属横纹肌。

9. 皮肤神经 皮肤有丰富的感觉神经和运动神经，分别来自脑脊神经和交感神经的节后纤维。皮肤神经支配呈节段性。

感觉神经末梢按结构分 3 类：①末端变细的游离神经末梢，分布于皮肤浅层和毛囊周围，能感觉痛、温、触和震动感，有多种功能；②末端膨大的游离神经末梢，如麦克尔触盘感受触觉等；③有被囊的神经末梢，种类较多，外面有结缔组织被囊包裹，如触觉小体、环层小体、克劳泽小体和梭形小体等。

皮肤的感觉呈点状分布，可分别找到触点、冷点、热点和痛点，推测不同的感觉可能由不同的神经末梢完成的。如环层小体感觉压觉、克劳泽小体为冷觉、游离神经末梢为痛觉和温觉等。近年来发现在不同性质感觉点下，有同样的游离神经末梢，因而提出多觉型感受器的概念，即多觉型感受器能接受不同性质的刺激，引起不同类型的感觉。也有学者认为皮肤神经（noves of the skin）分布呈网状，同一皮区接受不同神经末梢的分支，相互间通过一定形式联系。当不同刺激作用于该皮区时，神经末梢进行初步分析，产生时空上不同组合的神经冲动，传入中枢，引起不同的感觉。

神经纤维粗细与有无髓鞘可影响神经传导功能，直径为1~5μm有髓细纤维，传导速度为5~30m/s，主要传导痛、冷和部分痒觉；直径0.2~1.5μm的无髓细纤维传导速度为0.2~2m/s，主要传导温、灼痛和部分痒觉。

皮肤的运动神经由不同的神经和介质所支配，如面神经支配面部横纹肌；肾上腺素能纤维支配立毛肌，血管，血管球和大、小汗腺的肌上皮；胆碱能纤维支配小汗腺分泌细胞等。

（郭　亮）

第三节　皮肤的功能

皮肤除有防护、吸收、分泌、排泄、感觉和调节体温等生理功能外，还参与各种物质的代谢。目前，还发现皮肤是一个重要的免疫器官，除积极参与免疫反应外，还具有免疫监视的功能，使机体有一个稳定的内环境，能更好地适应外环境的各种变化。

一、皮肤的防护作用

皮肤是人体最大的器官，它完整地覆盖于身体表面，一方面防止体内水分、电解质和营养物质的丧失；另一方面可阻抑外界有害的或不需要的物质侵入，可使机体免受机械性、物理性、化学性和生物性等因素的侵袭，达到有效的防护，保持机体内环境的稳定。

1. 机械性损伤的防护　皮肤的屏障主要是角质层，它柔韧而致密，保持完整性，有效地防护机械性损伤。经常摩擦和受压的部位，角质层增厚，甚至形成脱胝，增强对机械性刺激的耐受，如掌、跖部。真皮部位的胶原纤维、弹力纤维和网状纤维交织如网，使皮肤具有一定的弹性和伸展性，抗拉能力增强。皮下脂肪具有软垫、缓冲作用，能抵抗冲击和挤压。皮肤的创伤通过再生而修复，保持皮肤的完整性，完成抗摩擦、受压、牵拉、冲撞、挤压等机械性损伤的作用。

2. 物理性损害的防护　皮肤角质层含水量少，电阻较大，对低电压电流有一定的阻抗能力。潮湿的皮肤电阻下降，只有干燥皮肤电阻值的1/3，易受电击伤。皮肤对光线有反射和吸收作用，角质层的角化细胞有反射光线和吸收较短波长紫外线（波长为180~280nm）的作用。棘细胞和基底细胞可吸收较长波长紫外线（波长为320~400nm），黑素细胞对紫外线的吸收作用特强。黑素细胞受紫外线照射后可产生更多的黑素，并传递给角质形成细胞，增强皮肤对紫外线照射的防护能力。所以，有色人种对日光照射的耐受性比白种人高。

3. 化学性刺激的防护　皮肤的角质层是防止外来化学物质进入体内的第1道防线。角质细胞具有完整的脂质膜，胞质富含角蛋白，细胞间有丰富的酸性糖胺聚糖，能抗弱酸、弱碱的作用。但这种屏障能力是相对的，有些化学物质仍可通过皮肤进入体内，其弥散速度与化学物质的性质、浓度，在角质层的溶解度及角质层的厚度等因素有关，角质层的厚薄与对化学物质的屏障作用成正比。

正常皮肤表面有脂膜，pH值为5.5~7.0，偏酸性。但不同部位的皮肤pH值亦不同，pH值自4.0~9.6不等。皮肤对酸和碱有一定的缓冲能力，可以防护一些弱酸或弱碱性物质对机体的伤害。

皮肤长期浸泡浸渍、皮肤缺损引起的糜烂或溃疡、药物外用时间较长和用量较大，均能促使化学物质的吸收，甚至引起中毒。

4. 微生物的防御作用　角质层的致密和角质形成细胞间通过桥粒结构互相镶嵌状排列，能机械地防护一些微生物的侵入。角质层的代谢脱落，同时也清除一些微生物的寄居。皮肤表面干燥和弱酸性环境对微生物生长繁殖不利。正常皮肤表面寄居的细菌，如痤疮杆菌和马拉色菌可产生酯酶，进一步将皮脂中的三酰甘油分解成非酯化脂肪酸，对葡萄球菌、链球菌和白假丝酵母（白念珠菌）等有一定的抑制作用。青春期后，皮脂腺分泌某些不饱和脂肪酸，如十一烯酸增多，可抑制真菌的繁殖，所以，白癣到青春期后会自愈。真皮成分组成分子筛结构能将进入的细菌限于局部，有利于白细胞的吞噬消灭。

5. 防止体液过度丢失　致密的角质层，皮肤多层的结构和表面的脂质膜可防止体液过度蒸发。但角质层深层含水量多，浅层含水量少，一些液体可通过浓度梯度的弥散而丢失。成人 24h 内通过皮肤丢失的水分为 240 ~480mL（不显性出汗）。如角质层全部丧失，水分经皮肤外渗丢失将增加 10 倍或更多。

二、皮肤的吸收作用

皮肤虽有上述的防护功能，但皮肤还是可以通透一些物质。事实上，皮肤具有吸收外界物质的能力，如长期外用糖皮质激素除局部产生萎缩和毛细血管扩张外，还可产生全身性影响。这一吸收功能在皮肤病外用药物治疗作用上有着重要的意义。皮肤的吸收作用主要通过以下 3 条途径：①透过角质层细胞；②角质层细胞间隙和毛囊；③皮脂腺或汗管。如果角质层，甚至全表皮丧失，通过真皮则几乎完全可通透性，吸收更完全。影响皮肤吸收的因素主要如下。

1. 皮肤的结构和部位　由于角质层厚薄不一，不同部位的皮肤吸收能力有很大差异。一般，吸收能力阴囊 > 前额 > 大腿屈侧 > 上臂屈侧 > 前臂 > 掌（跖）。黏膜无角质层，吸收能力较强。婴儿皮肤角质层较薄，吸收作用较成人强。因此，在外用药时，应多加留意。

皮肤的损伤、糜烂或溃疡等可降低屏障机制，经皮吸收增加。尤其当损伤面积较大时，可因大量吸收而造成严重后果。如硼酸溶液长期大面积湿敷，可因大量吸收而导致患者死亡。

2. 皮肤角质层水合程度　皮肤浸质时可增加吸收，塑料薄膜封包用药比单纯搽药的吸收系数高出 100 倍，这种方法可以提高疗效，但也增加中毒的可能。这与封包后局部温度升高，汗液和水分蒸发减少，角质层含水量增加，使吸收增加有关。因此，封包式湿敷、外用软膏或塑料薄膜封包用药可以增加吸收，提高疗效，但要警惕不良反应的产生。

3. 物质的理化性质　完整的皮肤只吸收很少的水分和微量的气体。水溶性物质，如维生素 C、维生素 B 族、葡萄糖、蔗糖等不易被皮肤吸收，电解质吸收也很少。脂溶性物质如维生素 A、维生素 D、维生素 K、性激素及大部分糖皮质激素可经毛囊、皮脂腺吸收。对油脂类物质吸收也较好，对油脂类吸收的规律一般为羊毛脂 > 凡士林 > 植物油 > 液状石蜡。某些物质，如汞、铅、砷等的化合物可能与皮脂中的脂肪酸结合变成脂溶性，被皮肤吸收。增加皮肤渗透胜的物质如二甲基亚砜、丙二醇、氮酮、乙醚、氯仿等有机溶剂可增加皮肤的吸收作用。表面活性剂能使皮肤湿润、乳化和增溶，使物质与皮肤紧密接触，增加吸收率。药物的剂型也影响皮肤的吸收，软膏及硬膏可促进药物吸收，霜剂次之，粉剂和水粉剂很少吸收。物质的相对分子质量与皮肤吸收率之间无明显关系，某些大分子的物质，如汞、葡萄糖等也可透过皮肤吸收。物质浓度与皮肤吸收率成正比，但某些物质，如碳酸浓度高时引起角蛋白凝固，继而使皮肤通透性降低。

4. 外界环境　环境温度升高使皮肤血管扩张、血流加速，加快物质弥散，使皮肤吸收能力增强。环境湿度增大时，角质层水合程度增加，皮肤对水分的吸收增强。

三、皮肤的感觉作用

皮肤的感觉可以分为两类：一类是单一感觉，皮肤内的多种感觉神经末梢将不同的刺激转换成具有一定时空的神经动作电位，沿相应的神经纤维传入中枢，产生不同性质的感觉，如触觉、压觉、痛觉、冷觉和温觉；另一类是复合感觉，即皮肤中不同类型感觉神经末梢共同感受的刺激传入中枢后，由大脑综合分析形成的感觉，如干、湿、光、糙、硬、软等。另外有形体觉、两点辨别觉、定位觉、图形觉等。这些感觉经大脑分析判断，作出有益于机体的反应；有的产生非意识反应，如手触到烫物的回缩反应，免使机体进一步受到伤害。借助皮肤感觉作用，使人类能积极地参与各项生产劳动。

瘙痒是皮肤或黏膜的一种引起搔抓欲望的不愉快的感觉。瘙痒产生的机制尚不完全清楚，有人认为痒与痛由同一神经传导，或痛的阈下刺激产生瘙痒，搔抓至疼痛，可减轻或抑制瘙痒。临床上应用拍打局部来解除瘙痒，也是一个例证。但也有矛盾的情况，某些化学物质如吗啡可使疼痛消失，但可诱发或使瘙痒加剧。中枢神经系统的功能状态对瘙痒有一定的影响，精神安定或转移注意力，可使瘙痒减轻；但焦虑、烦恼或对痒过度注意时，瘙痒加重。

目前已发现许多因素与瘙痒有关，如机械性刺激、电刺激、酸、碱、植物的细刺、动物的纤毛及毒刺、皮肤的微细裂隙、代谢异常（如糖尿病、黄疸等）、变态反应和炎症反应的化学介质（如组胺、蛋白酶、多肽等）均可引起瘙痒。为解除瘙痒感觉，必须避免上述各种刺激。

四、皮肤的分泌和排泄作用

皮肤的分泌和排泄功能主要通过汗腺和皮脂腺完成的。

1. 小汗腺的分泌和排泄　小汗腺周围分布着丰富的节后无髓交感神经纤维，支配小汗腺分泌和排泄活动，神经末梢释放神经介质主要是乙酰胆碱，后者作用于腺体透明细胞分泌出类似血浆的超滤液，再通过导管对 Na^+ 的重吸收，变成低渗性汗液排出体外。在室温下，只有少数小汗腺处于分泌活动状态，无出汗的感觉（又称不显性出汗）。当气温高于30℃时，分泌性小汗腺增多，排汗明显，称为显性出汗。大脑皮质活动，如恐慌、兴奋等可引起掌、趾、额、颈等部位出汗，称为精神性出汗。进食辛辣、热烫食物可使口周、鼻、面、颈、背等处出汗，称为味觉性出汗。

正常情况下，汗液呈酸性（pH4.5～5.5），大量出汗时，pH 可达7.0左右。汗液为无色透明，水分占的99.0%～99.5%，其他为无机物如氯化钠、氯化钾、乳酸和尿素等，与肾脏排泄物部分相似，因此，汗液的分泌和排泄可部分代替肾脏功能。此外，部分药物如灰黄霉素、酮康唑亦可通过汗液分泌，发挥局部抗真菌作用。排出的汗液与皮脂形成乳状脂膜，对皮肤有保护作用。汗液使皮肤表面偏酸性，可抑制某些细菌的生长。通过汗液排泄可有效地散热降温，以维持体温衡定。

2. 顶泌汗腺的分泌和排泄　感情冲动时顶泌汗腺的分泌和排泄有所增加，肾上腺素能类药物能刺激它的分泌，于晨间分泌稍高，夜间较低。顶泌汗腺液中除水外，还有脂肪酸、中性脂肪、胆固醇等。有些人的顶泌汗腺可分泌一些有色物质，呈黄、绿、红或黑色，使局部皮肤或衣服染色，故称为色汗症。顶泌汗腺分泌在许多动物中有性吸引及标记其活动范围的作用，在人类的意义尚不清楚。

3. 皮脂腺的分泌和排泄　皮脂腺是全浆分泌，即整个皮脂腺细胞破裂，胞内物全部排入管腔，然后分布于皮肤表面，形成皮面脂质，润滑皮肤；另一方面脂膜中的非酯化脂肪酸对某些病原微生物生长起抑制作用。皮脂腺分泌直接受内分泌系统的调控，雄激素、长期大量应用糖皮质激素可使皮脂腺增生肥大，分泌活动增加。雌激素可抑制皮脂腺的分泌活动。此外，药物13－顺维A酸等亦可抑制皮脂分泌，用于痤疮等治疗。皮脂腺的分泌活动受人种、年龄、性别、营养、气候及皮肤部位等因素影响。

皮脂腺分泌的产物称皮脂，它含多种脂类混合物，如甘油三酯、蜡酯、角鲨烯、胆固醇脂、胆固醇和非酯化脂肪酸等，其中非酯化脂肪酸是由毛囊中痤疮丙酸杆菌、马拉色菌等微生物所产生的脂酶将三酰甘油分解而成的。禁食可使皮脂分泌减少及皮脂成分改变，其中蜡酯和三酰甘油明显减少。

五、皮肤的体温调节作用

皮肤对体温的调节作用，一是作为外周感受器，向体温调节中枢提供环境温度的信息；二是作为效应器，是物理性体温调节的重要方式，使机体温度保持恒定。皮肤中的温度感受器细胞以点状分布于全身，可分热敏感受器和冷敏感受器，感受环境温度的变化，向下丘脑发送信息，使机体产生的血管扩张或收缩、寒战或出汗等反应。皮肤表面面积很大，成人可达 $2m^2$，为吸收和散发热量提供有利条件。皮肤血管的分布也有利于体温的调节，在真皮乳头下层形成动脉网，皮肤毛细血管异常弯曲，形成丰富的静脉丛，手、足、鼻、唇和耳部等皮肤有丰富的血管球。这些血管结构的特点使皮肤的血流量变动很大，一般情况下，皮肤血流量仅占全身血流量的8.5%（约450mL/min），但在热应激或血管完全扩张的情况下，皮肤血流量可增加10倍；在冷应激时，交感神经功能加强，血管收缩，皮肤血流暂时中断。皮下脂肪层广泛分布静脉丛，在收缩与完全扩张时血流量可相差40～100倍。另外，动脉与静脉丛之间由动静脉吻合相连。在热应激时，动静脉吻合开通，皮肤血流量增加而散热随之增多，有效地调节体温。

体表热量的扩散主要通过皮肤表面的热辐射、空气对流、传导和汗液的蒸发。皮肤含有丰富的小汗腺，汗液蒸发可带走较多热量，每蒸发1g水可带走580cal热量。在热应激时，大量出汗可达3～4L/h，散热的量为平时的10倍。在外界温度高于或等于皮温时，辐射、传导和对流等方式散热不起作用，则出汗是机体散热的唯一途径。另外，在寒冷环境中，减少出汗和皮下脂肪组织的隔热作用，能减少热量散失，保持恒定的体温。

六、皮肤的代谢作用

（一）糖代谢

皮肤中糖类物质主要为糖原、葡萄糖和黏多糖等。皮肤含葡萄糖的量为60～81mg%，为血、糖浓度的2/3，表皮中含量最高。在糖尿病时，皮肤中糖含量更高，易被真菌和细菌感染。人体表皮细胞具有合成糖原的能力，在表皮细胞的滑面内质网中存在合成糖原所需要的酶，主要通过单糖缩合及糖醛途径合成。人体皮肤的糖原含量在胎儿期最高，成人后达低值。它们主要分布于表皮颗粒层及以下的角质形成细胞、外毛根梢细胞、皮脂腺边缘的基底细胞和汗管的上皮细胞等处。

皮肤中的糖主要是提供能量所需，此外，可作为黏多糖、脂质、糖原、核酸和蛋白质等生物合成的底物。皮肤的葡萄糖分解提供能量通过有氧氧化及无氧糖酵解两条途径。在皮肤中，无氧糖酵解是人体各组织中最快的，这与表皮无血管而气含量相对较低有关。

皮肤内黏多糖属于多糖，以单纯形式，或与多肽、脂肪、其他糖类结合呈复合物形式存在。其性质不稳定，易被水解。在真皮内黏多糖最丰富，角质形成细胞间、基底膜带、毛囊玻璃样膜、小汗腺分泌细胞等亦含较多黏多糖。真皮基质中的黏多糖主要为透明质酸、硫酸软骨素B和C等，多与蛋白质结合形成蛋白多糖（或称黏蛋白）。后者与胶原纤维静电结合形成网状结构，对真皮及皮下起支持、固定的作用。这些蛋白多糖属多阴离子性巨分子，对水、盐代谢平衡有重要作用。黏多糖的合成及降解主要通过酶催化完成，但某些非酶类物质亦有作用，如氢醌、维生素B_2（核黄素）、维生素C（抗坏血酸）等可降解透明质酸。某些内分泌因素亦可影响黏多糖代谢，如甲状腺功能亢进使透明质酸和硫酸软骨素含量在局部皮肤中增加，产生胫前黏液水肿。

（二）蛋白质代谢

表皮蛋白质一般分两种，即纤维性和非纤维性蛋白质。纤维性蛋白质包括角蛋白、胶原蛋白和弹力蛋白等。角蛋白（keratin）是皮肤角质形成细胞和毛发上皮细胞的代谢产物和主要构成成分，至少有30种，包括20种上皮角蛋白和10种毛发角蛋白。皮肤内的胶原蛋白（collagen）主要为Ⅰ、Ⅲ、Ⅳ、Ⅴ型。真皮内胶原纤维主要成分为Ⅰ型和Ⅲ型胶原蛋白；网状纤维主要为Ⅲ型胶原蛋白，基底膜带主要为Ⅳ型和Ⅴ型胶原蛋白。弹力蛋白（elastin）是真皮结缔组织内弹力纤维的主要结构成分。

皮肤内非纤维性蛋白质常与黏多糖类物质结合成粘蛋白（mucoprotein），主要分布在真皮基质和基底膜带。多种细胞内的核蛋白和细胞外各种酶，均属于非纤维蛋白质。

蛋白质水解酶参与蛋白质的分解，其可能的作用有两个方面：一是参与表皮和真皮细胞内外蛋白质的正常分解代谢，如细胞内蛋白质消化、表皮角化过程中的蛋白质分解和细胞外胶原纤维的降解等；其二是参与某些皮肤病理情况，如炎症中的趋化性肽的释放、血管通透性增高、结构蛋白的降解等。

（三）脂类代谢

皮肤脂类包括脂肪和类脂质（磷脂、糖脂、胆固醇和固醇酯等），前者主要存在于皮下组织，通过β－氧化降解提供能量；后者是构成生物膜的主要成分。表皮细胞在分化不同阶段，其类脂质组成有明显差异，由基底层到角质层，胆固醇、脂肪酸、神经酰胺含量逐渐增多，而磷脂则逐渐减少。皮肤内的7－脱氢胆固醇经紫外线照射后合成维生素D，可防治软骨病、血液脂类代谢异常，如高脂蛋白血症可使脂质在真皮局限性沉积，导致皮肤黄瘤损害。

表皮中最丰富的必需脂肪酸是亚油酸和花生四烯酸，它们主要功能有二：一是参与正常皮肤屏障功能的形成；二是作为一些主要活性物质的前体，如花生四烯酸是合成前列腺素的前体物质。

（四）水和电解质代谢

皮肤是人体内的一个主要贮水库，大部分水分贮存于真皮内。65kg 体重的人，皮肤中含水约 7.5kg。儿童皮肤含水是更高些，一般情况下，女子皮肤含水量略高于男子。皮肤的水分主要贮存于真皮内，皮肤内水分代谢受全身水分代谢活动的影响，如脱水时，皮肤可提供部分水分以补充血容量。

皮肤也是电解质的重要贮存库之一，大部分贮存在皮下组织内，包括钠、氯、钾、钙、镁、磷、铜、锌等。其中，氯和钠是含量较高的成分，主要存在于细胞间液中，对维持渗透压和酸碱平衡起着重要的作用。在某些炎症性皮肤病中，局部 Na^+，Cl^- 及水含量增高，因此、适当限制食盐有利于炎症性皮肤病的康复。

钾、钙、镁主要分布于细胞内，钾是调节细胞内渗透压及酸碱平衡的主要物质，是某些酶的激活剂，且能拮抗 Ca^{2+} 的作用；钙对维持细胞膜的通透性及胞间黏着性有一定作用；镁与某些酶的活性有关；铜在皮肤中的含量很少，但与黑素形成、角蛋白形成起重要的作用。铜缺乏时，可出现角化不全或毛发卷曲。

许多酶含有微量锌，与蛋白质、糖类（碳水化合物）、脂质和核酸代谢有关。锌缺乏时可导致多种物质代谢障碍，如婴儿的肠病性肢端皮炎等。

（五）黑素代谢

人类皮肤可呈红、黄、棕及黑色，主要与黑素有关。黑素小体的数目、大小、形状、分布和降解方式的不同决定种族的肤色及部位的差异。

黑素细胞主要位于表皮的基底层，其树状突起可伸入马尔匹基层，并与角质形成细胞广泛联系。每个黑素细胞可将黑素小体转运至附近的 36 个角质形成细胞。不同部位的皮肤，其表皮黑素单元的活性是不同的。黑素小体被输送至角质形成细胞后，经被膜包裹形成次级溶酶体。黑种人皮肤及黑色、棕色毛发中，黑素小体较大，长 0.7～10μm，直径 0.3μm，在角质形成细胞不聚集，胞核上的帽状结构很少见，不易被酸性水解酶降解，因此色素较深。相反，白种人皮肤黑素小体相对较小，多成群，并与次级溶酶体融合形成黑素小体复合物（melanosomocomplex）。在角质形成细胞核上形成帽状结构，这样易被酸性水解酶降解。黑素细胞具有合成酪氨酸酶的活性，酪氨酸酶进入黑素小体后，可启动黑素的合成和贮存。黑素细胞胞浆中可见一种直径约 10nm 的细丝，这种细丝与黑素细胞的树突及黑素小体的移动和转运有一定关系。

黑素细胞进行黑素合成的场所是黑素小体，按其分化程度可分为四期：Ⅰ期黑素小体含有无定形蛋白及一些微泡；Ⅱ期黑素小体变圆，含有许多黑素细丝和板层状物质，该两期黑素小体均无酪氨酸酶活性；Ⅲ期黑素小体为酪氨酸酶阳性，在板层上有黑素合成，黑素沉积较多使结构模糊不清；Ⅳ期黑素小体已充满黑素，电子密度较高。

黑素分真黑素（eumelanin）和褐黑素（phaeomelanin）。真黑素呈黑褐色，不溶于水，经 5，6－二羟吲哚氧化、聚合而成；褐黑素呈黄色或红褐色，溶于碱性溶液，由半胱氨酰－S 多巴，经一些中间反应而成，含有氮、硫。

七、皮肤免疫系统

免疫学飞速发展，也给皮肤性病学增加了许多新的认识、新的观点和新的检测方法，皮肤在免疫系统中的作用也有了全新的观念。1970 年 Fichtelium 提出皮肤是“初级淋巴组织”，前体淋巴细胞通过皮肤分化成熟为有免疫活性淋巴细胞；1975 年 Streilein 提出“皮肤相关淋巴样组织”，初步提出了皮肤内的角质形成细胞、淋巴细胞、朗格汉斯细胞和血管内皮细胞在皮肤免疫中发挥不同的作用；1986 年 Bos 提出“皮肤免疫系统”（skiniunmune system，SIS）；1993 年 Niokoloff 提出“真皮免疫系统”，进一步补充了 Bos 的观点。现就皮肤免疫系统概述如下。

皮肤免疫系统由两部分组成，即细胞成分及分子成分。

（一）皮肤免疫系统的细胞成分

1. 角质形成细胞　在表皮中，角质形成细胞数量最多，它能表达 MHC－Ⅱ类抗原，在 T 细胞介导的免疫反应中起辅助效应。角质形成细胞能产生许多细胞因子，如白细胞介素IL－1、IL－6、IL－8、IL－10、肿瘤坏死因子 α（TNF－α）等参与局部免疫反应。此外，角质形成细胞有吞噬功能，能粗加工抗原物质，有利于朗格汉斯细胞摄取和呈递抗原。最近，发现角质形成细胞分泌 IL－10 和 IL－12，在皮肤免疫应答中起很大作用。IL－12 促进 Th1 细胞发育成熟，而 IL－10 通过干扰抗原呈递细胞抑制 Th1 细胞发育，角质形成细胞通过选择性分泌 IL－10 或 IL－12 使皮肤局部 Th1 或 Th2 细胞占优势。Th1 细胞与 Th2 细胞的平衡失调，导致病理改变如遗传过敏性皮炎（Th2 细胞占优势）或银屑病（Th1 细胞占优势）。

2. 淋巴细胞　在皮肤内的淋巴细胞主要为 $CD4^+$T 细胞，其次为 $CD8^+$T 细胞，主要分布于真皮乳头内的毛细血管后小静脉丛周围。T 细胞具有亲表皮特性，且能再循环，可在血循环和皮肤器官间进行交换，传递不同的信息。T 细胞在皮肤中，通过角质形成细胞产生的 IL－1 等作用，分化成熟，并介导免疫反应。

3. 朗格汉斯细胞　它来源于骨髓的树枝突细胞，分布在表皮基底层上方及附属器上皮，占表皮细胞 3%～8%。朗格汉斯细胞表而具有 CDI、HLA－DR 抗原、Fc 受体和 C3b 受体。朗格汉斯细胞除参与角质形成细胞角化过程外，还是参与免疫反应的主要细胞，在表皮内能摄取、处理和呈递抗原，为表皮内主要的抗原呈递细胞。朗格汉斯细胞分泌许多 T 细胞反应过程中所需要的细胞因子，如 IL－1 等，并能控制 T 细胞迁移。此外，它还参与免疫调节、免疫监视、免疫耐受、皮肤移植物排斥反应和接触性变态反应等。

4. 内皮细胞　血管内大分子成分及血细胞与血管壁外物质交换及细胞外渗等均需内皮细胞积极参与。除外，血管内皮细胞还积极参与合成、分泌、炎症、修复和免疫等过程。内皮细胞形成的内皮转移通道在内吞、外排和物质交换中起重要作用。内皮细胞直接与血流接触，可受激素作用而改变功能；与循环抗体、抗原或免疫复合物接触，调节这些物质进入血管外组织，因此，内皮细胞涉及免疫反应的起始阶段。如受某些病毒感染后，内皮细胞可产生 Fc 或 C3b 受体，使免疫复合物黏附而发动免疫反应。细胞因子可诱导内皮细胞活化，后者使白细胞的黏附增加。一般，内皮细胞活化是积极和有益的现象，但在少数情况下，也可引起功能障碍，导致疾病。

另外，内皮细胞还具有很多生物合成等活性，如纤连蛋白、凝血因子、内皮素合成等，内皮细胞功能异常可导致许多合成物质的活性和功能异常，导致疾病。

5. 肥大细胞　真皮乳头血管周围，每平方毫米有 7 000 个肥大细胞，密度较高。肥大细胞表面有 IgE Fc 受体，能与 IgE 结合，与Ⅰ型变态反应关系密切。通过免疫和非免疫机制活化肥大细胞，使它产生和释放多种生物活性介质，如血管活性物质、趋化因子、活性酶和结构糖蛋白等，参与机体的生理或病理过程。肥大细胞不仅参与Ⅰ型变态反应，也参与迟发性变态反应。

6. 巨噬细胞　巨噬细胞主要位于真皮浅层，它参与免疫反应，处理、调节和呈递抗原，产生和分泌 IL－1、干扰素（IFN）、各种酶、补体、花生四烯酸及其他产物。巨噬细胞对外来微生物的非特异性和特异性免疫反应和在炎症创伤修复中具有核心作用。

7. 真皮成纤维细胞　真皮成纤维细胞在初级细胞因子刺激下可产生大量次级细胞因子，成纤维细胞还是角质形成细胞生长因子的主要产生细胞之一，在创伤修复及 IL－1 存在情况下产生角质形成细胞生长因子明显增加。紫外线照射后皮肤中大部分 TNF－α 由成纤维细胞产生，因此，成纤维细胞在角质形成细胞分泌细胞因子间的相互作用对维持皮肤免疫系统的自稳状态非常重要。

（二）皮肤免疫系统的分子

1. 细胞因子　细胞因子是一群具有免疫调节功能的异源性蛋白质总称。表皮内许多细胞因子主要由角质形成细胞产生，其次为朗格汉斯细胞、T 细胞等。细胞因子在细胞分化、增殖和活化等方面起很大作用，不但在局部，而且产生系统性作用，以激素样形式影响全身。

(1) IL－1：除IL－1的一般作用外，在皮肤局部可促进角质形成细胞、成纤维细胞增殖，IL－1使内皮细胞和成纤维细胞产生IL－1、IL－6、IL－8，使角质形成细胞释放IL－6、IL－8等，产生旁分泌和自身分泌的效应。

(2) IL－6：具有刺激表皮增殖作用，与银屑病发病机制关系较密切。

(3) IL－8：具有加强中性粒细胞趋化活性、促进T细胞亲表皮性等作用，与银屑病及皮肤T细胞淋巴瘤的发病有关。

(4) 胸腺生成素：由角质形成细胞产生的胸腺生成素使表皮内的T细胞进一步分化成熟。

(5) TNF：角质形成细胞释放TNF－α可维持朗格汉斯细胞的生长。

2. 黏附分子　黏附分子（adhesion molecules）是介导细胞与细胞间或细胞与基质间相互接触或结合的一类分子，大多为糖蛋白，少数为糖脂。按结构特点可分为4类：整合素家族（integrin family）、免疫球蛋白超家族（immunoglobulin super family）、选择素家族（selectin family）和钙黏素家族（cadherin family）。在某些病理情况下，内皮细胞的黏附分子表达增高，促使炎性细胞黏附，并游走至病变局部；同时，可使血清中可溶性黏附分子，如可溶性E－选择素、P－选择素等水平升高，这可作为监测某些疾病活动的指标。

3. 免疫球蛋白　皮肤表面和腺体分泌的免疫球蛋白（Ig）与其他部位的表面Ig相似，在清除微生物侵入中起很大作用。在病理情况下，皮肤表面可存在IgG、IgM和IgE等Ig，其中分泌型IgA是较重要的成分，在皮肤局部的特异性防御作用中非常重要。上皮细胞参与合成分泌型IgA的分泌片，在皮肤局部免疫中通过阻抑黏附、溶解、调理吞噬、中和等参与抗感染及抗过敏作用。

4. 补体　皮肤中的补体成分通过溶解细胞、免疫吸附、杀菌和过敏毒素及促介质释放等发挥非特异性和特异性免疫作用。

5. 神经肽　皮肤神经末梢受外界有害刺激后释放感觉神经肽，在损伤局部产生风团和红斑反应。神经肽包括降钙素基因相关肽（CGRP）、P物质（SP）、神经激酶A等。CGRP可使中性粒细胞聚集；SP有趋化中性粒细胞和巨噬细胞作用，并黏附于内皮细胞，参与免疫反应。SP还有T细胞丝裂原作用，刺激β细胞产生Ig等。

综上所述，皮肤组织内含有免疫相关细胞，如角质形成细胞、朗格汉斯细胞、淋巴细胞、肥大细胞等，这些细胞分泌多种细胞因子组成网络系统。皮肤为免疫活性细胞的分化、成熟提供良好的微环境，并对免疫反应起调节作用，保持Th1细胞与Th2细胞的平衡，使机体对外界异物产生适度的免疫反应，也对内部突变细胞进行免疫监视，防止癌肿发生，以达到免疫的自稳性。因此，皮肤应被看作是免疫系统的一个部分，即皮肤免疫系统。

（郭　亮）

第四节　表皮病理

1. 角化过度　角化过度（hyperkeratosis）指表皮角质层比同一部位正常表皮角质层异常增厚的表现。由于角质形成过多所致者，其下方粒层、棘层亦相应增厚，如扁平苔藓；由于角质滞留堆积所致者，则其下的粒层、棘层并不同时增厚，如寻常型鱼鳞病。

2. 角质栓　角质栓（horny plug）是指表皮角质增多，在毛囊口或汗孔形成栓塞状。角质栓见于盘状红斑狼疮、毛发红糠疹、汗孔角化病等。

3. 角化不全　角化不全（parakeratosis）是指在表皮角质层内尚有残留的细胞核，在角化不全区粒层常变薄或消失。角化不全见于银屑病、亚急性皮炎等。

4. 角化不良　角化不良（dyskeratosis）是指表皮内个别细胞提前角化的现象。角化不良分良性角化不良和恶性角化不良，前者常见于毛囊角化病、家族性良性慢性天疱疮等，角化不良细胞以圆体或谷粒细胞形式出现；后者常见于Bowen病、鳞状细胞癌等，角化不良细胞以个别姿态出现，呈嗜酸均质化，界限清楚，有时残存固缩核。

5. 粒层增厚 粒层增厚（hypergranulosis）是指粒层厚度增加，常见于伴角化过度的皮肤病，如寻常疣、扁平苔藓等。

6. 粒层减少 粒层减少（hypograoulosis）是指粒层细胞数减少，常伴角化不全，常见于银屑病、寻常型鱼鳞病等。

7. 棘层增厚 棘层增厚（acanthosis）是指棘层厚度增加，通常由于棘层细胞数目增多（如银屑病），也可仅有棘细胞体积增大而细胞数目并未增多的情况（如尖锐湿疣）。

8. 表皮萎缩 表皮萎缩（epidermal atrophy）是指棘层变薄、表皮突变平或消失以致真皮连接处形成平坦线状，见于萎缩性皮肤病、硬皮病等。

9. 乳头瘤样增生 乳头瘤样增生（papillomatosis）是指真皮乳头向上不规则增生，使表皮呈凹凸不平的波浪形，常伴表皮增生，见于黑棘皮病、脂溢性角化病等。

10. 疣状增生 疣状增生（verrucous hyperplasis）是指表皮角化过度、粒层增厚、棘层增厚及乳头瘤样增生 4 种病变同时存在，见于疣状痣、疣状皮肤结核等。

11. 假上皮瘤样增生 假上皮瘤样增生是指棘层显著增厚，表皮突延长增厚，但细胞分化良好，无异型性，见于着色真菌病、慢性溃疡边缘等。

12. 表皮水肿 表皮水肿包括：

（1）细胞间水肿（intercellular edema）：指棘细胞之间水肿，细胞间隙增宽，间桥拉长，状似海绵，故又称海绵形成（spongiois），见于急性湿疹、皮炎。

（2）细胞内水肿（intracellular edema）：指棘细胞内水肿，细胞肿胀，细胞质色淡，核靠边。水肿严重时，细胞破裂，导致网状变性，见于急性皮炎、湿疹。

13. 表皮网状变性 表皮网状变性（reticular degeneration of epidermis）是指严重的细胞内水肿而使细胞破裂，形成多房性水疱，房的间隔由残留的胞壁构成，呈网状，见于带状疱疹、接触皮炎等。

14. 表皮气球变性 表皮气球变性是指由于细胞内水肿引起表皮细胞极度肿胀以及细胞棘突松解而形成的变化，细胞如气球状，结果形成表皮内水疱，见于带状疱疹等病毒性皮肤病。

15. 棘层松解 棘层松解（acantholsis）是指由于棘细胞间桥的变性，细胞间失去紧密联系而成松解状态，导致表皮内形成裂隙、水疱。棘突松解细胞不但棘突消失，而且细胞周边胞质浓缩，核周胞质水肿呈晕状，核染色质呈均质性，见于天疱疮、水痘、毛囊角化病等。

16. 绒毛 绒毛（villus）是指伸入由棘层松解而形成的裂隙或水疱中的乳头，其上覆盖一层基底细胞，见于毛囊角化病、家族性良性慢性天疱疮等。

17. 基底细胞液化变性 基底细胞液化变性轻者表现为基底细胞空泡化或破坏，细胞排列紊乱；重者基底层消失，见于扁平苔藓、红斑狼疮、皮肤异色病等。

18. 微脓肿 微脓肿（microabscessus）是指表皮内或真皮乳头处有少量细胞聚集。中性粒细胞灶性聚集于乳头上表皮内称 Munro 微脓肿，见于银屑病；单核细胞和蕈样肉芽肿细胞灶性浸润于棘层内称 Pautrier 微脓肿，见于蕈样肉芽肿；嗜酸性粒细胞组成的微脓肿见于疱疹样皮炎、大疱性类天疱疮早期。

19. Kogoj 海绵状脓疱 Kogoj 海绵状脓疱是指位于表皮基底层上部的多房性脓疱，海绵状网眼中有中性粒细胞聚集，见于脓疱型银屑病。

20. 角株 棘细胞呈同心层排列，接近中心区逐渐角化，称为角株（horny pearl），见于Ⅰ级鳞癌或假癌性增生。

21. 间变 间变（anaplasia）是指瘤细胞转变到未分化的形态，细胞核大，深染，形态不规则，核仁明显，常显不典型核分裂，见于恶性肿瘤。

22. 化生 化生（metaplasia）是指组织由一种类型变为另一种类型，如钙化上皮瘤的骨化，瘢痕中的骨质形成。

23. 核固缩 核固缩（pyknosis）是指胞核皱缩、扭曲、深染、胞质变空，见于烧伤等。

24. 核碎裂 核碎裂（karuorrhexis）是指胞核碎散成小尘粒。中性粒细胞的核碎裂呈嗜碱性颗粒，称核尘（nuclear dust），见于变态反应性皮肤血管炎。

25. 空泡化　空泡化（vacuolation）是指表皮或黏膜上皮细胞胞质变性出现的蛋白质水滴，因标本制作关系消失后留下大小不等的空泡，见于扁平疣等。

26. 色素增多　色素增多（hyperpigmentation）是指表皮基底层及真皮上部黑素颗粒增多，见于 Riehl 黑变病、黄褐斑等。

27. 色素减少　色素减少（hypopigmentation）是指表皮基底层内黑素颗粒减少或缺如，见于白癜风、炎症后色素脱失等。

28. 色素失禁　色素失禁（incontinence of pigment）是指黑素颗粒游离于真皮上部组织间隙中或被吞噬细胞吞噬的现象，由于基底细胞及黑素细胞损伤，黑素从这些细胞中脱落所致。色素失禁见于色素失禁症、扁平苔藓、红斑狼疮等。

29. 炎症细胞外渗　炎症细胞外渗（exocytosis）指真皮内炎性浸润细胞移入表皮，常见于皮炎、湿疹。在蕈样肉芽肿，真皮内 T 淋巴细胞经常有侵入表皮的现象与倾向，此特称之为亲表皮性（epidermotropism）。

30. 胶样小体　胶样小体（colloid body）又名 Civatte 小体，表现为嗜酸性均质性圆形或卵圆形小体，直径约 10μm。可见于表皮下部或真皮上部，其形成与表皮细胞凋亡有关。胶样小体见于扁平苔藓、红斑狼疮等。

31. 表皮颗粒变性　表皮颗粒变性（epidemal granular degenoration）又名表皮松解性角化过度，主要发生于生发层中上部，其特点是：①角化过度；②粒层内出现大而不规则的透明角质颗粒；③表皮细胞胞质皱缩，核周出现空泡化；④细胞境界不清，形成腔隙及表皮松解性疱，见于显性遗传性大疱性鱼鳞病样红皮病等。

（郭　亮）

第五节　真皮病理

1. 真皮水肿　真皮水肿（edema of the dermis）是指真皮结缔组织纤维间隙有液体潴留，纤维本身肿胀、淡染。乳头层常比网状层为明显，见于荨麻疹等炎性皮肤病。

2. 真皮萎缩　真皮萎缩（atrophy of the dermis）是指整个真皮厚度减少，是由于胶原纤维及（或）弹性纤维减少所致。通常伴有毛囊及皮脂腺萎缩或消失，见于斑萎缩、慢性萎缩性肢端皮炎等。

3. 均质化　均质化（homogenization）是指真皮结缔组织的一种无定形均匀一致的变化，组织染色呈嗜伊红，色淡，见于萎缩性硬化性苔藓、硬皮病等。

4. 玻璃样变或透明变性　玻璃样变或透明变性（hyaline degeneeration）是指在组织内或细胞内出现玻璃样半透明的均质性物质，即所谓透明蛋白。苏木精 - 伊红染色呈均一淡红色，具折光性，见于瘢痕疙瘩等。

5. 纤维蛋白样变性　纤维蛋白样变性（fibrinoid degoneration）是指纤维蛋白渗透入通常伴有变性改变的胶原组织或沉积于受损的血管壁及其周围，使其呈现有折光的嗜伊红均质的外观，见于红斑狼疮、结节性多动脉炎等。

6. 弹性纤维变性　弹性纤维变性（elastic fiber degeneration）是指弹性纤维断裂、破碎、聚集成团、卷曲、粗细不均，呈嗜碱性变，需做特殊染色显示：弹性纤维变性见于弹性纤维假黄瘤。

7. 淀粉样变性　淀粉样变性（amyloid degenoration）是指真皮乳头内或小血管的基底膜下有淀粉样物质（一种糖蛋白）的沉积。结晶紫染色呈紫红色，苏木精 - 伊红染色呈均匀一致的淡红色团块，见于皮肤淀粉样沉着症。

8. 胶样变性　胶样变性（colloid degeneration）是指组织内出现均质性嗜伊红性胶样物质，苏木精 - 伊红染色呈淡红色，见于胶样粟丘疹。

9. 嗜碱性变性　嗜碱性变性（basophilic degeneration）是指真皮浅层出现呈弱碱性无定形纤维团块或颗粒，苏木精 - 伊红染色呈灰蓝色，系胶原纤维变性所致，见于日光性角化、光化性肉芽肿、红斑狼疮等。

10. 黏液变性　黏液变性（muciparous degeneration）是指真皮纤维束间有黏液物质（主要为糖胺聚糖）聚积，导致胶原纤维束间隙增宽，苏木精－伊红染色呈淡蓝色。黏液变性见于乳液性水肿。

11. 异染性　异染性（metachromasia）是指染色后反映出来的颜色与所用的染料颜色不同的现象。如酸性糖胺聚用甲苯亚蓝染色呈紫色，色素性荨麻疹的肥大细胞颗粒经 Giemsa 染色呈紫红色。

12. 炎症浸润　炎症浸润（inflammatory infltration）可有以下分类：

（1）一般分类：按病程可分为急性、亚急性和慢性炎症；按病理变化可分为变质性炎症、渗出性炎症和增殖性炎症。

（2）按浸润细胞性质分类：按此分类可分为非特异性炎症浸润和肉芽肿性浸润。

（3）按浸润细胞分布分类：按此分类可分为血管周围浸润、弥漫性浸润、片状浸润、袖口状浸润及带状浸润等。

13. 肉芽肿　肉芽肿（granuloma）是指主要由单核细胞、上皮样细胞、浆细胞或多核巨细胞浸润所致的一种慢性增殖性炎症表现，见于皮肤结核、麻风、肉样瘤等。

14. 坏死　坏死（necrosis）是指局部组织或细胞坏死，表现为细胞质的溶解、细胞核的固缩、碎裂和溶解。苏木精－伊红染色显示一片无结构的均质性红染区。另有两种特殊坏死：

（1）干酪性坏死（caseation）：这是一种凝固性坏死，坏死比较彻底，组织结构完全破坏，苏木精－伊红染色呈淡红色，多见于皮肤结核、树胶肿等。

（2）渐进性坏死（necrobiosis）：这是一种不完全性坏死，苏木精－伊红染色呈淡红色，仍可见到正常轮廓，无明显炎症，坏死边缘可见纤维细胞、组织细胞及上皮样细胞，呈栅栏状排列，多见于环状肉芽肿、类脂质渐进性坏死等。

15. 纤维化及硬化　纤维化（fibrosis）指胶原纤维及成纤维细胞增生，排列紊乱，见于创伤愈合形成的瘢痕；硬化（sclerosis）则以胶原纤维增生为主，纤维变粗，苏木精－伊红染色显嗜伊红均质化，见于硬皮病等。

（郭　亮）

第六节　皮下组织病理

1. 脂膜炎　脂膜炎（panniculitis）是指由于炎症反应而引起皮下脂肪组织不同程度的炎症浸润、水肿、液化或变性坏死。脂肪细胞变性坏死后释放出的脂质为组织细胞所吞噬，则形成泡沫细胞，见于 Weber－Christian 病等。

2. 增生性萎缩　增生性萎缩（proliferating atrophy）是指皮下组织由于炎症细胞浸润而使脂肪细胞发生变性、萎缩甚至消失，见于结节性红斑等。

（郭　亮）

第二章

病毒性皮肤病

第一节 单纯疱疹

单纯疱疹病毒（herpes simplex virus，HSV）能够引起多种感染，如黏膜皮肤感染、中枢神经系统感染及偶见的内脏感染。人疱疹病毒分1型和2型，HSV－1主要经过呼吸道、消化道或皮肤黏膜直接与感染性分泌物密切接触而传播，HSV－2则主要经过性接触导致生殖道传播，新生儿可经产道感染。

一、病因与发病机制

1. 病原特性　HSV－1型主要侵犯面部、脑及腰以上部位；HSV－2型主要侵犯生殖器及腰以下部位，但并非所有病例都如此分布。

2. 感染－潜伏－激活　病毒侵犯表皮、真皮细胞及神经节，并在其中复制，局部出现病变；病毒侵入后沿局部神经末梢上行进入神经节，经过2～3d的复制后进入潜伏状态，在机体受到刺激（如外伤、免疫功能下降），病毒被激活，开始重新复制，并沿该神经节的神经分支下行播散到外周支配的表皮细胞、真皮细胞等，而发生疱疹。

3. 传染源及传播途径　急性期患者及慢性带毒者均为传染源。可通过黏膜或皮肤微小损伤部位直接接触感染；HSV－1型主要通过空气飞沫传播，HSV－2型传播主要通过性交及接吻传播。HSV也可经消化道、母婴垂直传播。

二、临床表现

临床上可分两型：①原发型，可有发热（体温高达39℃左右），周身不适，局部淋巴结肿大病程为7～10d。②复发型，临床症状较轻，病程短。

潜伏期2～12d，平均6d，几乎所有的内脏或黏膜表皮部位都可分离到HSV。

1. 皮肤疱疹　好发于皮肤和黏膜交界处，以唇缘、口角、鼻孔周围等处多见。初起局部皮肤发痒、灼热或刺痛、充血、红晕，出现成簇米粒大小水疱，可发2～3簇。疱液清，壁薄易破。2～10d后干燥结痂，脱痂不留瘢痕。

2. 疱疹性齿龈口腔炎　多发于1～5岁儿童。口腔、牙龈上出现成群水疱，破溃、溃疡，剧痛，易出血，在唇红部和口周围常发生水疱，可有发热、咽喉疼痛及局部淋巴结肿大、压痛，经3～5d溃疡愈合，发热消退。病程约为2周。口腔疱疹还有溃疡性咽炎、口腔或面部疱疹或浅溃疡。

3. 疱疹性瘭疽（herpetic whitlow）　手指的HSV感染是原发性口或生殖器疱疹的一种并发症，病毒可经手指上皮破损处进入或由于职业及其他原因而直接进入手内。临床表现为感染的手指突发水肿、红斑、局部压痛、水疱和脓疱，常出现发热、肘窝和腋窝淋巴结炎。

4. 眼疱疹　表现为一种急性角膜结膜炎，多为单侧性，初起眼睑红肿、疼痛、视觉模糊，继则出现小疱（滤泡性结膜炎），约2/3侵犯角膜，表现树枝状或葡萄状角膜溃疡。

5. 中枢及外周神经系统的 HSV 感染

（1）急性脑炎：95%以上由 HSV－1引起，临床表现多呈暴发性或急性发作，发热、头痛、呕吐、意识障碍和抽搐，常有颞叶受损表现，如性格改变、行为异常、幻觉和失语等。病死率30%～50%。

（2）急性脑膜炎、脊髓炎和神经根炎：亦可因原发性或复发性 HSV 感染引起。HSV 脑膜炎是一种急性自限性疾病，表现为头痛、发热及轻度畏光，持续2～7d。

6. 播散性感染　播散性 HSV 感染常见于免疫功能缺陷者，妊娠妇女或新生儿，播散性感染可累及皮肤黏膜和内脏。内脏 HSV 感染通常由病毒血症所致。

（1）肺炎：疱疹性气管支气管炎扩散到肺实质则引起 HSV 肺炎，通常是局灶性坏死性肺炎。病毒也可经血播散到肺而导致双侧间质性肺炎。

（2）肝 HSV 感染可表现为肝炎，也可出现播散性血管内凝集。

（3）其他，包括单关节的关节炎、肾上腺坏死、特发性血小板减少及肾小球肾炎。免疫受抑制可波及其他内脏器官，孕妇的 HSV 感染能引起播散并可能与母亲和胎儿的死亡有关。

7. 新生儿 HSV 感染　新生儿 HSV 感染中约70%由 HSV－2 所致，皆因出生时接触生殖道分泌液而被感染。但是先天性感染常是原发性 HSV 感染的母亲在孕期传播给胎儿的。新生儿 HSV－1 感染通常在生后获得，与家庭成员直接接触。

新生儿 HSV 感染包括：①皮肤、眼及口腔疾病。②脑炎。③播散性感染。在出生后4～7d 出现发热、咳嗽、气急、黄疸、出血倾向、抽搐、肝大、脾大、皮肤及口腔疱疹、发绀及意识障碍，常在出生后9～12d 死亡。抗病毒化疗使新生儿疱疹病死率降到25%，但其发病率（特别是婴儿中枢神经系统 HSV－2 感染率）仍很高。

三、实验室检查

1. Tzanck 涂片　自水疱基底取材涂片经吉姆萨染色，见多核巨细胞。

2. 抗原检测　皮损处取材，涂片用 HSV－1 和 HSV－2 抗原特异性单抗检测 HSVI－2 抗原。

3. 病毒培养　受累皮损或组织活检标本 HSV 培养。

4. 血清学检查　糖蛋白（g）GI、（g）GZ 特异性抗体，可区分 HSV－1 和 HSV－2 的既往感染。原发 HSV 感染可通过出现血清转化现象得以证实。HSV 抗体血清检查如血清检查阴性可除外复发性疱疹。

5. 组织病理　表皮气球样变性和网状变性、棘层松解，表皮内水疱，水疱内为纤维蛋白、炎性细胞及气球状细胞。PCR 可确定组织、涂片或分泌物中 HSV－DNA 序列。

四、诊断

典型临床表现即可诊断。必要时可做疱液涂片、培养或病毒抗原检查确定。初次发病感染2～6周才出现 IgG1 或 IgG2 抗体，故确诊仍应需用培养法。

五、治疗

1. 局部治疗

（1）皮损处：以5%阿昔洛韦霜、1%喷昔洛韦霜每2～3小时1次外用、3%酞丁胺霜外用，5%碘苷溶于100%二甲亚砜擦洗，2/d，连用4～5d。

（2）眼疱疹：0.1%阿昔洛韦（ACV）眼液滴眼，涂以3%阿糖腺苷（Ara－A）软膏或0.5%碘苷眼膏，每3～4小时1次。或者滴入0.1%碘苷溶液，每次1～2滴，白天每1～2小时1次；夜间每2～3小时1次。7～10d 为1个疗程。用1%三氟胸腺嘧啶核苷（TFT）滴眼，效果更佳。

2. 系统治疗

（1）抗病毒治疗

1）阿昔洛韦（Acyclovir）200mg，口服，5/d，共7～10d，或每次5mg/kg，每8小时1次，静脉滴

注，7d为1个疗程；在局限性HSV感染中多数经治疗后皮损24h开始愈合，72h结痂。

2）伐昔洛韦（Valaciclovir）、泛昔洛韦（Famcyclair）亦可选用；伐昔洛韦是阿昔洛韦的前体药物，生物利用度更高，口服后约80%被吸收。

复发单纯疱疹：阿昔洛韦，400mg口服，3/d或800mg，2/d，伐昔洛韦0.3g，口服，2/d，皆连用5d。

长期抑制治疗：阿昔洛韦，400mg口服，2/d；伐昔洛韦，0.3g，口服，1/d。

3）新生儿疱疹：阿昔洛韦20mg/kg，静脉滴注，每8小时1次，连用14～21d。

（2）免疫治疗：可加用α－干扰素或白细胞介素－2（IL－2）、转移因子或胸腺素等免疫增强药。

（3）耐药病毒株治疗：阿昔洛韦耐药，表现疱疹皮损严重，病毒载量高。HSV耐药株为胸苷激活酶缺陷型，可用膦甲酸40mg/kg，静脉滴注，每8小时1次，直至皮损消退、西多福韦。外用咪喹莫特霜。

六、预后

口唇疱疹未经治疗自然病程为1～2周。抗病毒治疗不能清除体内潜伏的HSV，故不能防止复发。

（郭　亮）

第二节　带状疱疹

带状疱疹是由水痘－带状疱疹病毒引起的疱疹性皮肤病。初次感染表现为水痘或隐伏感染，此后病毒潜伏于脊髓后神经根中，在某些诱发因素或机体免疫力下降的情况下病毒被激活而发病。

一、诊断要点

1. 好发年龄　患者以老年人居多，儿童和青少年少见。部分发生于长期应用糖皮质激素或免疫抑制剂者。

2. 好发部位　主要发生于肋间神经支配区域的皮肤，其次为三叉神经支配区域，发生于腰段、颈段者临床也不少见。

3. 前驱症状　皮疹出现前可有低热、全身不适、食欲不振等症状，局部常有刺痛、灼热、神经痛或皮肤感觉过敏，一般持续2～5天出现皮疹。部分病例尤其是儿童患者在出疹前可无任何自觉症状。

4. 典型损害　皮损发生于身体一侧，沿周围神经分布区排列，不超过或略微超过身体中线。基本损害为红斑基础上群集粟粒至绿豆大中央凹陷的水疱，一簇或多簇，簇间皮肤一般正常，疱壁紧张，疱内容物初期清澈或呈淡黄色，不久即变浑浊，病情严重时疱液可为血性，破溃后形成糜烂面，表面结痂。

由于皮疹可同时或先后发生，在同一患者可同时见到红斑、丘疹、丘疱疹、水疱、糜烂、痂皮等不同时期的损害。最后患处逐渐干燥结痂，痂皮脱落后留暂时性色素沉着而愈，若无继发感染一般不留瘢痕。

5. 特殊类型　临床可见到具有神经痛而无皮损的无疱型带状疱疹、局部组织坏死的坏死型带状疱疹、只有红斑而无水疱的顿挫型带状疱疹、水疱较大的大疱型带状疱疹、水疱为血性的出血型带状疱疹、多神经或双侧发疹的多发型带状疱疹、发生于角膜的眼带状疱疹、带状疱疹性脑膜炎，以及伴有面瘫、耳聋、耳鸣的耳带状疱疹等特殊类型，但均较为少见。

6. 自觉症状　患处有不同程度的疼痛，年龄越大疼痛越明显，甚至疼痛剧烈难以忍受。疼痛可发生于皮疹出现前或与皮疹同时出现，轻微牵拉或外物刺激即可诱发或加重疼痛。

通常疼痛持续至皮损完全消退，若皮损消退1个月后仍有神经痛，称为带状疱疹后遗神经痛，多发生于50岁以上年老体弱者。

7. 病程　一般1～2周，偶可复发，复发率小于0.2%。局部组织坏死严重、泛发型带状疱疹、免疫缺陷及有潜在恶性病的患者，病程可延长，甚至反复发作。带状疱疹后遗神经痛一般1~3月可自行缓解或消失，少数患者的疼痛可持续1年以上。

8. 实验室检查　半数患者在发疹后外周血白细胞总数低于5.0×10^9/L，病情好转或痊愈后恢复至发病前水平。部分患者在发疹期血沉可增快。疱液或创面刮取物涂片镜检可查到多核巨细胞，PCR病毒检出率高达97%，直接免疫荧光抗体试验阳性检出率（适用于既往感染HSV者，不适用于急性感染者）也较高。

二、治疗

1. 一般治疗　发病后注意休息，避免食用辛辣刺激性食品，保持消化道通畅；加强创面保护和护理，避免衣物摩擦和刺激，以防止继发感染和加剧疼痛；发病后及时合理诊治，避免带状疱疹后遗神经痛的发生。

2. 全身治疗

（1）抗病毒药：可给予阿昔洛韦2~4g/d、伐昔洛韦600mg/d或泛昔洛韦1.5g/d，分次口服；或阿昔洛韦5~10mg/kg，每8小时1次，静脉滴注；或阿糖胞苷10mg/（kg·d）配成浓度为0.5mg/mL的溶液，静脉滴注12小时以上，一般疗程7~10天。

（2）干扰素：急性发疹期可给予基因工程干扰素α-1b 10~30μg、基因工程干扰素-γ100万U或基因干扰素β-1a 200万U，每日1次，肌肉注射，连续5~7天。

（3）免疫调节剂：麻疹减毒活疫苗2mg/次，肌肉注射，可减轻症状。免疫力低下的患者，可酌情给予转移因子2~4mL/d、胸腺肽10~20mg，2~3次/周、静脉注射人免疫球蛋白200~400mg/（kg·d）等。

（4）糖皮质激素：早期与抗病毒药物联合应用可有效控制炎症反应、减轻神经节的炎症后纤维化、降低后遗神经痛的发生率，适用于病情严重、年老体健、无严重糖皮质激素禁忌者，但免疫功能低下或免疫缺陷者应用后有导致病毒扩散的危险，需慎重。临床一般选用醋酸泼尼松30~60mg/d，分次口服，疗程7~10天。

（5）消炎止痛剂：疼痛明显者可给予阿司匹林0.9~1.8g/d、萘普生（首剂0.5g，以后1次0.25g，每6~8小时1次）、盐酸曲马朵200~400mg/d、布洛芬1.2~1.8g/d、卡马西平0.6~1.2g/d、吲哚美辛50~100mg/d，分次口服。

（6）抗生素：继发细菌感染者可给予罗红霉素150~300mg/d、阿奇霉素500mg/d、阿莫西林2~4g/d、头孢氨苄1~4g/d或阿莫西林-克拉维酸钾0.75g/d（按阿莫西林计算），分次口服。

3. 局部治疗

（1）无继发感染的皮损处可涂搽5%阿昔洛韦霜、3%肽丁胺霜、1%喷昔洛韦软膏、3%膦甲酸钠软膏、0.5%疱疹净软膏、2%龙胆紫、1%达克罗宁马妥氧化锌油膏或泥膏、0.9%利多卡因软膏、0.025%~0.075%辣椒素软膏、炉甘石洗剂或1%樟脑炉甘石洗剂等，每日3~5次。

眼带状疱疹可选用0.1%阿昔洛韦滴眼液、3%阿昔洛韦软膏、0.1%病毒唑滴眼液、0.1%疱疹净滴眼液、0.1%肽丁胺滴眼液或含10μg/mL基因工程干扰素α-1b滴眼液，每日5~7次，直至症状完全消退，可与抗生素滴眼液交替使用防止继发感染。角膜形成溃疡者禁用糖皮质激素外用制剂。

（2）急性发疹期或疱疹破溃初期，可涂搽基因工程干扰素α-1b软膏（25万U/5g），每日3次，直至皮损消退。

（3）有继发感染或渗液较多者，患处可用0.1%依沙吖啶溶液或0.5%新霉素溶液湿敷后，涂搽2%龙胆紫溶液、1%红霉素软膏、黄连素软膏、0.1%新霉素软膏、林可霉素利多卡因凝胶、1%诺氟沙星软膏或2%莫匹罗星软膏，每日3~5次。

4. 封闭治疗　急性期发疹期炎症剧烈者，可选用基因工程干扰素β-la 200万~300万U/次，病灶基底部放射状注射，每日1次，连续5次；若患处疼痛剧烈，在有效抗病毒药物应用前提下，可选用甲泼尼龙醋酸酯混悬液20mg或复方倍他米松混悬液7mg，与1%利多卡因溶液5mL混匀后，行皮下浸润注射或神经节阻滞封闭，一般1次即可。

5. 物理疗法　局部照射紫外光、CO_2 激光扩束、微波照射、TDP 频谱，以及高频电疗、低频电磁、针灸、穴位照射等，均具有较好消炎止痛和缩短病程的作用。

6. 带状疱疹后遗神经痛的治疗

（1）止痛药：可口服可待因 60mg/d、布洛芬 1.2～1.8g/d 或尼美舒利 100～200mg/d，分次口服；或盐酸曲马朵 50～100mg，4～6 小时 1 次，口服或肌注，可重复使用，累计剂量不超过 800mg/d。

（2）抗抑郁药：长期剧烈疼痛影响睡眠者，可给予阿米替林，初始剂量为 25mg/d，逐渐递增至 150～250mg/d，最大剂量不超过 300mg/d，维持剂量为 50～150mg/d，分次口服；或多塞平 25～75mg/d、去甲替林 50mg/d 或氯米帕明 75mg/d，分次口服。此外，氟奋乃静、齐美定、帕罗西汀等也可酌情选用。

（3）抗惊厥药：能缓解神经痛，尤其是三叉神经痛，可选用卡马西平 100mg，每日 3 次，口服；或苯妥英钠 200～400mg/d，分次服用。

（4）局部封闭：2% 利多卡因 3～5mL，加用或不加用糖皮质激素在皮肤疼痛处浸润注射和行神经阻滞封闭，3 天 1 次。

7. 中医治疗

（1）湿热搏结证：患处红斑基础上成簇水疱，疱液浑浊，疱壁破溃后糜烂渗液，伴疼痛，纳呆腹胀，脉滑数；舌质淡红，苔白腻或黄腻。治宜清化湿热，凉血解毒，方选薏仁赤豆汤加减，药用薏苡仁、赤小豆各 15g，茯苓皮、地肤子、生地、银花各 12g，车前子、马齿苋、车前草、赤芍各 10g，藿香、佩兰各 9g，甘草 6g，每日 1 剂，水煎取汁分次服。

（2）毒热炽盛证：皮肤红斑、丘疹、丘疱疹、水疱等多形性皮疹，集簇分布，排列呈条带状，疼痛剧烈，伴咽干口苦，溲黄，脉数；舌质红，苔黄。治宜清热泻火，解毒止痛，方选大青连翘汤加减，药用绿豆衣 20g，马齿苋 15g，连翘、银花、生地各 12g，大青叶、黄芩、贯众、玄参各 9g，炒丹皮、赤芍各 6g，每日 1 剂，水煎取汁分次服。

（3）气滞血瘀证：皮疹消退后患处仍疼痛不止，常剧烈疼痛难以忍受，伴胸胁胀满，舌质暗红，苔少或薄白。治宜疏肝理气，通络止痛，药用鸡血藤、鬼箭羽、忍冬藤各 15g，金瓜蒌、川栀子、桃仁、红花、元胡、香附、陈皮各 10g；或川栀子、柴胡、当归、川芎、元胡、乳香、没药、莪术、郁金各 10g，每日 1 剂，水煎取汁分次服。

以上各证加减法：皮损发于颜面者，加杭菊花、野菊花、桑叶；发于眼周者，加谷精珠、炒黄连、银花；发于下肢者，加川牛膝、宣木瓜；发于腰骶者，加炒杜仲、续断；疼痛日久不除者，加金头蜈蚣、全蝎；头晕目眩者，加茺蔚子、蔓荆子、川芎。

（4）外治法：疱疹未破溃时可外涂玉露膏（由芙蓉叶粉 2 份、凡士林 8 份组成），或雄黄 10g、冰片 1g，研细末后凉开水调敷患处。损害为红斑、丘疹、丘疱疹及未破溃的水疱，可外敷金黄散、双柏散。疱疹破溃有渗液时，选用马齿苋、黄连、黄柏、五倍子等水煎汁湿敷患处，创面干燥后外敷冰石散、黄连膏。亦可选用复方地榆氧化锌油（生地榆粉 10g、紫草粉 5g、冰片粉 2g，氧化锌油加至 100g）或季德胜蛇药片研末后调成糊状涂搽患处，每日 2 或 3 次。

（郭　亮）

第三节　扁平疣、寻常疣

一、扁平疣

扁平疣（verruca plana）好发于青少年，亦称青年扁平疣。

（一）临床表现

1. 皮肤损害　皮疹为帽针头至绿豆或稍大的扁平光滑丘疹，直径 0.1～0.5cm，数目多少不一，呈圆形、椭圆形或多角形，质硬，正常皮色或淡褐色。

2. 发病特征　青少年多见，好发于颜面、手背或前臂，大多骤然发生。一般无自觉症状，偶有微痒，常由搔抓而自体接种，沿抓痕呈串珠状排列，即 Koebner 现象。慢性病程，若出现剧烈瘙痒和发红，往往为治愈的征兆。

扁平疣可数周或数月后突然消失，但亦可多年不愈。在所有临床型 HPV 感染中，扁平疣自发性缓解率最高。

（二）治疗

1. 一般治疗　可用液氮冷冻、电灼或激光治疗，维 A 酸乳膏或他扎罗汀乳膏外涂，5% 咪喹莫特乳膏，每日或隔日外用 1 次有效。亦可用氟尿嘧啶软膏点涂疣面（愈合后常遗留色素沉着），或外用肽丁胺软膏有一定疗效。

2. 顽固难治疗者　西咪替丁或联合左旋咪唑治疗。

3. 中药　板蓝根、大青叶、紫草、薏苡仁、凌霄花、珍珠母各 30g，红花、马齿苋、赤芍各 15g，水煎口服，每日 1 剂，连服 7～14 剂，可加局部搽药，有良效。

二、寻常疣

（一）临床表现

1. 皮肤损害　寻常疣（verruca vulgaris）初起为针尖至豌豆大，半圆形或多角形丘疹，表面粗糙角化，乳头样增殖，呈花蕊或刺状，灰黄、污褐或正常肤色，表面有黑点，黑点为毛细血管血栓所致。

2. 发病特征　初发多为单个，可因自身接种而增多到数个或数十个。偶尔数个损害融合成片。多见于儿童及青少年，无自觉症状，偶有压痛。好发于手、足及足缘等处。多数寻常疣可在 2 年内自然消退。经治疗后，1 年内大约有 35% 患者复发或出现新的损害。

3. 临床亚型

（1）甲周疣（periungual warts）：发生于甲缘，有触痛，易致皲裂而感染。

（2）丝状疣：好发于颈部、眼睑或颏部等处，为单个细软的丝状突起，呈正常肤色或棕灰色。

（3）指状疣：为在同一柔软基础上发生参差不齐的多个指状突起，尖端为角质样物质，数目多少不等。

（二）治疗

1. 一般治疗

（1）过度角化表面应削除，用液氮冷冻、电烧灼或二氧化碳激光或配合外科手术切除。

（2）刮除法：用外科刀划开疣周围皮肤，再用 5 号骨科刮匙，套入疣基底部，以 30°角用力推除，然后涂 2.5% 碘酒或聚维酮碘，压迫止血，包扎。

（3）药物法：外用咪喹莫特乳膏，每晚 1 次，干扰素 0.1～0.2mL 一次局部注射；用 0.1% 博来霉素生理盐水或 0.05% 平阳霉素普鲁卡因液注射于疣基底部至疣表面发白，每次 0.2～0.5mL，每周 1 次，2～3 次疣即脱落。

（4）外用药涂贴：涂 5% 氟尿嘧啶软膏，方法同上或三氯醋酸点涂。10% 甲醛溶液、10% 水杨酸软膏。

2. 顽固的甲周疣　试用 40% 碘苷二甲基亚砜溶液，或 5% 氟尿嘧啶、10% 水杨酸火棉胶。

3. 多发性者　应检查有无免疫功能障碍。用中药治疣汤或针灸治疗。

（郭　亮）

第四节　小儿丘疹性肢端皮炎

一、概述

小儿丘疹性肢端皮炎（papular acrodermatitis of childhood，PAC）是发生于小儿的自限性疾病，主要特征为面、臀、四肢苔藓样丘疹，浅部淋巴结肿大及无黄疸型肝炎。传播途径为通过消化道、皮肤、黏膜，是以皮疹为主要表现的一种乙型肝炎病毒感染。其他病毒如 EB 病毒、副流感病毒、柯萨奇病毒 A16、肠病毒、巨细胞病毒等也与本病有关。同义名有小儿无痒性肢端皮炎、Gianotti - Crosti 综合征。

二、临床表现

（1）发病年龄 6 个月至 12 岁，主要发生于 2 ~6 岁儿童。

（2）患儿一般无前驱症状而突然出现皮疹。

（3）皮疹呈暗红色或葡萄酒样红色苔藓样丘疹，针头至绿豆大小，边界清楚，孤立散在，不融合，无痒感，黏膜一般不受侵犯。对称分布于四肢远端伸侧，3 ~4 天内依次向上扩展至臀、股及上肢伸侧，最后延伸到面部，但躯干受累少见。肘膝和足背处因受机械性刺激而呈同形反应出现线状排列。皮损一般 3 ~4 周后逐渐消退，可有糠秕样脱屑。

（4）发疹时，全身浅表淋巴结肿大，以腋窝，腹股沟处明显，无痛感，可持续 2 ~3 个月。

（5）皮疹出现同时或发疹 1 ~2 周后发生急性无黄疸型肝炎，可持续 2 个月至数年。表现为肝脏肿大，肝功能异常，但无自觉症状，少数患者可有低热、倦怠和全身不适。

三　诊断要点

（1）面部和四肢散在、对称分布的扁平实质性丘疹。

（2）浅表淋巴结肿大和无黄疸型肝炎。

（3）血清肝酶可升高，乙肝表面抗原阳性。

四、鉴别诊断

1. 玫瑰糠疹　好发于躯干和四肢近心端，面部一般不受累。皮疹为直径 0.5 ~2cm 的圆形或卵圆形斑，淡红色或黄褐色，边界清楚，覆有糠秕样鳞屑，皮损长轴与皮纹方向一致。

2. 扁平苔藓　呈紫色、紫红色扁平多角形丘疹，多有黏膜损害，口腔好发，伴阵发性剧痒或微痒。

3. 药疹　皮疹类型多样，可伴发肝损害，有服药史，乙肝表面抗原阴性。

五、治疗方案及原则

（1）本病有一定的自限性，预后好，不复发。尚无特异疗法。

（2）保肝、对症治疗。

（3）局部治疗：可用炉甘石洗剂外搽。

（郭　亮）

第五节　手足口病

手足口病（hand foot mouth disease，HFMD）是由肠道病毒引起的一种急性传染病，主要通过密切接触或消化道传播，人群普遍易感，以 10 岁以下的婴幼儿多见。机体感染病毒后，多呈隐性感染或病毒携带状态，少数发病；发病的症状一般轻微，临床表现为发热、咽痛、口腔内疼痛和皮疹，在手、足、臀、膝部出现丘疹、疱疹，可自愈，不留痂，一般仅需对症治疗，预后良好。极少数患者可引起心肌炎、肺水肿和无菌性脑膜脑炎等并发症。手足口病并不是一种新发传染病，该病自 1957 年新西兰首次报道以来，曾多次流行。在 2006 年，WHO 公布该病在须申报疾病（法定传染病）的发病率中位居第四（每 100 000 人口中有 19.3 人发病）。该病常年皆可发病，我国以夏秋季多发。由于该病近几年在我国多个省市散在流行，已经对学龄前儿童的健康和生命造成严重的危害，中华人民共和国卫生部于 2008 年 5 月 2 日起，将之列为丙类传染病管理。

一、病原学

手足口病病原体并非单一，病原体均为单股正链 RNA 病毒，属小 RNA 病毒科、肠道病毒属，其中有肠道病毒 71 型（enterovirus 71，简称 EV71）、柯萨奇病毒 A 组（Coxsackie virus A，简称 CoxA）或 B 组（如 CoxA16、A4、A5、A9、A10、B2、B5、B13 型）和艾柯（ECHO）病毒的某些血清型（如 11 型）。

引起手足口病的各型肠道病毒均无包膜，其病毒颗粒均为二十面体立体对称的球形结构，由蛋白衣壳和核酸构成。核酸为 RNA，携带遗传信息，决定病毒遗传性状与增殖特性。RNA 编码的蛋白包括结构蛋白和非结构蛋白，前者主要包括病毒的衣壳和基质蛋白；后者包括病毒相关的酶和调控蛋白等。病毒的蛋白衣壳由 20 种常见的氨基酸构成。构成衣壳的 32 个壳微粒中，每个壳微粒都含有 4 种壳蛋白，即 $VP_1 \sim VP_4$。其中 VP_1、VP_2 和 VP_3 3 个多肽暴露在病毒外壳的表面，而 VP_4 包埋在病毒外壳的内侧与病毒核心紧密连接，因而抗原决定簇基本上位于 $VP_1 \sim VP_3$ 上。由于这些肠道病毒没有包膜，因此衣壳蛋白除了保护病毒基因组免遭各种理化因子及各种不利因素的破坏外，也作为抗原决定簇与宿主细胞表面的受体蛋白识别、结合，是病毒的吸附蛋白。肠道病毒均为单股正链 RNA 病毒，基因长度 7.4 ~ 7.5kb，RNA 中碱基（G + C）含量约为 47%。其中柯萨奇病毒分子量为 $(2 \sim 2.8) \times 10^6$。目前在引起手足口病的肠道病毒中没有发现其他小 RNA 病毒具有的 5′端富嘧啶区和多聚 C 区。

病毒对乙醚、脱氧胆酸盐、去污剂、弱酸等有抵抗力，且还能抵抗 70% 乙醇和 5% 甲酚皂溶液。但对紫外线及干燥敏感，对多种氧化剂（1% 高锰酸钾、1% 双氧水、含氯消毒剂等）、甲醛和碘酒等也都比较敏感，病毒很快被灭活。病毒在 50℃ 时可被迅速灭活，但 1mol/L 浓度二价阳离子环境可提高病毒对热灭活的抵抗力，病毒在 4℃ 可存活 1 年，-20℃ 可长期保存。

二、流行病学

1. 传染源　人类肠道病毒在自然界广泛存在，人是其已知的唯一宿主。手足口病的传染源为手足口病患者和隐性感染者。流行期间，患者为主要传染源，散发期间，隐性感染者为主要传染源。该病潜伏期一般为 2 ~ 10d，常见在 3 ~ 7d。发病前数天，感染者咽部与粪便就可检出病毒，即具有传染性。发病 1 ~ 2 周内咽部有病毒排出，从粪便中排出病毒一般可持续 3 ~ 5 周。患者疱疹液中含大量病毒，破溃时即溢出病毒，本病以发病后 1 周内传染性最强，其传染性可持续至症状和体征消失后数周。

2. 传播途径　手足口病的传播方式主要是通过密切接触，急性期患者的粪便、口腔分泌物、皮肤疱疹液中含有大量病毒，接触这些排泄物、分泌物或由其污染的手、毛巾、手绢、牙刷、水杯、玩具、食具、奶具、床上用品、内衣以及医疗器具等均可传播本病。一般通过消化道粪 - 口途径和呼吸道飞沫途径进入体内。其中污染的手是接触传播中的关键媒介。尚不能明确是否可经水或食物传播。

3. 易感性　人群对引起手足口病的肠道病毒普遍易感，但病毒隐性感染与显性感染之比大约为 100 ∶ 1，成人大多已通过隐性感染获得相应的抗体，但因肠道病毒各型之间无交叉免疫。感染后产生的某一型特异性免疫，不能阻止其他血清型或亚组的肠道病毒感染。因此，机体可先后或同时感染各种不同血清型或亚组病毒。婴儿出生后 6 个月内由母亲获得的抗体有保护力，此后随着月龄增长，母传抗体逐渐消退，绝大多数婴儿在 6 个月时已成为易感者。因此，手足口病发病一般以 6 个月以上至 5 岁以内的婴幼儿为主，其中又以 3 岁以下年龄组发病率最高。艾柯病毒（4、6、9、30、33 型）和柯萨奇病毒 B 组在成人和较大儿童仍有较多感染。如果不考虑感染的肠道病毒血清型别，引起中枢神经系统疾病的病例以 15 岁以下儿童为主，引起呼吸道疾病的以 5 岁以下儿童居多。显性感染和隐性感染后均可获得特异性免疫力，产生的中和抗体可在体内存留较长时间，对同血清型病毒产生比较牢固的免疫力，但不同血清型间鲜有交叉免疫。

4. 流行特征　手足口病流行形式多样，无明显的地区性，世界各地广泛分布，热带和亚热带地区肠道病毒感染一年四季均可发生，一般 5 ~ 7 月为发病高峰，温带地区在冬季感染较少，夏秋季可有一个明显的感染高峰。肠道病毒传染性强、隐性感染比例大、传播途径复杂、传播速度快，控制难度大，容易出现暴发和短时间内较大范围流行；气候在肠道病毒循环和流行中是一重要因素。在本病流行期间，常可发生幼儿园和托儿所集体感染和家庭聚集发病，有时可在短时间内造成较大范围的流行。

总之，该病流行表现形式多样，与流行有关的病毒血清型别、流行地区的地理区域、气候因素、社会经济卫生状况、暴露的机会、人群免疫水平、宿主的反应性等许多因素相关。

三、发病机制和病理

肠道病毒引起手足口病的病理机制基本相似。通过呼吸道或消化道进入体内，侵入局部黏膜，在该处上皮细胞及周围淋巴细胞中停留和增殖。当增殖到一定程度，病毒侵入局部淋巴结，进入血循环形成第一次病毒血症。此时患者无明显临床症状，但可从各种体液中分离到病毒，具有传染性；病毒经血液循环侵入不同脏器，如网状内皮组织、深层淋巴结、肝、脾、骨髓等处大量繁殖，并再次进入血循环导致第二次病毒血症，此时机体可出现典型的临床症状和体征。一般情况下柯萨奇病毒A组不引起细胞病变，故症状多较轻；而柯萨奇病毒B组、EV71、艾柯病毒引起细胞病变，可表现为严重病例。如尸体解剖及动物实验的组织病理学研究显示EV71具有嗜神经性，应用抗病毒的单克隆抗体做免疫组织化学染色，脑、脊髓神经细胞及其突起与单核炎症细胞内可见EV71阳性抗原，而其他内脏内皆为阴性。

手足口病大多数患者症状轻微，以手、足、口腔等部位的皮疹或疱疹为主要特征，组织病理学显示皮肤棘细胞间及细胞内水肿，细胞肿胀，体积增大，胞质苍白，称为气球样变性，并逐步发展导致细胞膜破裂，形成网状变性即表皮内水疱，当表皮内疱达到相当压力，可使基底破裂，真表皮分离，表皮下水疱形成，疱内可含有嗜酸粒细胞和少量的中性粒细胞，并导致表皮细胞坏死，也可能有真皮乳头水肿，真皮浅层淋巴组织细胞浸润，但上皮内无胞内病毒包涵体，亦无多核上皮巨细胞。超微结构显示上皮细胞肿胀核膜溶解，部分胞质内可找到病毒颗粒。

少数危重症EV71死亡病例尸检标本病理检查显示：肉眼观察患者脑水肿，个别可出现脑疝，双肺弥漫性瘀血水肿，局部肺出血，全身淋巴结可轻度肿大，心室可肥大，其他肝肾胰等脏器常无明显改变。组织学观察以中枢神经系统的炎症为主，常累及额顶叶大脑皮质、下丘脑、小脑齿状核以及脑干和脊髓等，其中以脑干及脊髓灰质炎症最为明显；神经元有变性、坏死或消失；中性粒细胞浸润，局部形成微脓肿；小胶质细胞增生，并侵入神经细胞内，形成嗜神经细胞现象；脑及脊髓内小血管内皮细胞变性、坏死、血栓形成，血管周围可见单核淋巴细胞呈套袖样浸润；无病毒包涵体；软脑膜早期有中性粒细胞，继后为淋巴细胞浸润。肺主要显示伴有多灶性出血的肺瘀血水肿，局部可见少量透明膜样结构，一般无明显炎细胞浸润及弥漫性肺泡损害，或仅见轻中度炎细胞浸润、局部肺不张及少量肺泡上皮脱落与增生，无病毒包涵体。心脏基本正常，或表现为心肌肥大，心室肌内少量淋巴浆细胞浸润，个别可见局部心肌坏死，无病毒包涵体。其他脏器如肝可见脂肪变性、瘀血等非特异性改变。淋巴结可肿大，各种淋巴细胞增生，见较多免疫母细胞，淋巴窦闭合，小血管增生，内皮细胞肿胀。应用抗病毒的单克隆抗体作免疫组织化学染色，脑、脊髓神经细胞及其突起与单核炎症细胞内可见EV71阳性抗原，而其他内脏内均为阴性。超微结构显示脑干及脊髓神经细胞变性，空泡化及线粒体内膜性小泡形成，部分神经元内见小RNA病毒颗粒。尸检和组织病理学表明EV71具有嗜神经性。其重症病例在病理上主要为病毒性脑膜脑脊髓炎，由于病毒侵犯脑干的血管调节及呼吸中枢，脑干及脊髓网状结构广泛受损，导致神经性肺水肿的发生。

四、临床表现

手足口病病原体为肠道病毒多型（主要EV71、CoxA16），其临床表现也不一致。轻症者可无任何临床表现，重症者可引起死亡。病毒潜伏期一般为3～7d，患者可以没有明显的前驱症状，突然起病。约半数患者于发病前1～2d或发病的同时有中低热（38℃左右），伴乏力，可出现喷嚏、咳嗽、流涕等感冒样症状，也可出现食欲减退、恶心、呕吐、腹痛等胃肠道症状。

1. 轻症病例　发病期主要以手、足、臀皮疹及口痛为特征。患者最常见的主诉是咽痛或口痛，影响进食，婴儿可表现为拒食。多数出现口腔溃疡后出现皮疹，也可口腔溃疡和皮疹同时出现。口腔检查可见粟米样斑丘疹、薄壁疱疹、黄灰色溃疡或已经接合的溃疡，周围有红晕；溃疡可发生在口腔的任何地方，多见于硬腭、舌面、颊黏膜或口唇。口痛一般在5～7d内缓解。斑丘疹或疱疹多出现于手、足等远端部位的皮肤，也可能出现在臀部、躯干和四肢，常集簇出现，多无疼感或痒感，斑丘疹在5d左右由红变暗，然后消退；疱疹呈圆形或椭圆形扁平凸起，内有浑浊液体，如黄豆，大小不等，一般在5～10d内结硬皮并逐渐消失，不留瘢痕。病程第7日后，血清特异性抗体水平显著增加，病毒消失，如无严重并发症，则不留痕迹而恢复。绝大多数患者病情温和、病程自限。

2. 重症病例　病毒累及不同系统表现为不同症状。病毒可累及神经系统，主要表现为急性无菌性脑膜炎、脑炎、脑干脑炎、脑脊髓炎、脊髓灰质炎样麻痹、吉兰－巴雷综合征、合并脑疝的坏死性脑炎。中枢神经受累往往出现在皮疹后2～4d。表现为头痛、呕吐、精神差、易激惹、嗜睡、肢体无力、肌阵挛、抽搐、中枢性瘫痪或急性迟缓性瘫痪，或大小便功能障碍，再严重者持续抽搐、昏迷、深度昏迷甚至去皮质状态。颅内高压或脑疝者出现剧烈头痛，脉搏缓慢，血压升高，前囟隆起，呼吸节律不规则或停止，球结膜水肿、瞳孔大小不等，对光反射迟钝或消失。累及呼吸系统，可表现为咳嗽，呼吸浅促、困难，口唇发绀，口吐白色、粉红色或血性泡沫样痰。累及循环系统可表现为面色苍白，出冷汗，咯白色或粉红色血性泡沫样痰，四肢发凉，指（趾）发绀，血压升高或下降，心率增快或缓慢，脉搏浅速、减弱甚至消失，心音低钝，心率不规则或出现奔马律，肝脏增大。呼吸系统和循环系统功能障碍往往同时出现。在原发病的基础上突然出现呼吸急促、面色苍白、发绀、出冷汗、心率快、咯白色或粉红色血性泡沫样痰、肺部啰音增多、血压明显异常、频繁的肌阵挛、惊厥和（或）意识障碍加重等以及高血糖、低氧血症、胸片异常明显加重或肺水肿表现。

3. 隐性感染　患者隐性感染与显性感染之比约为100∶1，大多数成年人以隐性感染为主，儿童则多表现为显性感染。从现在掌握的数据看，多数患儿在5岁以下，而重症病例则在7～12个月患儿中多见。非典型体征（包括心动过速、呼吸急促、低血压、高血压、胃肠道出血及神经系统异常）、呕吐、白细胞增高、无口腔溃疡均为死亡病例的预测因素。年龄较小，尤其是年龄在7～12个月的患儿要给予高度关注。结合近两年来我国手足口病疫情，下列情况应视为小儿危重患者的早期表现：年龄<3岁；持续高热不退；末梢循环不良；呼吸、心率明显增快；精神差、呕吐、抽搐、肢体抖动或无力；外周血白细胞计数明显增高；高血糖；高血压或低血压。

五、实验室和影像学检查

1. 血常规　轻症病例的血常规一般无明显改变。白细胞计数与分类可在正常范围内，或白细胞计数轻度增高，并以淋巴细胞增多为主。重症病例白细胞计数可明显升高（$>15\times10^9/L$）或显著降低（$<2\times10^9/L$），恢复期逐渐恢复至正常。

2. 血生化检查　部分病例可有轻度ALT、AST以及其他心肌酶水平的升高，其升高的程度与疾病严重程度成正比，与预后密切相关；恢复期逐渐降至正常，若此时仍有升高可能与免疫损伤有关。并发多器官功能损害者还可表现为ALT甚至可升至1 000U/L，血氨明显升高，出现神经、精神障碍，血肌酐、尿素氮也可呈现不同程度升高，表现出肾功能损害；发生脑炎等并发症时还可有高血糖等表现，严重时血糖可>9mmol/L，CRP（C反应蛋白）一般不升高。

3. 脑脊液检查　脑脊液外观清亮，压力增高，白细胞增多（危重病例多核细胞可多于单核细胞），蛋白质正常或轻度增多，糖和氯化物正常。当急性期脑脊液病毒中和抗体的滴度与恢复期相比增高呈4倍或以上，或滴度≥1∶256时有诊断意义。Pyeron等认为在排除心、肺原发疾病，无误吸，排除输液过快、输液过多等因素时，若发现呼吸频率进行性增快，氧合指数（PaO_2/FiO_2）呈进行性下降时，临床虽没有神经源性肺水肿的典型表现，也应警惕神经源性肺水肿的发生。此外还有研究发现，高血糖、白细胞增高和急性松弛性瘫痪与神经源性肺水肿密切相关，但其机制尚不完全明确。

4. 病原学检查　包括病毒分离培养、RT－PCR与荧光定量PCR、血清学试验（中和试验、酶联免疫吸附试验以及补体结合试验）。用组织培养分离肠道病毒是目前诊断的金标准，包括EV71型、Cox-A16型在内的肠道病毒特异性核酸检测是手足口病病原确认的主要检测方法，因为其不仅具有快速、简便的优点，而且还有很高的灵敏度和特异性，比细胞培养更敏感；作为肠道病毒感染的诊断方法之一，可以测定血清中肠道病毒中和抗体的滴度，通常用急性期血清与恢复期血清滴度进行比较，抗体滴度4倍或4倍以上增高证明病毒感染。在中和实验中，一般要用人肠道病毒参考毒株（即原型株，EV71原型株为BrCr株，CVA16原型株为G-10株）或流行株，有时同时（或单独）使用临床分离株会有助于得到更准确的检测结果。

5. 标本采集和保存　在手足口病的实验室诊断中，从疱疹液或脑脊液中分离病毒具有很高的诊断价值。用于采集咽拭子的无菌拭子要置于适量生理盐水的试管中，以防干燥。用于分子生物学检测的标本采集与病毒分离标本的采集方法一样。为了保证检测结果的准确性和有效性，应及时、规范留取标本，并尽快送检。不能立即检测的标本应冷冻保存。采用血清学诊断时，急性期血清应该在发病后尽早采集，恢复期血清在发病2周后采集。临床标本在运输和储存过程中要避免反复冻融。

6. 影像学　疾病早期患者胸部X线检查可无异常发现或仅有双肺纹理增粗模糊，中晚期出现双肺大片浸润影及单侧或双侧胸腔积液，进一步发展为双侧对称性非心源性肺水肿。随着病情进展，并发神经源性肺水肿时，患者肺部CT表现为弥漫而无规律的斑片状、团絮状或片状边界模糊的密度增高影。当累及神经系统时可表现相应部位MRI的改变，受累及部位多表现为T_1WI（T_1加权像）增强扫描显示强化，而T_2WI序列可无明显强化信号。

六、诊断与鉴别诊断

手足口病的诊断包括临床诊断和实验室确诊，其临床诊断包括病史、症状、体征和常规实验室检查。

1. 临床诊断

（1）流行病学资料：①手足口病好发于4~7月。②常见于学龄前儿童，婴幼儿多见。③常在婴幼儿集聚的场所发生，发病前患者有直接或间接接触史。

（2）临床表现：临床典型病例表现为口痛、厌食、低热或不发热，口腔、手、足皮肤斑丘疹及疱疹样损害，脐周黏膜也可出现类似表现，疱疹周围有炎性红晕，疱内液体较少，皮疹不痛、不痒、不结痂、不结疤。在同一患者，手、足、口腔病损不一定全部出现，可仅表现为皮疹或疱疹性咽峡炎。病程经过较短，多在1周左右痊愈。

手足口病或疱疹性咽峡炎表现加上下列并发症1项以上者为重症病例，多为EV71肠道病毒所致。主要有以下并发症。

1）脑炎：有意识障碍，如嗜睡、昏迷，严重病例可表现为频繁抽搐、昏迷、脑水肿及脑疝，脑干脑炎者可因呼吸、心搏骤停，迅速死亡。

2）无菌性脑膜炎：有头痛、脑膜刺激征阳性，脑脊液有核细胞$>10\times10^6$/L及细菌培养阴性。

3）迟缓性瘫痪：急性发作，1个或多个肢体的一群或多群骨骼肌麻痹或瘫痪。

4）肺水肿或肺出血：有呼吸困难、气急、心动过速、粉红色泡沫痰，胸部X线摄片可见进行性肺实变、肺充血。常为神经源性肺水肿。

5）心肌炎：心律失常、心肌收缩力下降、心脏增大、心肌损伤指标增高。

（3）病原学诊断：临床诊断病例符合下列条件之一，即为实验室确诊病例。

1）病毒分离：自咽拭子或咽喉洗液、粪便或肛拭子、脑脊液、疱疹液或血清以及脑、肺、脾、淋巴结等组织标本中分离到肠道病毒。

2）血清学检测：患者血清中特异性IgM抗体阳性，或急性期与恢复期血清IgG抗体有4倍以上的升高。

3）核酸检测：自患者咽拭子或咽喉洗液、粪便或肛拭子、脑脊液、疱疹液或血清以及脑、肺、脾、淋巴结等组织标本中检测到病毒核酸。

2. 鉴别诊断

（1）普通病例：需要与其他儿童发疹性疾病鉴别，如疱疹性荨麻疹、水痘、不典型麻疹、幼儿急疹以及风疹等鉴别。流行病学特点、皮疹形态、部位、出疹时间以及有无淋巴结肿大等可资鉴别，以皮疹形态及部位最为重要。

（2）重症病例：①与其他中枢神经系统感染鉴别：其他病毒所致中枢神经系统感染的表现可与重症手足口病相似，皮疹不典型者，应该尽快留取标本进行肠道病毒，尤其是EV71的病毒学检查，结合病原学或血清学检查作出诊断，同时参照手足口病重症病例的处置流程进行诊治、处理。以迟缓性麻痹为主要症状者应该与脊髓灰质炎鉴别。②重症手足口病可发生神经源性肺水肿，应与重症肺炎鉴别。前者咳嗽症状相对较轻，病情变化迅速，早期呼吸浅促，晚期呼吸困难，可出现白色、粉红色或血性泡沫痰，胸片为肺水肿表现。③循环障碍为主要表现者应与暴发性心肌炎、感染性休克等鉴别。

重症病例早期识别见“临床表现”部分。重症病例常表现为高热、惊厥、昏迷、迟缓性麻痹及心肺衰竭，可无手足口病的典型表现，需与中毒型菌痢、乙型脑炎、化脓性脑膜炎、结核性脑膜炎、Reye综合征、急性呼吸窘迫综合征等疾病鉴别。

（3）散发或不典型病例的鉴别：本病在大规模流行时，诊断常不困难，散在发生或不典型时，须与下列疾病鉴别。①口蹄疫：由口蹄疫病毒引起，属于人畜共患病原体；主要侵犯牛、羊、猪等偶蹄动物，也可累及人类，但是所引起的人类疾病症状较轻，预后较好；一般发生于畜牧区，主要通过接触病畜，经皮肤黏膜感染，成人牧民多见，四季均有；人口蹄疫的特征是口、咽、掌等部位出现大而清亮的水疱，疱疹易溃破，继发感染成脓疱，然后结痂、脱落，手足口病的手足疱疹不易溃破。一般情况下只有先出现兽疫，才有可能使人患病，常散在发生。②疱疹性口炎：由单纯疱疹病毒感染引起，多发于3岁以下，四季均可发病，以散发为主。典型临床表现为口腔黏膜任何部位可见数目较多成簇的、针头大小、壁薄透明的小水疱，常累及齿龈，一般无皮疹，常伴颏下或颌下淋巴结肿痛。③水痘：由疱疹病毒引起，多发于5～9岁，冬春季发病。典型表现为皮疹向心性分布，多见于躯干和头部，四肢较少；同时可见斑疹、丘疹、疱疹及痂疹等（“四代同堂现象”）多形性皮疹；皮疹痒，皮薄易破。④脓疱疮：多发生于夏秋季节，儿童多见。其传染性强，常在托儿所、幼儿园中引起流行；皮疹好发部位为颜面部、颈、四肢等暴露部位；形态初起时为红斑、丘疹或水疱，迅速变成脓疱，疱壁薄易破，瘙痒；重症患者可伴有高热、淋巴结肿大或引起败血症；实验室检查示白细胞总数及中性粒细胞增高，脓液细菌培养为金黄色葡萄球菌或溶血性链球菌。

七、并发症和后遗症

手足口病患者并发症主要根据病毒累及不同脏器表现不一，常见的并发症包括呼吸系统、循环系统和神经系统。三系统并发症的表现详见“临床表现”部分。其中神经系统受累程度可分为三种神经综合征：无菌性脑膜炎、急性肌肉麻痹、脑干脑炎，其中以脑干脑炎最多见。脑干脑炎又分为三级：Ⅰ级表现为肌震颤、无力或两者均有；Ⅱ级表现为肌震颤及脑神经受累，导致20%的儿童留下后遗症；Ⅲ级迅速出现心肺功能衰竭，80%的儿童死亡，成活者都留下严重后遗症。

八、预后

患儿手足疱疹为自限性，一般发病3～4d后会自然消退，口腔溃疡发病后数周逐渐愈合，不会留下后遗症。病后可获得对同型病毒手足口病的免疫力，但非终身。危重病例大部分经积极抢救后心肺脑功能恢复正常，完全治愈，但少部分可能会留下后遗症，尤其是神经系统严重受累患者，还有部分患儿因心肺功能衰竭、重症脑炎、肺出血或出现其他并发症而死亡。

九、治疗

1. 一般治疗

（1）注意消毒隔离避免交叉感染：首先应将患儿与健康儿隔离。轻症患儿应留在家中，直到体温正常、皮疹消退及水疱结痂。一般需隔离2周。符合留观指征患者，应立即将其转至县级以上医疗机构。符合住院指征患者，应立即将其转至指定医疗机构。患儿用过的玩具、餐具或其他用品应彻底消毒。一般常用含氯的消毒液浸泡及煮沸消毒，不宜蒸煮或浸泡的物品可置于日光下暴晒。患儿的粪便需经含氯的消毒剂消毒2h后倾倒。

（2）休息及饮食：适当休息，患儿1周内应卧床休息，多饮温开水。患儿因发热、口腔疱疹，胃口较差，不愿进食，故饮食宜清淡、可口、易消化、含丰富维生素，口腔有糜烂时可以吃一些流质食物。食物温度不宜过高，食用过热的食物可以刺激破溃处引起疼痛，不利于溃疡愈合，禁食冰冷、辛辣、咸等刺激性食物。

（3）口咽部疱疹治疗：应保持口腔清洁，预防细菌继发感染。每次餐后应用温水漱口，口腔有糜烂时可涂金霉素、鱼肝油，以减轻疼痛，促使糜烂早日愈合。取西瓜霜、冰硼散、珠黄散等，选用一种吹敷口腔患处，2～3次/d。

（4）手足皮肤疱疹治疗：患儿衣服、被褥要清洁，衣着应宽大、柔软，经常更换。床铺应平整干燥。同时注意看护患者，剪短患儿指甲，必要时包裹患儿双手，防止抓破皮疹，破溃而感染。冰硼散、金黄散、青黛散等，选用一种用蒸馏水稀释溶化后用消毒棉签蘸取涂患处，3～4次/d。臀部有皮疹的婴儿，应随时清理患儿的大小便，保持臀部清洁干燥。疱疹破裂者，局部可涂擦1%龙胆紫或抗生素软膏。

2. 对症治疗

（1）发热患者：小儿手足口病一般为低热或中度发热，无须特殊处理，可让患儿多饮水，如体温超过38.5℃，可使用解热镇痛药。高热者给予头部冷敷和温水擦浴等物理降温。

（2）有咳嗽、咳痰者：给予镇咳、祛痰药。

（3）出现胃肠道症状者：如呕吐、腹泻，常伴有水、电解质的丢失，注意补液，纠正水电解质平衡、酸碱平衡的紊乱。

（4）预防与保护：注意对心、肝、肺、脑重要脏器的保护。

3. 抗病毒药物治疗　手足口病有自愈倾向，且愈后不留痕迹，预后较好，治疗主要以对症治疗为主。临床上目前缺乏特异、高效的抗病毒药物，可酌情选用以下抗病毒药治疗。

（1）利巴韦林：广谱抗病毒药，小儿每日按体重10～15mg/kg，分4次服用，疗程5～7d。静脉滴注：小儿每日按体重10～15mg/kg，分2次给药，每次静滴20min以上，疗程为3～7d。

（2）IFN-α：Aryya等曾试用IFN-α治疗，早期应用可逆转病毒对神经系统的损伤。

（3）普拉康纳利：普拉康纳利（pleconaril）主要通过与病毒的蛋白衣壳结合而干扰病毒对宿主细胞的吸附和脱壳，能对90%以上的肠道病毒血清型起作用。临床显示有减轻症状、缩短病程等效果。不良反应轻微，主要为恶心及腹痛，多可以耐受。该药是一种有应用前景的候选药，在美国已进入Ⅲ期临床。

4. 重症病例的治疗　除上述治疗外，应根据重症病例脏器受累情况采取相应的对症治疗。

（1）神经系统受累治疗：①控制颅内高压，限制入量，给予甘露醇0.5～1.0g/（kg·次），每4～8h 1次，20～30min静脉滴注，根据病情调整给药间隔时间及剂量，必要时加用呋塞米（速尿）。②静脉注射免疫球蛋白，总量2g/kg，分2～5d给予。③酌情应用糖皮质激素治疗，参考剂量：甲泼尼龙（methylprednisolone）每日1～2mg/kg；氢化可的松每日3～5mg/kg；地塞米松每日0.2～0.5mg/kg，病情稳定后，尽早减量或停用。个别病例进展快、病情凶险，可考虑加大剂量，如在2～3d内给予甲泼尼龙每日10～20mg/kg（单次最大剂量≤1g）或地塞米松每日0.5～1.0mg/kg。④其他对症治疗如降温、镇静、止惊，必要时可应用促进脑细胞恢复的药物，如单唾液酸四己糖神经节苷脂（monosialo tetrahexosyl ganglioside）20mg/d，静滴。并严密观察病情变化。

（2）呼吸、循环衰竭的治疗：①保持呼吸道通畅，吸氧。②确保2条静脉通道通畅，监测呼吸、心率、血压和血氧饱和度。呼吸功能障碍时，及时气管插管，使用正压机械通气，建议呼吸机初调参数：吸入氧浓度80%～100%，PIP（吸气峰压）20～30cmH$_2$O，PEEP（呼气末正压）4～8cmH$_2$O，频率20～40次/min，潮气量6～8mL/kg，根据血气分析、X线胸片结果随时调整呼吸机参数。③在维持血压稳定的情况下，限制液体入量（有条件者根据中心静脉压测定调整液量）。④头肩抬高15°～30°，保持中立位；留置胃管、导尿管。⑤药物应用：根据血压、循环的变化可选用米力农、多巴胺、多巴酚丁胺等药物；酌情应用利尿药物治疗。⑥保护重要脏器功能，维持内环境的稳定。⑦监测血糖变化，严重高血糖时可应用胰岛素。⑧抑制胃酸分泌：可应用西咪替丁、奥美拉唑等。⑨有效抗生素防治继发肺部细菌感染。

十、预防

手足口病传播途径多，婴幼儿和儿童普遍易感。做好儿童个人、家庭和托幼机构的卫生是预防本病感染的关键。同时，根据儿童生活环境中是否有手足口病发生，以及与手足口病发病患儿接触的密切程度，采取不同的预防措施。

无手足口病发生的区域个人预防包括勤洗手、喝开水、吃熟食；儿童避免到人群聚集、空气流通差的公共场所；注意孩子营养的合理搭配，让孩子休息好，适当晒晒太阳，增强自身的免疫力。家庭和托幼机构等环境要求居室保持良好的通风；儿童的衣被物品要勤洗晒；对公共玩具、餐具等物品进行清洗消毒。学校老师和家长平时要多注意观察孩子身体状况的变化，一旦发现孩子有发热、出疹等表现，应尽早带孩子到医院就诊，并积极配合医生的治疗。

（郭　亮）

第六节　川崎病

川崎病（KD），或称皮肤黏膜淋巴结综合征，是一种急性自限性的多系统血管炎，病因未明，在美国和日本，川崎病是儿童获得性心脏病主要原因。诊断完全依赖于临床表现，而无特异性的实验室检测指标。

川崎病通常为全年散发，冬季和春季多见，18～24 个月儿童为发病高峰，80%～85% 发生于 5 岁以内。在亚洲及太平洋岛屿的儿童发病率最高，男性多于女性（1.5∶1）。

一、病因和发病机制

病因未明，根据其临床表现和流行病学特点，认为可能存在感染性因素或对某些病原体的免疫反应所致，其一系列表现可能源自于遗传易感性个体对不明微生物的独特反应。还有一种可能，川崎病为机体对已知微生物的无法解释的免疫反应，环境毒素也可考虑为一种致病因素，但从未被证实。

这种疾病的主要病理特征是急性非特异性的血管炎，累及微血管（小动脉、小静脉和毛细血管），几乎所有脏器都受累。有 20%～25% 未经治疗的患儿，血管炎可导致心脏冠状动脉瘤形成。

二、诊断

（一）临床表现

川崎病缺乏特异性的实验室指标或临床表现，主要依靠临床标准作出诊断（表 2－1）。

不需要所有症状同时出现才能诊断，当至少出现 4 项临床表现时，大多数专家可在发热第 4 天就作出诊断。

表 2－1　川崎病诊断标准

发热持续 5d 以上
至少具 4 个以下表现：
·双侧无痛性球结膜充血，无渗出
·口腔及咽部黏膜改变，包括口唇干燥皲裂、口咽部黏膜充血，草莓舌
·肢端改变，包括急性期手足红肿，恢复期甲床周围及全身脱皮
·躯干部多形性皮疹，通常为红斑，无脓疱
·急性非化脓性颈部淋巴结肿大，通常 >1.5cm
上述表现无法用已知疾病解释

无法明确诊断及治疗的川崎病已经成为日益受关注的问题，尤其在婴幼儿中，诊断为不完全川崎病的案例在不断增多。20%以上伴有冠状动脉瘤的患儿不符合川崎病的经典定义，因此，当患儿出现5d以上发热及至少2项典型的临床特征，可考虑为不完全川崎病，然后按流程逐步进行检查，作出诊断。首先应“考虑急性期反应物（C反应蛋白或红细胞沉降率）是否升高，如果出现升高，则须追加实验室及心脏超声检查，如心脏超声检查阳性，则提示为川崎病，需要特别治疗。6个月以下婴儿，发热持续7d以上，即使患儿无任何体征表现，也应纳入这项流程”。

（二）川崎病分期

1. 急性或发热期　急性期开始于发热第1天，持续到第15天，大多数典型的临床体征在此期出现，发热持续7～15d（平均为12d），退热药效果欠佳，常为高热，并合并有兴奋性增高。

所有的临床体征都伴有血管炎的表现，患者出现双侧非渗出性球结膜炎，角膜受累少，可持续数周；黏膜与皮肤改变包括口唇鲜红伴皲裂、草莓舌、口腔黏膜充血；咽部发红，但无渗出。

颈部淋巴结肿大为早期表现，部分淋巴结肿大不明显，一般直径在1～1.5cm才符合诊断标准，最常见于枕前区、耳后，可为单侧，为非化脓性淋巴结炎，可快速消退。

皮肤改变见于大多数儿童，皮疹呈红色、多形性，皮疹也可表现为麻疹样、斑丘疹样、猩红热样及脓疱疹样，但无水疱；常伴随发热持续整个急性期，然后逐渐消退。个别儿童在不同部位皮疹可不一致，皮疹常见于躯干，在尿布区表现明显。

四肢末端改变出现于发病后数天内，手足出现肿胀，手掌及足底可出现红斑。

川崎病还可有其他临床表现，几乎所有脏器都会受累。关节痛、关节炎、尿道炎、胃肠道疾病、葡萄膜炎和脑膜炎最常见，这些表现虽不作为诊断依据，但可协助诊断。

2. 亚急性期　亚急性期持续2～4周，开始于热退及血小板计数升高，以血小板计数降至正常水平为终点。

亚急性期的突出表现为脱皮，可出现于热退前。脱皮是川崎病常见的特征性表现，可最先出现于甲周区，为手指、足趾甲床皮肤交界处脱皮，肛周也可见明显脱皮。

血小板增多症是另一个亚急性期的表现，血小板计数可升值500 000～3 000 000/mm^3，血小板增多症极少在病程第1周出现，常发生于第2周，第3周达到高峰，一般情况下在发病后1个月左右逐渐降至正常水平。

在亚急性期，可出现一些并发症，如冠状动脉扩张、冠状动脉瘤、胆囊积水（冠状动脉瘤也可出现于急性期）。

3. 恢复期　恢复期可持续数个月至数年，一些冠状动脉病变可在此阶段才被发现，恢复期部分冠状动脉病变得到控制和治愈。

（三）辅助检查

川崎病实验室检查无特异性，全血细胞计数可见白细胞升高，伴核左移；可有轻度溶血性贫血表现；血小板计数在急性期常正常，亚急性期出现升高，急性反应物（CRP、ESR）显著升高；尿检可见中度脓尿，胆红素尿可作为胆囊积水的早期征象。

X线胸片表现为肺部浸润或心脏扩大；心电图可见心律失常、P－R间期或QT间期（QTc）延长，以及非特异性的ST－T段改变；二维超声可显示冠状动脉扩张或冠状动脉瘤、心包积液或心脏收缩力下降。

（四）鉴别诊断

因为川崎病的临床表现为非特异性，因此须进行大量的鉴别诊断（表2－2）。根据临床病程、流行病学特点、缺乏病毒感染的相应表现可排除大多数出现病毒疹的疾病。A组D－溶血性链球菌或葡萄球菌感染通常可因不符合其特异性发病年龄，并有川崎病典型症状而被排除。但是当某项感染性疾病的筛选测试指标阳性时，应谨慎对待，因为感染性筛选测试呈阳性可能合并感染、带菌状态或病毒血症。中毒休克综合征和立克次体病通常表现为血小板减少症而不是血小板增多症。

表 2-2　与川崎病鉴别的疾病

病毒感染
麻疹
风疹
EB 病毒感染
腺病毒感染
肠道病毒感染
细菌感染
中毒休克综合征
猩红热
立克次体病
落基山斑疹热
钩端螺旋体病
风湿性疾病
幼年性风湿性关节炎
系统性红斑狼疮
急性风湿热
药物和（或）毒物反应
血清病
StevensJohnson 综合征
汞过敏（肢痛症）

三、并发症

1. 心血管并发症　川崎病最严重的表现是心脏受累，临床上，心脏并发症发病率高，在死亡的病例中占了大多数，病死率在发热后 15～45d 达到高峰。川崎病儿童在未治疗的情况下，有 20%～25% 发生冠状动脉瘤的危险，经有效治疗的患儿此危险性可降至 5%，伴有冠状动脉瘤的患者可发生心源性猝死或心肌梗死。川崎病还超过了风湿热，成为美国儿童获得性心脏病的主要病因。

川崎病血管炎影响冠状动脉的过程与其他受累血管一样，初期为中性粒细胞浸润，随后被单核细胞、淋巴细胞和浆细胞所取代。受累血管可出现平滑肌细胞降解，内弹力板破坏，从而形成动脉瘤。冠状动脉瘤通常发生于病程第 1 周之后，但早于第 4 周，第 6 周后出现动脉瘤者少见。

心脏听诊可发现心前区搏动明显、心动过速、奔马律和心脏杂音（与贫血相关）。心电图异常，包括发生在病程第 1 周的低电压和 ST 段压低，以及第 2、3 周的 PR 间期或 QT 间期延长、ST 段抬高。

超声是诊断冠状动脉瘤最敏感的检查技术，当怀疑川崎病时，就应予心脏超声检查，但治疗不能由于等待心脏超声检查而延迟。心肌炎常见，患者可有左心室收缩功能下降表现，对有冠状动脉病变高危因素的患者，可根据其临床症状和体征迅速作出诊断（表 2-3）。

川崎病早期死亡的最常见原因是心脏病变，其发生率在发热后 15～45d 达到高峰，血小板极度升高和血液高凝状态的患者，如果伴有冠状动脉炎，容易诱发冠状动脉血栓形成和心肌梗死。动脉瘤破裂也是危险因素之一；晚期死亡可发生于冠状动脉闭塞性疾病、发病数年后动脉瘤破裂或心脏小血管疾病。

表 2-3　川崎病患者发生心血管并发症的危险因素

男性
年龄 <1 岁或 >8 岁
长期发热（>10d）
外周血白细胞、中性杆状核粒细胞增加
血红蛋白 <10g/dl
血小板 <350 000/μl
红细胞沉降率 >101mm/h
心电图异常

2. 其他并发症　尿道炎常见，发生于70%的患者，尿检表现为无菌性脓尿，显微镜下可见白细胞，但白细胞酯酶阴性，因为川崎病尿道炎大多由单核细胞或淋巴细胞浸润所致。

胆囊积液（急性非结石性胆囊扩张）见于15%患者，右上腹可触及一柔软肿块，血清胆红素可升高，根据超声检查结果可作出诊断。即使无胆囊受累，患儿也可因肠道血管炎而出现腹痛、呕吐或腹泻等表现。

葡萄膜炎可见于25%～50%患者；10%～20%可发生关节痛或关节炎；患者也可出现听力受损或无菌性脑膜炎。

四、治疗

诊断为川崎病的患者都应马上住院，以便进行下列处理：①静脉注射丙种球蛋白（IVIG）。②阿司匹林治疗。③心脏检查。

常规检查包括全血细胞计数、红细胞沉降率、C反应蛋白、肝功能、尿常规和心脏超声。

已证实急性期给予IVIG治疗能使冠状动脉瘤发生率从25%降至5%，IVIG剂量为单剂2g/kg，8～12h输入；在发热后8d内给予IVIG治疗能减少心脏并发症的危险；如果病程已超过8d，但有持续高热表现或有动脉瘤合并持续炎症反应的儿童，仍然有使用IVIG的指征。

阿司匹林在川崎病治疗中有两个作用，大剂量阿司匹林［100mg/（kg·d），1d 4次］起抗炎作用，根据美国不同中心研究，大剂量阿司匹林治疗的持续时间可从热退后48h～14d。［译者注：中国推荐，中、小剂量阿司匹林治疗，30～50mg/（kg·d）；热退后10mg/（kg·d），1～2周］。随后予小剂量阿司匹林治疗［3～5mg/（kg·d）］，起抗凝作用，持续至少6～8周或直至冠状动脉病变恢复正常。

10%患者IVIG无反应，表现为使用IVIG后36h仍有持续发热；大多数第2剂IVIG治疗有效。对于那些第2剂IVIG仍无反应的患者如何治疗，研究报道不多，某些中心的专家建议给予第3剂IVIG、大剂量皮质类固醇激素或肿瘤坏死因子抑制药治疗。

五、预后

在发病后8～10d接受治疗的患儿预后较好。

大多数动脉瘤在1年内消退而无明显后遗症。虽经治疗仍有5%发生动脉瘤，其中1%因巨大动脉瘤而持续存在，其余基本消退，这些患者在以后的生活中是否会出现心脏病的危险，目前仍有争议。另外，一些患者可出现持续性血管壁纤维化，顺应性差。有川崎病病史的患者都应由心脏科专家定期随访。

美国儿童川崎病总病死率在0.1%～0.2%，1岁内婴幼儿更高。

（郭　亮）

第七节　幼儿急疹

一、概述

幼儿急疹（exanthema subitum. ES）是由人类疱疹病毒-6引起的婴幼儿急性发热性皮肤病。临床以急性发热起病、持续数日、热退疹出为特征。多发生于春秋季，无性别差异。同义名有急性发疹前发热（critical preeruptive fever）、第六种病（sixth disease）及婴儿玫瑰疹（roseola infantum）。

二、临床表现

（1）皮损为细小密集的玫瑰色斑丘疹或斑疹。有时如麻疹或风疹样，1天内可出齐，1～2天内全部消退，无脱屑和色素沉着。

（2）皮疹好发于颈部和躯干部，少数可波及面和四肢，鼻、颊及肘膝以下的部位不易发生。

（3）突发高热，体温达39℃或更高，一般全身情况良好，3～4天高热退后而发疹。

（4）偶有上呼吸道及胃肠道症状，甚至惊厥。

（5）颈部及枕后淋巴结肿大。

三、诊断要点

（1）6个月至2岁的婴幼儿好发，骤起高热，热退出疹，一般情况良好，病程短暂。

（2）高热时血白细胞总数明显减少，中性粒细胞减少，淋巴细胞增高，最高可达90%以上。

（3）间接免疫荧光法及免疫酶法检测到人类疱疹病毒-6型的特异性IgG、IgM；外周血淋巴细胞分离到人类疱疹病毒-6型。

四、鉴别诊断

1. 麻疹　发热3~4天时按先后顺序在发际、颈部、面部、躯干和四肢出现红色斑丘疹，出疹时高热不退，伴有明显的卡他症状，颊黏膜有麻疹黏膜斑，全身感染中毒症状较重，疹退后脱屑并留有色素沉着。不典型麻疹则应注意流行病学和病原学检测。

2. 风疹　发病1~2日出现，迅速由面部、颈部波及躯干、四肢，一天内累及全身，但掌跖大多无疹。皮疹呈浅红色斑疹、斑丘疹或丘疹，枕部、颈后淋巴结显著肿大。多具流行趋势。

3. 药疹　有些药物引发的皮疹，分布范围较广泛，部分融合，停用药物后皮疹可消退。

五、治疗方案及原则

1. 一般治疗　注意休息，多饮水，饮食以流质或半流质为主。

2. 对症治疗　高热时予以乙酰氨基酚等退热剂或物理降温。可用苯巴比妥预防高热惊厥发生。

3. 抗病毒治疗　由于ES患儿大多数预后良好，感染后机体产生的干扰素能有效地抑制HHV-6的复制，临床大多不使用抗病毒药物。

4. 局部治疗　可用炉甘石洗剂加冰片适量外涂，每日4~6次。

（郭　亮）

第八节　麻疹

一、概述

麻疹（measles）是一种传染性较强的急性病毒性传染病，常见于儿童。临床上以发热、流涕、结膜炎、口腔黏膜斑及全身斑丘疹为特征。可发生肺炎等并发症。

二、临床表现

典型麻疹患者的病程可分为潜伏期、前驱期、发疹期及恢复期4个阶段。

1. 潜伏期　为9~14天。

2. 前驱期　为2~4天，起病急，发热，体温可高达39℃以上，眼结合膜充血、畏光、流泪、咳嗽、流涕、喷嚏等卡他症状，伴全身不适。起病2~3天后，在第二磨牙对面的颊黏膜上，出现直径为0.5~1mm的紫色或蓝白色斑点，即麻疹黏膜斑（Koplik斑，柯氏斑）。此斑初起为2~3个，后逐渐增多，发疹期可蔓延到整个颊黏膜及唇内侧，可相互融合，一般维持2~3天，在发疹后第2天开始消退。

3. 发疹期　为3~5天，起病后第4天开始发疹，皮疹首先出现在耳后、发际、颜面，然后大约在24小时内迅速向颈部、上肢、躯干和下肢蔓延，累及掌跖，皮疹以玫瑰色斑丘疹为主，压之褪色，大小不等，可融合成片，疹间皮肤正常。此时患儿处于本病的极期，全身中毒症状加重，体温可高达40℃，神萎倦怠，颈淋巴结、肝、脾均可有肿大。

4. 恢复期　为2~3天，出疹5~7天后，体温下降，全身中毒症状减轻，皮疹开始按照出疹顺序逐渐消退，消退后留有棕色色素沉着斑及细小的糠麸状脱屑。

5. 并发症　最多见为支气管肺炎、喉炎及中耳炎，其他可发生脑炎、心血管功能不全等。

三、诊断要点

（1）流行病学史。

（2）典型的临床表现，如呼吸道卡他症状、畏光、流泪及口腔黏膜麻疹斑，一定的前驱期后出现自上而下的皮疹。

（3）流行初期或不典型病例，仍需要进行麻疹病毒培养、麻疹抗体效价测定检查以确定诊断。

四、鉴别诊断

1. 风疹　发热和上呼吸道症状较轻且持续时间短，无麻疹黏膜斑，发热 1～2 天出疹，与麻疹皮疹相似，稀疏较淡，1～2 天后皮疹消退，无色素沉着斑或脱屑。常伴有耳后，颈后淋巴结肿大。

2. 猩红热　皮疹特点不同，皮肤弥漫性充血，出疹期可见杨梅舌、口周苍白圈、咽峡炎等。

3. 幼儿急疹　多见于1岁以内婴幼儿，急起高热，持续 3～5 天骤降，热退疹出，呈散在玫瑰色斑丘疹，以躯干为多，皮疹退后不脱屑。

4. 川崎病（皮肤黏膜淋巴结综合征）　患儿有发热，眼结膜充血，口腔黏膜发红、唇干裂、杨梅舌及指（趾）端有硬性肿胀，皮肤可见红色斑丘疹，同时有颈部淋巴结肿大，黄疸及肝功能异常，红细胞沉降率增快，血小板升高，恢复期可有肛周及指（趾）端片状脱屑。

五、治疗方案及原则

1. 一般治疗　患者应隔离至出疹后6天。居室应保持空气流通，温度、湿度适中，卧床休息至体温正常和皮疹消退。给予易消化、营养丰富的饮食。加强护理，保持眼、鼻、口腔清洁，可用生理盐水清洗；保持皮肤清洁，可用3%硼酸溶液清洗，再搽莫匹罗星或夫西地酸软膏，防止继发感染。注意清除鼻腔分泌物及其干痂，保持鼻腔通畅。

2. 对症治疗　低热、中度发热者，可不用退热药，以免影响出疹。对高热惊厥伴烦躁不安者，可用对乙酰氨基酚或布洛芬退热，或同时给予苯巴比妥、安定防止惊厥。对有喉炎或干咳者，需室内空气湿度较高，给予超声雾化治疗。对并发中耳炎或肺炎的患儿应用抗生素治疗。对并发脑炎的病例，需进行严密的监测，特别是对颅内压的监测。

（郭　亮）

第九节　风疹

一、概述

风疹（german measles）是风疹病毒引起的急性传染病，主要表现为发热，斑丘疹、耳后及枕后淋巴结肿大，病情较轻，预后良好。

二、临床表现

1. 潜伏期　长短不一，一般为 2～3 周。

2. 前驱期　一般为 1～2 天，一般婴幼儿多数无或有轻微症状，年长儿童及成人可有发热、咳嗽、喷嚏、流涕、咽痛、头痛、眶后疼痛、结膜炎、食欲缺乏等，发疹后即消退。

3. 发疹期　发病 1～2 天皮疹迅速由面部、颈部波及躯干、四肢，一天内波及全身，但很少累及掌跖。皮疹初呈浅红色斑疹、斑丘疹或丘疹，直径 2mm 左右，分布均匀。面部及四肢远端皮疹稀疏，部分融合，躯干部皮疹密集，常融合成片，面部有皮疹是风疹的特征。皮疹于 1～4 天消退，无脱屑或有细小脱屑，出疹期可伴有轻度至中度发热及上呼吸道感染症状，随疹退而消退，体温持续不降或再次升高，应考虑并发症及继发感染。耳后、枕后及颈后淋巴结肿大，可有轻度压痛，不融合。皮疹出现后，淋巴结肿大多在一周内消退，也有持续数周者。脾脏常有轻度肿大。

三、诊断要点

风疹的症状极不一致，确诊比较困难，尤其是散发性病例和非典型病例。

1. 流行病学史　季节性（冬春两季），患儿常有风疹患者接触史。

2. 临床特点　前驱期短，出疹多在24小时内累及全身。耳后、枕后淋巴结肿大。

3. 实验室检查　①取患者鼻咽部分泌物做培养，可分离出风疹病毒；②血清特异性抗体测定：血凝抑制实验、中和实验等。

四、鉴别诊断

1. 幼儿急疹　多见于1岁以内婴幼儿，起病急，高热，持续3~5天则骤降，热退疹出，呈散在玫瑰色斑丘疹，以躯干为多，皮疹退后不脱屑。

2. 猩红热　皮疹特点不同，皮肤弥漫性充血，出疹期可见杨梅舌、口周苍白圈及咽峡炎等。

3. 麻疹　具有明显的呼吸道卡他症状，颊黏膜有麻疹黏膜斑，全身感染中毒症状较重，发热3~4天时按先后顺序在发际、颈面部、躯干和四肢出现红色斑丘疹，出疹时高热不退，疹退后留有色素沉着及脱屑，一般容易鉴别。

4. 传染性单核细胞增多症　有时发生皮疹，嗜异性抗体实验可鉴别。

五、治疗方案及原则

（一）基础治疗

（1）一般治疗和护理：应将患者隔离至出疹后5~7天。风疹患者一般症状轻，不需特殊治疗。症状明显者，应卧床休息和给予维生素及富营养易消化的流质或半流质食物。

（2）抗病毒治疗：以利巴韦林15mg/kg驱动雾化吸入，每日2次。

（3）对症治疗：高热可用对乙酰氨基酚或布洛芬退热，或者物理降温；皮肤瘙痒可服氯苯那敏（扑尔敏）或外用炉甘石洗剂。

（二）并发症治疗

（1）脑炎：按流行性乙型脑炎的原则治疗。

（2）心肌炎：维生素C 3~5g，能量合剂静脉滴注；有心律失常者可酌情用抗心律失常药物。

（3）其他：肝功能损害、关节炎、血小板减少等均为自限性，予对症处理后多能恢复正常。

（三）风疹减毒活疫苗

此疫苗免疫效果良好，一般在1岁以后，采用单剂皮下注射，接种者98%能产生相应抗体，免疫效果至少能维持7年以上甚至终生。

（四）孕妇

当孕妇接触风疹患者后，应立即注射丙种球蛋白6~9mL，最好终止妊娠。

（郭　亮）

第十节　传染性红斑

一、概述

传染性红斑（erythema infectiosum）可能是人细小病毒B19引起的良性、轻度传染性疾病。冬春季多发，很少大流行，好发于4~12岁的儿童。同义名有第五种病（fifth disease）。

二、临床表现

（1）潜伏期6~14天，前驱期可不明显。

（2）皮疹首先发生在两侧面颊部，有时在眉间、前额与下颌部，但鼻、唇周围无皮疹。呈水肿性融合成片的红斑，蝶形分布，边界清楚，上无鳞屑，局部皮肤温度增加，略微肿胀，似丹毒样。1~2天后，皮疹蔓延到四肢近端并扩展到手、足和躯干，掌跖可受累，对称分布，呈境界清的花边状或网状的斑丘疹。皮疹时隐时现，在温度较低时，如早上看不清楚，在午后却较鲜明，有时经风吹或运动后则更加显著。

（3）颊和生殖器黏膜可以发生暗红色斑疹。经6~10天，皮疹渐渐消退，往往中央部位先退，成为红色环状损害，消退后不脱屑，也无色素变化。消退的顺序和发疹的先后顺序相同。

（4）病程平均11天，有时可复发。患病期间，大多数无其他症状，偶见微热、咽痛和呕吐，眼结膜及咽部黏膜可有轻度充血和淋巴结肿大。无并发症，预后良好。

三、诊断要点

（1）流行病学史。

（2）常见于春夏季，儿童多见。

（3）面部有蝶形水肿性边界清楚的红斑。

（4）全身症状轻微。

四、鉴别诊断

1. 猩红热　本病呈急性病容，临床表现咽痛及高热，皮疹为弥漫性红斑，口周苍白圈、草莓舌及愈后脱屑等现象。

2. 风疹　上呼吸道卡他症状较明显，发热，麻疹样皮疹，耳后、枕后淋巴结肿大。

3. 麻疹　高热，上呼吸道卡他症状明显，皮疹为斑丘疹，皮疹之间有正常皮肤。早期颊黏膜可见，Koplik斑。

五、治疗方案及原则

（1）患病期间，需隔离至皮疹完全消退为止。

（2）一般对症治疗，无须特殊处理。

（3）局部治疗：可用炉甘石洗剂外搽。

（郭　亮）

第十一节　皮肤黏膜淋巴结综合征

一、概述

皮肤黏膜淋巴结综合征（mucocutaneous lymph node syndrome，MCLS）又称川崎病（Kawasaki disease），是一种以全身血管炎为主要病变的急性发热性出疹性疾病。

二、临床表现

（1）好发于5岁以下婴幼儿，主要症状常见持续性发热，体温常达39℃以上，对抗菌药物及退热药物无效，多数患者体温在7~14天内自然缓慢下降。

（2）常见双侧结膜充血，初起口唇充血、潮红，以后干燥、结痂、皲裂或出血，舌、咽黏膜也充血，可见杨梅样舌。

(3) 在病后的第3~5天有猩红热样、麻疹样或多形红斑样发疹，一般不痒，皮疹多见于躯干部，无水疱、出血及结痂，1周左右消退，愈后无色素沉着。在开始发疹时，手足呈硬性水肿，手掌和足底早期出现潮红，10天后在甲床皮肤交界处出现膜状脱屑，继而全身脱屑。

(4) 发热后3天内，可有急性一过性颈淋巴结肿大，以前颈部最为显著，直径1.5cm以上，大多单侧出现，质硬，稍有压痛，但不化脓。

(5) 往往出现心脏损害，出现心肌炎、心包炎和心内膜炎的症状。患者脉搏加速，听诊时可闻及心动过速、奔马律、心音低钝。可发生瓣膜关闭不全及心力衰竭。

(6) 偶见关节疼痛或肿胀、咳嗽、流涕、腹泻、腹痛、轻度黄疸、胆囊积液或无菌性脑脊髓膜炎的表现。急性期约20%患者出现会阴部、肛周皮肤潮红和脱屑，并于1~3年前接种卡介苗的部位再现红斑和硬肿。

(7) 恢复期指甲可见横沟纹，称Beau线。

(8) 超声心动图和冠状动脉造影，可查见冠状动脉瘤、心包积液、左室扩大及二尖瓣关闭不全。

(9) X线胸片可见心影扩大。

(10) 实验室检查可出现蛋白尿、末梢血中性白细胞增多及核左移、贫血、血沉增快、C反应蛋白阳性、球蛋白增加、血清门冬氨酸转氨酶（SGOT）增高，在发病后1周血小板显著增多。病变早期血清补体效价上升，而抗O阴性。

三、诊断要点

日本MCLS研究委员会（1984年）提出此病的诊断标准应在下述六条主要临床症状中至少满足五条才能确定。但如二维超声心动图或冠状动脉造影查出冠状动脉瘤或扩张，则四条主要症状阳性即可确诊。

(1) 不明原因的发热，持续5天或更久；

(2) 双侧结膜充血；

(3) 口腔及咽部黏膜弥漫充血，唇发红干裂，并呈现杨梅舌；

(4) 发病初期手足硬肿和掌发红，以及恢复期指趾端出现膜状脱屑；

(5) 躯干部多形红斑，但无水疱及结痂；

(6) 颈淋巴结的非化脓性肿大，直径达1.5cm或更大。

近年报道不完全性或不典型病例增多，为10%~20%。仅具有2~3条主要症状，但有典型的冠状动脉病变。多发生于婴儿。典型病例与不典型病例的冠状动脉发生率相近。一旦疑为川崎病时，应尽早做超声心动图检查。

四、鉴别诊断

1. 猩红热　病后一天发皮疹，呈弥漫性细小密集的红斑，皮肤皱褶处皮疹更密集，还可见深红色瘀点状线条，四肢末端皮疹少见，抗菌药物治疗有效。

2. 小儿结节性多动脉炎　常有长期或间歇性发热，皮疹为红斑、荨麻疹或多形红斑表现，可以出现高血压、心包积液、心脏扩大、充血性心力衰竭和肢端坏疽。

3. 中毒性休克综合征　发病年龄较大，多见于月经期青年妇女，有低血压表现。

五、治疗方案及原则

1. 急性期治疗

(1) 丙种球蛋白：必须在发病后10天之内用药。一般用法为单剂静脉滴注免疫球蛋白2g/kg，10~12小时输入1次，同时加口服阿司匹林30~100mg/（kg·d），分3~4次，连续14天，以后减至5mg/（kg·d），顿服。

（2）阿司匹林：服用剂量为30～100mg/（kg·d），分3～4次，服用14天，退热后减至每日3～5mg/kg，一次顿服，起到抗血小板聚集作用。

（3）皮质激素：甲泼尼龙冲击疗法可用于治疗对免疫珠蛋白抗药且并发冠脉病变的川崎病患者。

2. 恢复期治疗

（1）抗凝治疗恢复期病例用阿司匹林每日3～5mg/kg，1次服用，至血沉、血小板恢复正常，如无冠状动脉异常，一般在发病后6～8周停药。有小的单发冠状动脉瘤患者，应长期服用阿司匹林3～5mg/（kg·d）直到动脉瘤消退。对阿司匹林不耐受者，可用双嘧达莫（潘生丁）每日3～6mg/kg，分2～3次服。患者若有多发或较大的冠状动脉瘤，应无限期口服阿司匹林及双嘧达莫。有巨型瘤的患者易形成血栓、发生冠状动脉狭窄或闭塞，应加口服华法林0.1mg/kg，顿服，数日后减为维持量，同时监测血药浓度及凝血时间。

（2）溶栓治疗对心肌梗死及血栓形成的患者采用静脉或导管经皮穿刺冠状动脉内给药，促使冠状动脉再通、心肌再灌注。

（3）冠状动脉成形术。

（4）外科治疗。

3. 随访　抗凝治疗后6个月及1年复查超声心动图，必要时做运动试验、冠状动脉造影。对遗留冠状动脉瘤慢性期患者，应长期服用抗凝药物并密切随访。

（郭　亮）

第十二节　水痘

一、概述

水痘（varicella）是由水痘－带状疱疹病毒引起的急性具高度传染性的发疹性疾病。以皮肤黏膜上分批出现水疱且伴有轻度全身症状为其主要特点。病毒存在于患者的血液、疱液、口腔分泌物中，经飞沫或直接接触疱液传染，一般冬春季发病率较高。孕妇在妊娠4个月内感染水痘－带状疱疹病毒可能导致先天畸形和自身生命危险。母亲在分娩前不久感染水痘可以传染给胎儿。新生儿水痘可以是良性的，也可伴有广泛的甚至致命的系统性损害。水痘可继发感染，如肺炎、脑炎及暴发性紫癜。

二、临床表现

（1）潜伏期为12～21天。

（2）起病较急，可有发热、乏力、头痛、咽痛等前驱症状。

（3）多在发病24小时内出现皮疹。损害初起为散在性红色斑疹或小丘疹，迅即变为米粒至豌豆大的圆形紧张性水疱，清澈发亮，壁薄易破，孤立存在，互不融合，周围明显红晕，有的水疱中央呈脐窝状。经2～3天水疱干涸结痂，2周内痂壳脱落，不留瘢痕。皮损呈向心性分布，躯干较多，面部、四肢较少。黏膜也常受累，见于口腔、咽部、眼结膜、外阴、肛门等处。皮损常分批发生，丘疹、水疱、结痂往往同时存在。若抵抗力低下，皮损可进行性全身性播散。

（4）常有瘙痒。

（5）不典型水痘有大疱型、坏疽型、出血型，但均较少见。

三、诊断要点

（1）水痘患者接触史。

（2）典型皮损：皮肤黏膜分批出现丘疹、水疱、结痂，孤立存在，皮疹呈向心性分布。

（3）全身症状可出现发热、乏力、头痛、咽痛。

（4）疱液做Tzanck涂片可见多核气球样细胞和细胞内特征性包涵体。

（5）病毒培养或电镜观察。

四、鉴别诊断

（1）脓疱疮：好发于唇周或四肢暴露部位，初为水疱，继为脓疱，然后结痂，无分批出现的特点，不累及黏膜，无全身症状。抗生素治疗有效。

（2）带状疱疹：沿一定的神经径路分布，局部有显著的神经痛。

（3）天花有与天花患者接触史，潜伏期短，全身症状严重。皮疹呈离心性分布（以头面、四肢为主），身体同一部位皮疹形态一致，多为脓疱，愈后留有瘢痕。

（4）丘疹性荨麻疹为梭形水肿性红色丘疹，扪之较硬，甚痒。好发于躯干、四肢，不累及头部或口腔。

五、治疗方案及原则

（1）患者应隔离到全部皮疹干燥结痂为止。与水痘患者接触过的儿童，应隔离观察3周。

（2）加强护理，保持皮肤清洁，发热期卧床休息，给予足够的营养支持。忌食辛辣刺激性食物。对发热者可用乙酰氨基酚及冷敷等。

（3）局部药物治疗以止痒和预防感染为主。皮肤瘙痒较著者可口服抗组胺药物，也可用黄连炉甘石洗剂、黄连硼酸扑粉。有继发感染局部应用莫匹罗星软膏。水痘性角结膜炎可用0.1%阿昔洛韦眼液或0.1%碘苷眼液滴眼。口腔黏膜溃烂者可用西瓜霜或冰硼散。

（4）全身症状明显时可给予抗菌药物治疗。

（5）抗病毒治疗：对免疫正常的儿童和青少年可用阿昔洛韦治疗；对免疫受损者，除用阿昔洛韦治疗外，可给予大剂量干扰素。

（6）重症水痘可静脉滴注丙种球蛋白。

（郭　亮）

第十三节　Kaposi水痘样疹

一、概述

Kaposi水痘样疹（Kaposi varicelliform eruption）又名急性水痘样脓疱病（acute varicelliform pustulosis），包括由牛痘病毒引起者称为种痘性湿疹（eczema vaccinatum），由单纯疱疹病毒引起者称为疱疹性湿疹（eczema herpeticum），由柯萨奇A16引起者称为柯萨奇湿疹（eczema Coxsackium）。1845年首先由卡波西描述，系在原有某些皮肤病或异位性皮炎的基础上由病毒感染而引起的急性水痘样皮疹。发病急骤，病情较严重。

二、临床表现

（1）多见于5岁以内患湿疹或特异性皮炎的儿童，也可发生在成人。偶见于外伤、脂溢性皮炎、脓疱疮及疥疮等皮肤病患者。

（2）感染单纯疱疹病毒或牛痘病毒数日后，经5～12天的潜伏期，即出现高热、恶心、呕吐、头痛、食欲缺乏及嗜睡等症状。

（3）第二天开始发疹，在原有皮损及其附近突然发生绿豆至豌豆大群集的小水疱，疱周炎症显著。有的水疱迅速变为脓疱，基底明显红肿，部分疱顶有脐窝状凹陷。

（4）2～3天后损害可互相融合成片，但也可散在于原皮损周围。损害多局限于原有皮肤病的部位，少数患者亦可累及其他正常皮肤或口腔黏膜。附近淋巴结肿大伴压痛。

（5）5～10天内，水疱或脓疱成批出现，经1～2周后皮损破溃、干燥、结痂，易于剥离，脱落后遗留浅表性瘢痕及色素沉着。

（6）当皮疹渐渐干燥结痂时，全身症状也随之减轻和消失。可合并结膜炎、角膜炎、角膜溃疡、脑炎、中耳炎、肺炎、便血或婴儿坏疽性皮炎等。

三、诊断要点

（1）有湿疹及遗传过敏性皮炎病史。

（2）发病前有种痘或与种痘及单纯疱疹患者接触史。

（3）出现高热、恶心、呕吐、头痛、食欲缺乏、嗜睡等全身症状。

（4）原有皮损及其附近突然发生绿豆至豌豆大群集的小水疱，疱周炎症显著。有的水疱迅速变为脓疱，中央有脐窝。水疱或脓疱成批出现，经1～2周后破溃、干燥、结痂，易于剥离，脱落后遗留浅在瘢痕及色素沉着。

（5）Tzanck细胞学检查，疱液细胞涂片，由单纯疱疹病毒引起的在细胞核内可见李氏包涵小体，由牛痘病毒引起的在细胞质中可见瓜氏（Guarnier）包涵小体。

四、鉴别诊断

1. 水痘　患者发疹前无湿疹及异位性皮炎病史，全身症状轻，皮疹散发全身。

2. 脓疱疮　常先有痱子、皮炎、湿疹等瘙痒性皮肤病，多见于颜面、四肢等暴露部位，典型损害为脓疱。

3. 单纯疱疹　常有过度疲劳等引起机体抵抗力下降的诱因，好发于皮肤黏膜交界处，病程有自限性。

4. 带状疱疹　患处有神经痛，皮肤感觉过敏，好发部位是肋间神经、三叉神经、臂丛神经及坐骨神经支配区域的皮肤，皮损表现为单侧、带状分布的群集性水疱，病程有自限性。

5. 天花　有流行传染病史，发疹前无遗传过敏性皮炎病史，全身症状严重，有密集脐凹状脓疱。

五、治疗方案及原则

（1）患有湿疹、异位性皮炎等皮肤病的儿童和成人勿接种，避免与种痘及单纯疱疹患者接触。已患有本病者应隔离。

（2）卧床休息，加强护理，给予一般支持疗法，防止并发症。

（3）局部治疗：要保护皮肤，消炎、收敛，防止继发感染。可选用3%硼酸溶液、0.1%依沙吖啶溶液冷湿敷或外用莫匹罗星软膏。

（4）全身疗法

1）抗病毒治疗：可选用阿昔洛韦，成人也可选用泛昔洛韦。

2）症状重者可同时静脉用人血清丙种球蛋白。

3）瘙痒者可给予抗组胺药。

4）使用中医中药的原则为清热、解毒、利湿。

（郭　亮）

第十四节　疣状表皮发育不良

一、概述

疣状表皮发育不良（epidermodysplasia verruciformis，EV）为一种罕见的遗传性皮肤病，1922年Lewandowsky和Lutz首次报道。特点是幼年发病，表现为多发性、散在、多形性的扁平疣样、花斑癣样或点状瘢痕型皮损，部分患者皮损可发展成为鳞状细胞癌。该病与遗传、免疫、环境和特定类型的HPV感染有关。EV患者的父母近亲结婚常见，10%左右的EV患者具有家族史，EV家系中约25%的成员受累，男女之比为1∶1，遗传方式为常染色体隐性遗传，少数为X连锁遗传。分子遗传学研究显示：EV存在遗传异质性，其易感位点位于17q25和2p21～p24，其中17q25存在该病的两个致病基因，迄今已发现6种突变。绝大多数该病患者细胞免疫功能降低，尤其是病程短的患者更为明显，但病情的严重性与细胞免疫功能的异常无相关性。细胞免疫功能低下主要表现为T细胞缺陷和对接触致敏剂敏感性增强。在EV的皮损每单位表皮中Langerhans细胞数量明显减少，这可能促使EV皮损发生恶变。EV患者持久性HPV感染可能与具有调节细胞免疫功能的几种细胞因子的免疫遗传缺陷有关。与IL－10低水平合成有关的IL－10基因型在EV发病过程中起重要作用，包括EV患者易于发生皮肤癌。TGF－β_1和TNF－α可能参与HPV感染的角质形成细胞的生长和分化的调节及与持久性HPV感染有关。对遗传物质具有毒性作用的UVB很可能是EV发病的协同致病因素。此外p53基因的功能失调亦可能在EV发生恶变过程中起一定的作用。目前已从EV患者的皮损中检测到HPV－3、4、5、8、9、10、12、14、15、16、17、19～25、36～38等20余种亚型，感染HPV的亚型与EV的临床表现存在关联，其中HPV－5、8和HPV－47通常与EV光暴露部位的皮损恶变有关。

二、临床表现

多数自幼年开始发病，也可起病于任何年龄。依皮损形态分为三型：

1. 扁平疣型　多系HPV－3和HPV－10引起，为最常见的一型，好发于面、颈、躯干及四肢，也可泛发全身，口唇、尿道口也可出现小的皮损。典型皮损为米粒至黄豆大的扁平疣状丘疹，圆形或多角形，暗红、紫红或红褐色，表面光滑或覆有灰白或淡黄色鳞屑，可融合成斑块状，有的呈线状。皮疹以面、颈、手背最多而密集，其他部位较少而散在。发生于躯干四肢者，皮损较大而硬，似寻常疣。

2. 花斑癣型　与HPV－5与HPV－8关系较密切。此型较少见，皮损为大片鲜红色或棕红色斑或脱色斑，类似花斑癣。

3. 点状瘢痕型　极少见。皮损轻度角化及凹陷。

此外，可伴有掌跖角化、指甲改变、雀斑样痣及智力发育迟缓。

更少见的类型有脂溢性角化样皮损及连圈状糠秕疹样皮损。脂溢性角化症样损害与恶性型有关。

30%～50%的患者具有发生皮肤恶性肿瘤的倾向，恶性型皮损形态多样，常见为日光暴露部位发生基底细胞癌和鳞状细胞癌。

三、诊断要点

根据临床表现及病理检查可以诊断。病理表现：HPV－3所致者组织学改变与扁平疣相同，可见在棘细胞上半及颗粒层内三五成群的空泡细胞，胞体大，胞质淡蓝色。临床上表现似寻常疣的皮损，组织病理亦似寻常疣。HPV－5、8所致者，病理变化更广泛而明显，且空泡细胞大小不一。有不同程度的表皮增生，病变细胞肿胀，呈不规则形，胞质轻度嗜碱性，含有多数圆形嗜碱性透明角质颗粒。有些细胞核固缩，核变空，呈“发育不良”外观。

四、鉴别诊断

需与以下疾病鉴别：

1. 扁平疣　无家族史，常见于青少年面、手背，为紫红色或淡褐色扁平丘疹，损害较小，表面无油腻性鳞屑，常伴同形反应，病理有特异性改变。

2. 疣状肢端角化症　在手背、足背、肘膝等处出现扁平疣状丘疹，手掌有弥漫性增厚及小片角化，病理检查表皮上部细胞无空泡形成。

五、治疗方案及原则

无满意疗法。治疗目的是预防癌前病变及恶性病变的发生。

（1）对扁平疣治疗有效的方法均可试用，如5－FU软膏、0.05～0.1%维A酸霜、20%尿素霜外用，或液氮冷冻、微波、高频电刀等均可试用，皮损多者疗效欠佳。

（2）口服维A酸类药物具有一定的临床疗效，可以阻止日光性角化和原位癌的发生。依曲替酸：每日20～30mg，或0.5mg/（kg·d）；异维A酸：0.5～1mg/（kg·d），若无副作用改为10～20mg，每周2次，维持数月。

（3）联合用药：有人应用依曲替酸和IFN－α2b的联合疗法治疗1例并发口腔和生殖器黏膜多发性鳞状细胞癌的EV患者：依曲替酸的剂量为0.2mg/（kg·d），IFN－α2b的剂量为每周1mg/kg，连续使用1年。结果发现患者的疣状损害显著改善，黏膜部位未见新发的癌肿。干扰素和异维A酸联合治疗：α2b－干扰素150万～600万U肌内注射，每日一次；皮损内注射α或γ干扰素300万U，每周2～3次，连用3～4周。

（4）较大损害或发生癌前病变及恶性病变的损害，应早期切除。

（5）避免日晒，提高机体免疫功能。长期随访观察，预防和治疗癌变。

（郭　亮）

第十五节　鲍恩样丘疹病

一、概述

鲍恩样丘疹病（Bowenoid papulosis）是一种多病灶的良性斑丘疹样病变，1970年发现，1978年Wade等命名。近年认为该病由HPV感染导致，致病的HPV亚型有HPV－6、11、16、18、31～35、39、42、48、49、51、54等，以HPV－16最常见，国内白莉等应用DNA原位杂交检测，HPV16的阳性率为43.33%。有人用免疫组化方法测到该病皮损组织中仅有P53的弱阳性表达，提示该病属于良性病变。

二、临床表现

（1）多发生于20～40岁的性活跃人群，平均发病年龄31岁。好发于腹股沟、外阴及肛周，女性多见于大小阴唇、会阴部、阴唇内侧沟、阴道后联合、肛周、耻部等；男性多见于阴茎、包皮、龟头、系带、肛周及阴囊等部位。皮损表现为多个淡红色、肤色、褐色、紫罗兰色或淡棕色丘疹，2～10mm，圆形、椭圆形或不规则形，境界清楚，丘疹顶部扁平或半球状，表面光滑，有的也可有少量细薄鳞屑或轻度疣状。皮损散在分布或融合成斑块。

（2）多无自觉症状，亦可瘙痒。

（3）本病有一定自限性，预后良好，部分病例皮损可以自行消退，很少复发。少数病例可发展成为鳞状细胞癌。

三、诊断要点

（1）根据发病年龄、好发部位、皮损特点尤其是色素沉着倾向以及组织病理特点可以诊断。

（2）组织病理学表现为角化不全，鳞状上皮增生，以棘层上皮细胞增生明显，可见散在空泡细胞。部分细胞核大深染，易见核分裂象，可见病理性核分裂象。真皮毛细血管扩张，淋巴细胞浸润。

（3）采用生物素标记的核酸探针原位杂交技术，测得HPV－16感染累及棘细胞全层，主要为核内团块状着色。

四、鉴别诊断

（1）鲍恩病：鲍恩样丘疹病与鲍恩病在临床上非常相似，但前者多发生于40岁以下，皮损具有多发性，有色素沉着倾向，表面光滑，边界清楚，病变多无破损，预后良好，部分可自行消退。而鲍恩病多发生在老年人，多为单发，外观呈红色绒状，表面粗糙，其上多有鳞屑、结痂、糜烂或溃疡，病变离心性增大，以大阴唇为中心，扩展到会阴及肛门，有的伴发外阴白斑，不会自行消退，易发展成为浸润性鳞癌。在病理学上，前者非典型增生程度比后者轻，为有序成熟的背景，非典型细胞存在于相对成熟的表皮中，易累及汗腺的上部，而皮脂腺和毛囊开口常不受累。而后者过度角化不全，棘层明显增厚，表皮全层均可见多核角化不良及异常的核分裂象，表皮病变经常累及皮脂腺和毛囊开口。采用生物素标记的核酸探针原位杂交技术，测得 HPV－16 感染累及基底层细胞，且存在 HPV 的点状染色模式。

（2）色素痣或恶性黑素瘤：因为表现为色素性丘疹，临床上易误诊为色素痣或恶性黑色素瘤，因有色素存在及细胞不典型增生，病理上有误诊为原位表浅蔓延黑色素瘤报道，该肿瘤细胞异型性明显，核分裂象多见，核仁大而清楚，嗜酸性，瘤细胞常呈巢状、索状排列，在表皮内呈浸润性生长。

（3）该病还应与扁平苔藓、银屑病、脂溢性角化、尖锐湿疣等鉴别。

五、治疗方案及原则

（1）治疗上可采用手术切除、电灼、激光、冷冻、微波等物理治疗及外用维 A 酸、鬼臼（树）脂和 5－氟尿嘧啶等方法。

（2）由于本病易复发且具有恶变倾向，需定期随访。对于无条件随访者，应手术治疗。

（郭　亮）

第三章

细菌性皮肤病

第一节 脓疱疮

一、概述

脓疱疮（Impetigo）又称“黄水疮”，是经接触传染的化脓性球菌感染性皮肤病，很常见。主要见于儿童，好发于夏秋季。脓疱疮的致病菌主要是金黄色葡萄球菌、溶血性链球菌，也可以是白色葡萄球菌。脓疱疮主要分为两种。传染性脓疱疮（impetigo contagiosa），又称非大疱性脓疱疮（non bullous impetigo），通常由链球菌引起；大疱性脓疱疮（bullous impetigo）通常由金黄色葡萄球菌引起。

二、诊断思路

脓疱疮主要发生在暴露部位，如头面部、小儿臀部、四肢伸侧。有三种类型：大疱型脓疱疮、寻常型脓疱疮、新生儿脓疱疮。

（一）病史特点

1. 大疱型脓疱疮 ①皮疹群集，好发于面部、四肢等暴露部位；②初为散在的水疱，常无红色基底，疱液清澈略呈黄色；1～2天后水疱迅速扩大到指头大小或更大，疱液变浑浊；③典型的脓疱疱壁松弛、很薄，浑浊的脓液沉积在疱底，呈半月形袋状的积脓现象；④脓疱常破溃、糜烂、干燥后结痂；⑤痂下积脓时，脓液可向四周溢出，形成新的脓疱，并常排列成为环状；⑥患者常自觉局部瘙痒，一般无全身症状。

2. 寻常型脓疱疮 ①皮疹群集，好发于面部，尤其口角、口鼻周围，四肢等暴露部位；②在红斑基底上发生壁薄的水疱，并迅速转为脓疱，周围有红晕；③典型的皮损是脓疱溃破后脓液干燥结成黄色厚痂，向周围扩展并与周围皮损相互融合；④患者常因瘙痒、搔抓而造成细菌接种到其他部位；⑤重症患者可并发发热等全身症状，或发生淋巴结炎；⑥陈旧的结痂一般经一周左右自动脱落，不留瘢痕。

3. 新生儿脓疱疮 ①多发生在出生后一周左右的新生儿；②起病急骤，面部、躯干、四肢突然发生大疱；③疱液初期澄清，后浑浊，大疱周围绕有红晕；④疱壁很薄而易破溃、糜烂；⑤本病发展迅速，1～2天甚或数小时即可波及全身大部分皮肤，黏膜亦可受累；⑥可有发热等全身症状，严重者病情凶险，可伴发败血症、肺炎、肾炎、脑膜炎等重要脏器感染，甚至死亡；⑦可以在新生儿室、哺乳室等处造成流行，传染性强。

（二）检查要点

1. 大疱型脓疱疮 脓疱呈半月形袋状的积脓现象。

2. 寻常型脓疱疮 黄色厚痂并与周围皮损相互融合。

3. 新生儿脓疱疮 起病急骤，发展迅速，水疱脓疱后全身大面积皮肤受累糜烂及全身症状。

（三）辅助检查

1. 常规检查

（1）疱液涂片革兰染色（Gram stain）：取患者疱液涂片后做革兰染色，可以观察到革兰阳性球菌，是简便易行的常规检查方法，有助于确诊。

（2）血常规检查：一般正常。对于有全身症状的脓疱疮，血常规检查有助于指导用药。对于有全身感染、血常规检查对是否全身给药、如何给药等有参考价值。

2. 特殊检查细菌培养加药物敏感试验

（1）疱液细菌培养：大疱型脓疱疮患者疱液中可以查到金黄色葡萄球菌或白色葡萄球菌，其中部分是产青霉素酶的金黄色葡萄球菌；寻常型脓疱疮患者疱液中可以查到链球菌或金黄色葡萄球菌；新生儿脓疱疮亦可查出前两种细菌，更重要的是注意从医护人员和家长身上分离培养同种细菌以确定传染源及切断传播途径。

（2）血培养：对于疑有败血症等全身受累的重症新生儿脓疱疮患者应同时做血培养及药物敏感试验，以尽快地、准确地控制病情。血培养的阳性结果如果与疱液细菌培养一致应能有助于诊断治疗。

3. 其他　赞克涂片（Zanckg's smear）及吉姆萨染色（Giemsas stain）。

（四）鉴别诊断

1. 丘疹性荨麻疹　红斑、风团样丘疹为主，继发感染时在上述皮损基础上出现脓疱，往往伴有搔痕、结痂，剧痒。

2. 水痘　皮疹多形性，有红斑、丘疹、水疱、脓疱，呈向心性分布。往往伴发热，多数患者有接触史。

三、治疗措施

（一）局部外用治疗

多数患者经局部外用治疗即可痊愈。

1. 局部消毒清洁剂　1：8 000 高锰酸钾溶液、1% ~3% 硼酸溶液、0.5% 聚维酮碘局部清洗有效，也可以用于对痂下积脓者的湿敷去痂。

2. 抗菌药物　包括莫匹罗星软膏、金霉素软膏、呋喃西林软膏、雷氟奴尔氧化锌油、雷氟奴尔炉甘石洗剂、5% 过氧化苯甲酰凝胶、1% 新霉素软膏、0.5% 新霉素溶液。一般去痂时用软膏，湿敷时用溶液，急性糜烂的皮损可用雷氟奴尔氧化锌油。

（二）系统治疗

一般情况下只要外用治疗即可奏效，但对于起病急、受累面积大、发展迅速的病例需要系统治疗。此时选用对细菌敏感的抗菌药物，如青霉素、头孢菌素、喹诺酮类、四环素类抗生素。应用时注意适用年龄和药物在皮肤的分布特点。

四、预后评价

该病一般预后良好，无后遗症。少数患者可有炎症后色素沉着和色素减退，浅表瘢痕。对于病情进展迅速者应警惕金葡菌烫伤样综合征的发生。遇新生儿脓疱疮应警惕并积极治疗，以免全身播散造成败血症。

对患儿所在的公共场所要积极清洗消毒，预防传染。

（郭　亮）

第二节　毛囊炎、疖、痈

一、概述

毛囊炎、疖、痈是三种常见的感染性皮肤病，都可以表现为红肿热痛及破溃排脓，主要的病原菌都是金黄色葡萄球菌。毛囊炎（folliculitis）又称急性浅表性毛囊炎（acute superficial folliculitis）、Bockhart脓疱疮（impetigo Bockhan），是单个毛囊的细菌感染。疖（foruncle）又称急性深部毛囊炎（acute deep folliculitis），是一种急性化脓性毛囊炎和毛囊周围的感染，由葡萄球菌侵入毛囊及皮脂腺引起。多发而反复发作者称疖病。痈（carbuncle）为多数相邻近的毛囊、毛囊周围组织及皮下组织（多个毛囊及其附属皮脂腺或汗腺感染）的急性化脓性炎症，是病菌侵入毛囊和皮脂腺后，向皮下深入并向四周蔓延所致。故其皮损面积较疖要大，全身症状显著（中医称痈为"对口疮""搭背"）。不讲究卫生习惯和皮肤创伤为主要诱因。营养不良、贫血、糖尿病、长期使用皮质类固醇激素以及免疫缺陷者，容易发生毛囊炎、疖、痈。

二、诊断思路

毛囊炎、疖、痈都是化脓性皮肤感染，但其病损严重程度和浸润范围都不一样。

（一）病史特点

1. 毛囊炎　①初期为与毛囊口一致的红色充实性丘疹。②以后迅速发展为脓疱，中央贯穿毛发。③继而干燥结痂，并脱落；历时约一周左右。局部可有疼痛、烧灼感，脓疱破溃后立即减轻。④有时红色结节渐渐自行吸收既不化脓也不溃破。

2. 疖　①初期为毛囊性炎症性丘疹。②渐增大，呈疼痛的半球形红色硬结节。③后结节中央化脓坏死，溃破，排出脓液和坏死组织。④破溃排脓后，由肉芽组织修复，纤维机化可留瘢痕。⑤有疼痛及压痛。⑥好发于头、面、颈、臀等部位，夏秋季多见，患者可有不适、发热、头痛等症状。

3. 痈　①常由几个疖相互融合或数个邻近的毛囊或皮脂腺化脓感染所致。②初起为弥漫浸润的紫红色或暗红色斑块，硬，紧张发亮。③化脓后出现多个脓头，脓液和坏死组织从多个溃孔中排出。④坏死组织可以全部脱落，形成深在性溃疡，愈后留瘢痕。⑤好发于颈部背部、臀部及大腿等皮下组织致密部位。⑥患处有搏动性疼痛，常有局部淋巴结肿大，一开始即有发热、头痛、食欲不振等全身症状。

（二）检查要点

1. 毛囊炎　与毛囊口一致的红色丘疹或脓疱。

2. 疖　半球形红色痛性结节，化脓、溃破、排出脓液后好转。

3. 痈　暗红色硬痛斑块上多个脓头或流脓的溃疡孔；伴全身症状。

（三）辅助检查

1. 常规检查

（1）血常规检查：一般正常，对于反复发作的疖病患者和有全身症状的痈患者，血常规检查对判断全身状况有帮助。痈患者白细胞总数和中性粒细胞可明显升高。

（2）脓液细菌培养加药物敏感试验：毛囊炎患者一般不需此检查。对于反复发作的疖病患者和有全身症状的痈患者，脓液细菌培养加药物敏感试验对指导用药有帮助，对判断是否耐青霉素酶金葡菌感染也有帮助。

（3）尿常规检查：对反复发作的疖病患者，检查尿常规和尿糖，有助于排除潜在的糖尿病、慢性肾病等导致全身抵抗力下降的疾病。

2. 特殊检查普通病理检查

（1）毛囊炎：位于毛囊口的角层下脓疱，毛囊上部周围有以中性粒细胞为主的炎性浸润。

（2）疖：毛囊周围密集的中性粒细胞浸润。毛囊的正常组织结构破坏，病变累及附属器，在病变深部、皮下组织可见脓栓、脓肿。病变处，由大量的脓细胞、中性粒细胞和坏死组织形成的脓汁内含有病原菌。

（3）痈：镜下可见弥漫的中性粒细胞为主的炎细胞浸润，多房性脓肿，后者被结缔组织隔开或在纤维组织增生的皮肤下方互相通连；皮肤表面有多个排脓的溃孔。

（四）鉴别诊断

1. 毛囊炎、疖、痈之间的鉴别诊断　如前所述。

2. 蜂窝织炎　为范围广泛的皮肤和皮下组织化脓性炎症。化脓发生在皮下组织或深部疏松组织里（因其结构像蜂窝一样，故称为疏松结缔组织炎）。表现为局部大片红肿，境界不清，疼痛显著，伴恶寒、发热等全身症状。化脓后破溃，形成溃疡，或经吸收而消退。

3. 多发性汗腺脓肿　多见于婴幼儿及体弱产妇的头、额等处，多在夏季发病。皮损为多发性皮下脓肿。表面压痛、炎症较轻，无脓栓，遗留瘢痕。通常伴有很多痱子。一般人称为痱毒。也有人称为假性疖病（pseudo furunculosis）。

4. 化脓性汗腺炎　多见于青年，尤其女性，皮损为皮下硬结，皮下脓肿。表皮红、肿、热、痛、破溃结疤。好发于腋下、腹股沟、生殖器及肛周、脐周等。

三、治疗措施

（一）一般治疗

患者应注意休息，讲究皮肤卫生，不要用挤捏的方法去排脓，尤其对面部和上唇的病损。对于反复发作的疖病，要寻找、消除体内的潜在因素，检查有无贫血和糖尿病等情况。

（二）局部疗法

1. 毛囊炎　一般局部应用2%碘酊、75%乙醇、聚维酮碘即可。也可以应用抗菌乳膏，一般不主张外用软膏，以免封堵毛囊。

2. 疖与疖病　未成脓者或初成脓者，可每日外用鱼石脂软膏，以促进炎症消退。早期的疖子不能切开引流，成熟的疖已化脓变软者，可切开排脓。但面部和上唇的疖不要随意切开。局部短波紫外线照射或超短波等物理疗法有助于促进炎症消退。

3. 痈　用1：8 000高锰酸钾溶液或50%硫酸镁局部湿敷，然后外用10%鱼石脂软膏。已化脓波动者，应切开引流。也可应用局部短波紫外线照射，红外线照射或超短波理疗。早期给足量有效的抗生素治疗。

（三）全身疗法

（1）抗菌治疗：对疖与疖病患者、痈患者，要早期给予足量高效抗生素。首选青霉素480万～800万U/d静脉滴注，过敏者可用红霉素1～1.5g/d静脉滴注，或选用环丙沙星0.2g/次，每日2次静脉滴注。口服氧氟沙星0.2g/次，每日2次。一般疗程1～2周，在皮损消退后应维持一段时间。对严重或顽固病例，应根据细菌培养及药敏试验结果选用抗生素。

（2）对症处理与支持疗法给予解热镇痛药以解除疼痛、退烧。治疗潜在的糖尿病等疾病。

四、预后评价

毛囊炎、疖、痈预后良好。讲究卫生，不去挤压（尤其对于头面部的病损），及时治疗，一般无全身后遗结果。

（郭　亮）

第三节 化脓性汗腺炎

一、概述

化脓性汗腺炎是一种顶泌汗腺慢性化脓性炎症，皮疹多出现于腋窝、腹股沟，乳晕，外生殖器及肛周等富含顶泌汗腺的部位。以疼痛性红色结节、化脓、窦道、瘘管形成特征。致病菌为金黄色葡萄球菌和链球菌。病程迁延，反复发作，常导致硬化和瘢痕形成。该病青春期起病，多见于中青年女性。化脓性汗腺炎的病因不明，有人认为是痤疮的一种严重形式，因其常有黑头存在，可累及皮肤深部的皮脂腺和毛囊。

二、诊断思路

（一）病史特点

（1）多在青春期后出现症状，常发生在身体肥胖多汗的人，女多于男，月经前多病情加重。

（2）发病部位多在顶泌汗腺分布区，如腋下、肛门、生殖器、臀部、股部、腹股沟、乳晕、脐部和外耳道，发生于肛门周围者称为肛周化脓性汗腺炎。在中医学中属蜂窝漏、串臀瘘的范畴。

（3）多数患者起病时表现为疼痛性坚实结节，愈合缓慢，一般为10～30天，留或不留引流口。

（4）结节可每年发作数次。

（5）发生在肛周的可形成肛瘘。

（6）自觉疼痛明显，有时伴发热等全身症状。常有发热、全身不适、淋巴结疼痛肿大及肛周出现肛瘘。晚期可出现消瘦、贫血，或并发内分泌和脂肪代谢紊乱等症状。

（二）检查要点

（1）在骶会阴、阴囊区单发或多发的、皮下或皮内大小不等、与汗腺毛囊一致的炎性条索状硬结、脓疱或疖肿。或于皮肤顶泌汗腺部位可见长期反复发作多发性结节，持续时间最少3个月，不一定排脓或有波动感。

（2）化脓后，可以有周围蜂窝织炎，以后发生溃疡，并造成皮下可触性瘘道或形成瘘管，红肿明显，自觉疼痛，溃后排出恶臭的糊状脓性分泌物。

（3）病变仅位于皮下，不深入内括约肌。

（4）随着第一个窦道形成，许多窦道相继形成，融合成片。皮下发生广泛坏死，皮肤溃烂，可扩展到肛门周围、阴囊、阴唇、骶尾部、臀部、腰部和股部，愈合后常导致硬化和瘢痕形成。

（5）瘘管和肛管常无明显联系，肛管直肠一般无病变，无肛瘘内口，但有条索状融合的倾向。

（6）有人认为耳后（非顶泌汗腺部位）有黑头粉刺存在，是本病早期诊断的标志。

（7）有人认为本病分为三个阶段

第一阶段：孤立的或多发的而分割的脓肿形成，不留瘢痕或窦道。

第二阶段：复发性脓肿，单个或多个分离的病损，伴窦道形成。

第三阶段：弥漫或广泛地受累，有多个相互延续的窦道和脓肿。

（三）辅助检查

1. 常规检查　脓液细菌培养加药物敏感试验对指导用药有帮助，对判断是否耐青霉素酶金葡菌感染也有帮助。

2. 特殊检查　普通病理检查：早期在顶泌汗腺及其导管周围中性粒细胞、淋巴样细胞、组织细胞浸润，腺体及真皮内有大量细菌，也可表现为毛囊周围炎；以后汗腺腺体，毛囊皮脂腺结构均被破坏，形成脓肿，肉芽组织中含浆细胞、异物巨细胞浸润，随着脓肿向皮下组织延伸，可见窦道形成，愈合区域可见广泛的纤维化。

(四) 鉴别诊断

1. 疖 毛囊性浸润明显，呈圆锥形，破溃后顶部有脓栓，病程短，无一定好发部位。

2. 淋巴结炎 结节较大、坚实，炎性浸润较深，附近有感染病灶。

3. 复杂性肛瘘 管道较深，内有肉芽组织，常有内口，多有肛门直肠脓肿史。

4. 潜毛囊窦道 几乎总位于会阴缝的后部，且在许多病例中，脓性分泌物中可见毛发。

5. 畸胎瘤 瘘管很深，常通入明显的脓腔。

其他少见的应该鉴别的疾病有：皮肤结核、放线菌病、腹股沟肉芽肿，根据临床表现和病史不难区别。

三、治疗措施

(一) 全身治疗

1. 抗感染治疗 急性期可酌情应用抗生素，一般可根据细菌培养和药敏试验，决定选用抗生素的种类。但可能因病灶常因反复发作而出现纤维化，抗生素不易透入，故临床效果未必像药敏试验一样理想。早期及时足量应用很重要。对早期急性炎症状性皮疹，可采用短程抗生素治疗，对于严重的和慢性难治的患者，可较长期地使用抗生素。早期应用应持续7～10天，长期应用者可达两个月。常选用的药物有β内酰胺类（青霉素、头孢菌素）、大环内酯类（红霉素）、四环素类（多西环素）、林可霉素、万古霉素等。口服方法为：dicloxacillin 125～500mg，4次/日，7～10天。红霉素0.5g，4次/日。四环素0.25～0.5g，4次/日。多西环素或米诺环素0.1g，2次/日。林可霉素0.6g，2次/日。

2. 维A酸治疗 一些患者用异维A酸2mg/（kg·d）口服有效，但常有复发。阿维A酯（每日0.7～1.5mg/kg口服）也可能有效，但停止治疗会很快复发，这些药物必须慎用。

3. 肾上腺皮质激素的应用 口服或局部皮损内注射泼尼松龙、地塞米松等皮质类固醇激素，短时间可能见效，最好与抗生素联合应用。可控制炎症，但不宜久用。顽固病例与抗生素合并应用泼尼松20mg/d，疗程一周，有助于控制病情。异维A酸40～60mg/d，口服4个月。

4. 抗雄性激素治疗 近年来研究应用雄性激素药物环丙氯地黄体酮（CPA）治疗化脓性汗腺炎取得了较好的效果，环丙氯地黄体酮（CPA），100mg/d。

(二) 局部治疗

（1）局部应保持清洁卫生，可用0.1%雷夫奴尔溶液、0.5%新霉素溶液或马齿苋煎剂等，清洗患处，每天2～3次。

（2）早期损害可用热敷或用鱼石脂涂擦，以促进炎症吸收，减轻症状。

（3）林可霉素霜局部外用对早期病损有效。

（4）对已成熟的脓肿，应切开排脓，并外用抗菌药物。

（5）对急性病例可用物理疗法，如紫外线、红外线、超短波；对慢性病例可使用CO_2激光、浅层X线治疗，有助于去除肉芽组织、促进新生组织修复。

（6）手术治疗，已成熟的脓肿可行切开引流。根据病变情况，手术可一期或分期进行：①病灶小者，可敞开病灶基底部换药。②病灶广泛，深达正常筋膜者可广泛切除感染灶，伤口二期愈合或植皮。

(三) 其他

（1）对于肥胖的患者，应适当采取措施，减轻体重。

（2）难愈及复发的患者可注射菌苗以增强免疫力。

（3）中医药疗法：①清热解毒、活血化瘀方剂如硝矾洗剂、葱硝汤等水煎熏洗。②外敷拔毒祛腐生新方剂，如黑布药膏、黑布化毒膏等拔毒去脓，后用收干生肌散促进创口愈合。

四、预后评价

本病可能迁延不愈，但早期诊治有助于控制病情、防止新病损发生。长期病损可能有恶变，大多发生在病后10～20年。Jackman报道，125例肛周化脓性汗腺炎中有4例恶变为鳞癌，发生率为3.2%。

（郭　亮）

第四节　丹毒

一、概述

丹毒（erysipelas）是皮肤及其局部引流淋巴管的浅表细菌感染，好发于下肢和面部。是一种主要由A组B－溶血性链球菌侵入皮肤、黏膜的细小伤口所致的急性真皮炎症，国外也称之为“St Anthony's Fire”，中医又称之为火丹、流火。局部因素，如静脉机能不全、淤积性溃疡、局部炎症性皮肤病、真菌感染、昆虫叮咬、外科手术创口等都可以是细菌入侵的途径。面部丹毒的致病菌常来自鼻、咽、耳部炎症如鼻窦炎。糖尿病、肾病、酗酒、HIV感染等免疫低下状况可以成为丹毒的全身易感因素。丹毒的特点是起病急，蔓延很快，很少有组织坏死或化脓；局部表现为鲜红色斑片，中心色泽较淡，边界清晰并略隆起；或呈“红线状”；局部瘙痒或烧灼样疼痛，引流淋巴结肿痛。患者常有畏寒、发热、头痛等全身症状，处理不当可导致淋巴水肿，严重时发展为象皮肿。需要早期正确诊断与治疗。

二、诊断思路

（一）病史特点

（1）好发部位是颜面部和小腿，并常有复发倾向。面部损害发病前常存鼻前庭炎或外耳道炎，小腿损害常与脚癣有关。

（2）起病急，常有寒战、高热、头痛等全身症状。常伴白细胞增高。

（3）初期为局部鲜红色斑片，压之可褪色，有烧灼感。

（4）进展为境界清楚、光泽明显、水肿隆起、表面发热、紧张有触痛的斑块，可有水疱或大疱。

（5）区域淋巴结肿大，伴疼痛及压痛。

（6）炎症消退时有色素改变，伴脱屑。

（二）检查要点

（1）局部水肿性红斑，边缘隆起，境界清，在下肢多呈条束状，疼痛与触痛明显。

（2）伴全身症状如发热等。

（三）辅助检查

1. 常规检查　外周血白细胞总数增高、中性粒细胞增高。

2. 特殊检查　一般不需要。鉴别诊断需要时可见丹毒的典型病理变化是真皮高度水肿，血管及淋巴管扩张，真皮中有广泛的脓性白细胞浸润，可深达皮下组织。

（四）鉴别诊断

1. 接触性皮炎　接触性皮炎有接触外界刺激物或过敏物质历史，无全身症状，有瘙痒。

2. 蜂窝织炎　蜂窝织炎呈境界不清的浸润潮红，显著凹陷性水肿，不软化破溃，愈后结痂。

三、治疗措施

（1）卧床休息，积极治疗局部病灶如足癣、鼻炎等，发生于下肢者应抬高患肢。

（2）早期给予足量抗生素。首选青霉素，多数病例口服或肌内注射足矣，一般应用药10～20d，或直到局部病变消失后，继续用5～7d，防止复发。如普鲁卡因青霉素G 60万～120万U肌内注射，2次/d，连续10d，或青霉素VK 250～500mg，口服，4次/d，10～14d。少数严重病例可给予静脉注射或静脉滴注，青霉素G 480万～800万U/d。对青霉素过敏者可用头孢菌素类、大环内醋类（如红霉素、阿奇霉索），或磺胺类药物。头孢菌素类可能与青霉素有交叉过敏，应做皮试后再用。

（3）局部治疗：急性期呋喃西林液湿敷，或用醋酸铝溶液、雷夫奴尔溶液湿敷。亚急性期可以外用炉甘石洗剂。一般不主张外用抗生素类软膏，除非是适用于原发病灶。因为丹毒的急性期以消除水肿为主，再者抗生素类软膏局部应用对淋巴管并无直接作用。

局部物理疗法：紫外照射、音频电疗、超短波、红外线等，顽固病例还可用小剂量X线照射，每次50～100rad（0.5～1Gy），每2周1次，共3～4次。

（4）中药治疗：局部可用清热解毒之中药外敷。初期用仙人掌、马齿苋、芙蓉叶、绿豆或蒲公英叶等，任选一种，捣烂外敷，干则换之，可减轻充血程度及疼痛。中后期红肿稍退，可改用金黄膏或如意金黄散，蜜水调敷。

（5）治疗基础病：应教育复发型丹毒患者治疗基础病，消除诱发因素，如足癣、淤积性溃疡等。对于有静脉曲张者可建议使用弹力绷带。

四、预后评价

丹毒一般预后良好，大多数患者在抗生素治疗后不留后遗症。复发性丹毒引起慢性淋巴水肿，下肢反复发作可导致象皮肿。

（郭 亮）

第五节 类丹毒

一、概述

类丹毒（erysipeloid）是由猪丹毒杆菌（又称红斑丹毒丝菌E thusiopathiae）经皮肤伤口感染皮肤引起类似丹毒样损害的急性而进展缓慢的感染性皮肤病。类丹毒是一种职业性疾病，多发生于从事畜牧业、屠宰业、炊事业和渔业的工人或农民，经皮肤外伤、因接触而受感染，发生类似丹毒的损害。好发于夏季与初秋。本病的病原是猪红斑丹毒丝菌，或称猪丹毒杆菌，是一种革兰阳性的微嗜氧杆菌，无荚膜，不形成芽孢，不活动，多存在于病畜生肉上（特别是病猪或病鱼），对外界环境抵抗力很强。感染后一周内出现局部隆起的紫红色斑块，瘙痒、疼痛，患手活动受限。但本病是自限性的，一般无区域淋巴结受累，极少发展为全身性疾病。罕见菌血症，罕见脓毒性关节炎或感染性心内膜炎。

二、诊断思路

（一）病史特点

1. 临床类型　人类患类丹毒有3种临床类型：局限皮肤型（localized cutaneous form）、泛发皮肤型（diffuse cutaneous form）、全身型或系统型（genoralized form or systemic infection）。在前两种类型，患者表现为病损部位肿痛，可以有或无发热、乏力和其他症状。在第三种类型，有菌血症，常有、但可无心内膜炎；患者有头痛、寒战、发热、体重减轻及其他症状如关节痛、咳嗽等，可伴发骨膜炎或关节炎，依受累器官而异。常见的是局限皮肤型。

2. 皮肤型特点

（1）诱因：发病前有外伤史，接触肉类、鱼类史。

（2）潜伏期：1～5天，一般为3天。

（3）好发部位：损害多局限，好发于手部尤其手指。

（4）自觉症状：轻，痒感，烧灼感或疼感。

（5）皮损特点：红色、暗红色水肿性斑块，境界清，不化脓，不破溃，偶可发生水疱。

（6）全身症状：一般无；泛发型可伴有发热、关节痛等全身症状。

（7）病程：有自限性，一般3周左右可痊愈。

（二）检查要点

1. 局限皮肤型　病损主要位于手部，尤其手指侧方，为境界清楚的红色至紫色斑块，表面光滑发亮，肿胀触痛有时可见水疱。

2. 泛发皮肤型　多发性皮损位于身体不同部位。为境界清楚的紫红色斑块，边缘扩张而中央消退。

3. 全身型或系统型　皮损可以不存在，或表现为如同皮肤型中所见，可见心内膜炎。

（三）辅助检查

1. 常规检查　泛发皮肤型和全身型可以有外周血白细胞增高。

2. 特殊检查

（1）细菌培养：活检取皮或组织液做细菌培养分离红斑丹毒丝菌有助于诊断。

（2）PCR 扩增试验：有助于快速诊断。为诊断类丹毒关节炎或心内膜炎，可以从血液或累及关节的滑膜液检测红斑丹毒丝菌的16srRNA 的序列，有助于快速诊断。

（四）鉴别诊断

1. 丹毒　好发于小腿及面部，常有全身不适的前驱症状。局部为鲜红色水肿性斑片，表面光滑，边缘清楚，可有水疱。全身症状明显。有条件者可取材做细菌培养。

2. 蜂窝织炎　患处呈弥漫性红肿痛，境界不清，可化脓、破溃和坏死。常有寒战、高热等全身症状，白细胞升高。

三、治疗措施

（一）系统治疗

（1）主要是抗生素治疗：首选青霉素。皮损局限者治疗以大剂量青霉素肌内注射，猪丹毒杆菌对青霉素 G 很敏感，肌内注射每日 2 次、每次 80 万 U，连用 1 周。或者苄星青霉素 120 万 U 肌内注射（每侧臀部各 60 万 U 1 次注射）。对青霉素过敏者可改用大环内酯类、四环素类或磺胺类抗菌药物，例如可选用红霉素，250～500mg/次，每天 4 次，连用 1 周。

（2）泛发型或全身型患者，可以同时应用青霉素与磺胺类药物，或注射免疫血清。

（3）患有类丹毒心内膜炎、类丹毒关节炎的患者，予以青霉素 G 2.5 万～3 万 U/kg 静脉注射每 4 小时 1 次，或者予以头孢唑啉 15～20mg/kg 静脉注射每 6 小时 1 次，共 4 周。

（二）局部治疗

（1）3% 硼酸溶液或 0.5% 呋喃西林溶液皮损局部湿敷，外用鱼石脂软膏，金霉素软膏或其他抗生素软膏。

（2）皮损局部紫外线照射。

（3）针刺抽吸引流受累关节的关节积液。

四、预后评价

一般预后良好。本病有自限性，一般病程 2～3 周。对易感职业人群应加强个人防护，防止外伤。

（郭　亮）

第六节　皮肤结核

一、概述

皮肤结核病（cutaneous tuberculosis）是由结核杆菌感染引起的皮肤病。结核杆菌可以直接侵犯皮肤（外源性、接触感染），可以从其他脏器的结核灶经血行播散或淋巴播散到皮肤（内源性、体内病灶播散）；可以是初次感染，也可以是再次感染。现在通常把皮肤结核分为两类：①结核杆菌直接导致的皮肤病损，即原发性皮肤结核与再感染性皮肤结核；包括原发性皮肤结核综合征（结核性下疳）、寻常狼疮、疣状皮肤结核、瘰疬性皮肤结核、播散性粟粒性皮肤结核、溃疡性皮肤结核或腔口皮肤结核。②由结核杆菌超敏反应所致的皮肤病损，又称结核疹。包括丘疹坏死性结核疹、硬红斑、瘰疬性苔藓及颜面播散性粟粒狼疮。

二、诊断思路

（一）病史特点

1. 结核杆菌直接导致的皮肤病损

（1）原发性皮肤结核综合征：少见。见于未接受卡介苗接种者。病损位于面部或其他暴露部位。为丘疹，无触痛，后形成潜行性溃疡伴肉芽肿性基底。局部淋巴结肿大、不痛。可形成瘘管。

（2）寻常狼疮：通常为小的边界清楚的红棕色丘疹或结节（果酱样结节）。边缘逐步扩大，中央萎缩，形成斑块。有时中央溃疡，边缘又有新的结节产生。迁延不愈，有四种临床类型：斑块型、溃疡型、增殖型和结节型。

（3）疣状皮肤结核：常见于手部、下肢。为单侧、疣状斑块，边缘生长缓慢而不规则，可以相互融合成乳头状、中央萎缩，可以从病损中挤出脓液。可持续数年，也可自愈。

（4）瘰疬性皮肤结核：坚实的无痛性皮下结节，逐渐增大、化脓形成溃疡和窦道，溃疡呈潜行性边缘与肉芽肿基底。可排出有干酪样物的稀薄脓液。

（5）播散性粟粒性皮肤结核：少见，主要见于免疫低下宿主。针头到粟粒大小的红色斑疹或丘疹，常见疱疹、紫癜和中央坏死。

（6）溃疡性皮肤结核或腔口皮肤结核：主要见于口腔、口周、肛周、外阴。病损初为红色丘疹，发展成为疼痛性、软的、浅溃疡。

2. 结核疹

（1）丘疹坏死性结核疹：慢性、复发性、坏死性的双侧皮肤丘疹。愈后留瘢痕。通常位于肢体伸侧，成串分布。皮损呈无症状的、铁锈色小丘疹，中央结痂。

（2）硬红斑：多见于青年女性，好发于小腿屈侧，触痛性结节或斑块，可以破溃、形成瘢痕。

（3）瘰疬性苔藓：儿童多见，好发于躯干，多突然发生，无自觉症状。为粟粒大小的丘疹，上覆细小鳞屑，可呈肤色、淡红色或、黄红色或黄褐色。群集分布，呈苔藓样外观。

3. 颜面播散性粟粒狼疮　皮损好发于眼睑、颊部及鼻附近。1～2mm 大小的半透明状结节，淡红、紫红或淡褐色。表面光滑，质地柔软，玻片压诊呈苹果酱色。

（二）检查要点

皮肤结核的皮损有下列特点，且多无自觉症状，检查时可得到提示：

（1）粟粒大小的丘疹主要见于全身性粟粒性皮肤结核、颜面播散性粟粒性狼疮、瘰疬性苔藓，也可以见于丘疹坏死性结核疹。

（2）半透明“果酱样”结节，质软主要见于寻常狼疮、颜面播散性粟粒性狼疮。

（3）溃疡与瘢痕交错发生主要见于溃疡性皮肤结核、瘰疬性皮肤结核、硬红斑；其中前两者溃疡底部多为肉芽组织。

（4）疣状增生主要见于疣状皮肤结核。

（三）辅助检查

1. 结核杆菌直接导致的皮肤病损

（1）寻常狼疮：最显著的特征是典型的结核性肉芽肿，伴上皮样细胞、朗汉斯巨细胞、单一核细胞浸润。干酪样坏死极少见，抗酸杆菌极少。

（2）疣状皮肤结核：呈假上皮瘤样增生，伴角化过度和致密的炎细胞浸润，以中性粒细胞和淋巴细胞为主。上皮样巨细胞可见，但很少见到典型的结核样结节及抗酸杆菌。

（3）瘰疬性皮肤结核：在真皮深部可见典型的结核样结节与抗酸杆菌。

（4）播散性粟粒性皮肤结核：组织学上，呈微脓肿伴组织坏死及非特异性炎细胞浸润。并见大量结核杆菌。

（5）溃疡性皮肤结核或腔口皮肤结核：真皮深部和溃疡壁可见结核结节伴抗酸杆菌。

2. 结核疹

（1）丘疹坏死性结核疹：组织学上，病损呈真皮上部至表皮楔形坏死。上皮样细胞与朗汉斯巨细胞可见。闭塞性肉芽肿性血管炎伴核尘可见。

（2）硬红斑：呈间隔性脂膜炎，血管周围炎性浸润，脂肪坏死，异物巨细胞肉芽肿纤维化及萎缩可见。

（3）瘰疬性苔藓：可见毛囊周围和汗管周围结核样肉芽肿。通常无干酪样坏死，无抗酸杆菌。

（4）颜面播散性粟粒性狼疮：真皮结核性浸润，伴干酪样坏死。可见血管栓塞，无抗酸杆菌。

（5）其他辅助检查包括：旧结核菌素试验（OT）、胸部 X 线检查、皮损处脓液（干酪样物）直接涂片或培养等。

（四）鉴别诊断

1. 结核杆菌直接导致的皮肤病损

（1）寻常狼疮应与盘状红斑狼疮相鉴别：后者起病慢，多无溃疡，组织病理学可资区别。

（2）疣状皮肤结核应与皮肤着色芽生菌病相鉴别：后者多有外伤史，病情进展慢，组织病理学与病原学检查可资区别。

（3）瘰疬性皮肤结核应与孢子丝菌病、放菌病相鉴别：主要借助于病史、组织病理学与病原学检查以区别。

2. 结核疹

（1）瘰疬性苔藓应与毛发苔藓、扁平苔藓、光泽苔藓等相鉴别：后几种疾病组织学上没有结核样肉芽肿，并有各自的特点。

（2）颜面播散性粟粒性狼疮应与寻常痤疮和扁平疣相鉴别：后两者不呈果酱样改变。组织病理学也迥异。

（3）硬红斑应与结节性红斑相鉴别：后者多位于小腿伸侧而不是屈侧，多无溃疡。组织病理学表现也不同。

三、治疗措施

（一）结核杆菌直接导致的皮肤病损

1. 结核药物全身治疗

（1）异烟肼为首选药物，0.3g/d，顿服。也可用异烟腙，1.5g/d，顿服。异烟肼的副作用为肝损害和神经炎。链霉素：成人 0.75 ~1g/d 肌内注射，小儿 15 ~20mg/（kg·d），副作用为听神经损害及肾损害。

（2）对氨基水杨酸钠（PAS－Na）：成人 8 ~12g/d，分 4 次口服；儿童 0.2 ~0.3g/(kg·d)。副作用为胃肠道反应与肝肾功能损害。

（3）利福平：成人 450 ~600mg/d，顿服，副作用有肝损害及外周血白细胞降低等。

（4）乙胺丁醇：25mg/（kg·d），分 2 ~3 次口服，维持量 15mg/（kg·d）。副作用有球后视神经炎、胃肠反应等。

现主张联合用药，疗程至少在半年以上，以保证疗效与防止细菌耐药。如异烟肼、利福平、乙胺丁醇联合应用，异烟肼、利福平、链霉素联合应用，异烟肼、链霉素、对氨基水杨酸钠联合应用等。三种药联合应用联合治疗 1 ~3 个月后改用两种药物联合治疗，6 ~9 个月后再用异烟肼维持治疗一段时间。

2. 局部外用药物 可外用15%对氨基水杨酸钠软膏、5%异烟肼软膏或利福定软膏，以及对症处理。

3. 手术清除瘘管 应在病情停止活动后进行。

（二）结核疹

（1）常用异烟肼或利福平，以抑制细菌抗原的产生。

（2）加用其他抑制变态反应、抑制炎症介质或抑制增生的药物，如雷公藤、维A酸等。

（3）对症处理。

四、预后

由于生活水平的提高，皮肤结核现已少见且预后良好。经过早期、足量、规则、联合治疗，患者能够完全康复。但须警惕在流动人口及免疫低下宿主中的疾病状况。

（郭 亮）

第七节 麻风病

一、概述

麻风病又称汉森病（Hansen's disease），是有史以来就有记载的一种慢性传染病，以皮肤变形、外周神经受损和畸残为特点。麻风病是由感染引起的，潜伏期很长，难以早期诊断。麻风杆菌是一种细胞内、抗酸、革兰染色阳性杆菌。麻风病的潜伏期为6个月至40年，结核样型麻风（TT）平均为4年，瘤型麻风（LL）平均为10年。麻风病有三种类型：结核样型、瘤型和界线类，后者又有亚型。现在认为麻风病是一种病谱性疾病，患者病情随着其免疫力变化而变化。尚不清楚麻风病究竟是如何传播的，目前认为麻风杆菌是通过飞沫、痰液，通过呼吸传播或接触传播，经过破损的黏膜或皮肤进入未感染者。偶尔或短期接触并不传播此病。绝大多数接触麻风杆菌的人并不患病，因为其免疫系统成功抵抗了感染。

二、诊断思路

（一）病史特点

麻风病的症状主要有三：皮肤损害、感觉麻木、肌肉无力。

1. 皮肤损害 皮损区域肤色比患者的正常肤色浅，皮损区域的热觉、触觉、痛觉减低。

2. 感觉麻木 手、上肢、脚或下肢感觉麻木或缺如。

3. 肌无力 因为麻风杆菌繁殖很慢，患者的症状往往在感染至少1年后，平均为5~7年才出现。患者的症状常常很轻，以至于往往到皮损出现后才意识到。90%的患者常常在皮损出现前几年就开始有麻木感了。麻风病主要影响皮肤和周围神经。皮肤受累产生皮疹和bumps，周围神经受累造成支配区域的皮肤感觉麻木和肌肉无力。首先是肢端温觉丧失，其次是触觉丧失，再次是痛觉，最后是深压觉丧失。在手、足特别明显。症状开始出现后，疾病缓慢进展。

麻风病根据皮损的类型和数目分为两种类型；结核样型（tuberculoid）、瘤型（lepromatous）和界线类（borderline）。

在结核样型麻风，皮疹出现，组成一个或扁平的、有点白色的区域，该区域感觉麻木，因为细菌损害了下面的神经。

在瘤型麻风，出现许多小的丘疹或较大的、大小不一、形态不一的高起的皮损。比结核样型麻风有更多的区域呈现麻木感，某些肌群可出现无力。

界线类麻风兼有结核样型麻风和瘤型麻风的特点。如果不治疗，界线类麻风可能好转为像结核样型麻风那样，或恶化为瘤型麻风那样。

麻风病最严重的症状是周围神经被感染所致。它引起患者触觉退化、痛温觉丧失。周围神经受损者对烧灼、切割等伤害无意识痛楚。周围神经受损可能最终导致手指、脚趾残缺。周围神经受损也可以引起肌无力，造成“爪形手”和垂足畸形。皮肤感染可以造成局部肿胀，后者可能导致面部毁形。

麻风病患者可以有足跖疼痛、慢性鼻塞乃至鼻塌陷或鼻毁形。眼损害可致盲。男性瘤型麻风患者有勃起障碍和不育，因为睾丸感染可以减少精子数目。

在未经治疗甚至经过治疗的患者，机体免疫应答可以产生炎症反应，后者包括发热，皮肤、周围神经的炎症，以及较少见的淋巴结、关节、肾脏、肝脏、眼、睾丸的炎症。

（二）检查要点

主要检查三个区域的体征。皮肤损害、神经损害和眼损害。

1. 皮肤损害　判断皮损的数目和分布。常见的最初皮损是色素减退性斑片，边缘稍隆起。也常见斑块。皮损可以伴或不伴感觉减退。界线类皮损常常位于臀部。

2. 神经损害　评估感觉减退的区域（温觉、轻触觉、针刺痛觉和无汗区域），尤其是支配躯干神经的区域和皮神经区域。最常见受累的神经是胫后神经、尺神经、正中神经、眶上神经等。除了感觉丧失外，可以有僵硬和运动受限。

3. 眼损害　是最常见的面部损害。兔眼（眼睑不能闭合）常见于瘤型麻风晚期，是由于第七对颅神经受累所致。第二对颅神经（三叉神经）的眼支受累可以造成眼睑外翻、眼干燥和不能眨眼。

（三）辅助检查

因为麻风杆菌不能在实验室培养基里生长，组织培养和血培养对诊断没有用。感染皮肤组织活检镜下观察有助于诊断。

1. 皮肤活检及组织学检查　皮损中见到发炎的神经可以视为诊断标准。活检标本可以见到麻风病的特征表现和抗酸杆菌的存在。活检对确定细菌指数（BI）和细菌形态指数（MI）有用，后者可以用于评估病情和治疗效果。

组织学表现在各型不同：

（1）未定类麻风（IL）：没有特异性组织学表现。可见散在的组织细胞和淋巴细胞，部分集中在皮肤附属器和神经周围。有时，可在神经束中见到抗酸杆菌。真皮肥大细胞的数目可能增多。

（2）结核样型麻风（TT）：可以在真皮乳头层见到完整地的上皮样肉芽肿，常围绕着神经血管结构。肉芽肿周围有淋巴细胞，后者可以伸入表皮。朗汉斯巨细胞常见，真皮神经毁损或肿胀。观察不到抗酸杆菌。S－100 在鉴定神经片断及与其他肉芽肿鉴别时有用。

（3）界线类偏结核样型（BT）：明显的和弥漫的上皮样肉芽肿，但很少或看不见朗汉斯巨细胞。表皮中很少有淋巴细胞。细菌很少或看不到，但可以在皮神经和竖毛肌中看到。神经中度肿胀。

（4）中间界线型（BB）。

（5）弥漫的上皮样肉芽肿，缺乏朗汉斯巨细胞。表皮下可以见到未浸润的真皮乳头层即境界带或无浸润带。神经轻度肿胀，可见中等数量的抗酸杆菌。

（6）界线类偏瘤型（BL）较小的肉芽肿，伴一定的泡沫样改变。大量淋巴细胞可见。神经常呈洋葱皮状外观。可见少数上皮样细胞。

（7）瘤型（LL）：真皮无浸润带下方可见大量泡沫样巨噬细胞，其中有大量抗酸杆菌。淋巴细胞稀少。瘤型麻风的结节或皮肤纤维瘤样损害，称为组织瘤样麻风。

2. 麻风菌素试验　该试验指示标志着宿主对麻风杆菌的抵抗力。它的结果并不能确诊麻风病，但它对确定麻风的类型有帮助，可以区别结核样型麻风和瘤型麻风。阳性结果指示细胞介导的免疫，可以在结核样型麻风中见到。阴性结果提示缺乏对疾病的抵抗，可以在瘤型麻风中见到。阴性结果也提示预后不好。麻风菌素试验的评估：细菌注射进前臂，48 小时后评估反应（Femandez reaction），它代表对麻风杆菌的迟发型变态反应，或者是对分歧杆菌与麻风杆菌交叉的迟发型变态反应。3～4 周后观察到的反应称 Mitsuda reaction，代表免疫系统能够发生有效的细胞介导的免疫反应。

3. 血清学检测　尽管它们用于多菌性疾病，但是在麻风病中并未广泛开展，因为它们不能稳定地探测早期麻风或轻微的麻风。血清学检查可以检测针对麻风杆菌的特异性 PGL－Ⅰ抗体。这在未经治疗的瘤型麻风患者中很有用，因为这类患者的80%以上有抗体。然而，在少菌型麻风只有40%～50%的患者存在抗体。

4. 聚合酶链反应（PCR）　也并未在麻风病中广泛开展。PCR 分析可以用于鉴定麻风杆菌，一般在检测到了抗酸杆菌而临床和组织学表现又不典型时采用。一步法反转录聚合酶链反应（RT－PCR）在组织液涂片标本和活检标本中敏感性较高，在治疗过程中监测细菌清除情况时有用。

（四）麻风病的诊断标准

主要根据临床，可以根据下列 3 项中的一项或一项以上。

（1）色素减退性斑片或红色斑片，伴有明确的感觉丧失。

（2）周围神经粗大。

（3）皮损组织液涂片或活检呈查见抗酸杆菌：麻风病可以分为多菌型麻风和少菌型麻风。少菌型麻风包括未定类、结核样型、界线类偏结核样型，皮肤组织液涂片查菌阴性。多菌型麻风包括瘤型、界线类偏瘤型、中间界线类，皮肤组织液涂片查菌阳性。

（五）鉴别诊断

应该与结节病、皮肤结核、环状肉芽肿等鉴别。

1. 结节病　患者没有感觉障碍，没有神经粗大，病理学结节边缘淋巴细胞较少、呈“裸结节”。

2. 皮肤结核　患者没有感觉障碍，没有神经粗大，病理学上呈“结核性肉芽肿”、有干酪性坏死。

3. 环状肉芽肿　患者没有感觉障碍，没有神经粗大，病理学上呈“栅栏样肉芽肿”。

三、治疗措施

（一）药物治疗

1. 抗生素治疗　抗生素治疗应于早期进行，抗生素能够阻止麻风进展但不能逆转患者的神经损害与畸形。因此，早期诊断和早期治疗极为重要。抗生素治疗的目标是阻止感染、减少死亡、预防并发症、消灭疾病。常用的第一线抗生素有氨苯砜、利福平类（包括利福定等）、氯苯酚嗪。第二线抗生素有喹诺酮类（包括氧氟沙星、环丙沙星等）、米诺环素、克拉霉素等。

由于麻风杆菌可以对某些抗生素产生耐药，故自 1981 年起，WHO 推荐联合化疗（MDT）。MDT 为可以预防氨苯砜耐药，快速减退传染性，减少复发、麻风反应和畸残。疗程一般是 6 个月～2 年。少菌型麻风是两种药联合，多菌型麻风是三种药联合。

少菌型麻风：氨苯砜加利福平 600mg，每月 1 次，服 6 个月。

多菌型麻风：氨苯砜加利福平 600mg，每月 1 次；加氯苯酚嗪 300mg 每月 1 次及 50mg/d，服用 1 年。

2. 免疫调节剂　主要包括泼尼松、沙利度胺。泼尼松 40～60mg/d 口服［最多 1mg/（kg·d）］治疗Ⅰ型和Ⅱ型麻风反应，至消退后减药，每 2～4 周减 5mg。沙利度胺 300～400mg/d 直到Ⅱ型麻风反应被控制；然后减量为 100mg/d 维持一段时间。

（二）物理疗法、手术与纠正畸残

对于晚期患者，必须给予物理治疗以防止畸残。对于有畸残的患者如兔眼等必要时进行手术治疗。

（三）社会学与心理治疗

对于麻风患者给予关爱，不主张与社会隔离，同时让他们做一些力所能及的工作。

四、预后评价

预后取决于病期与类型。严重的后果为永久的神经损坏，畸残。早期诊断与治疗可以减少损害，阻断传染，防止畸残，使患者回归正常生活。

（郭　亮）

第八节　腋毛癣

一、概述

腋毛癣是由纤细棒状杆菌侵犯腋毛或阴毛毛干引起的疾病，它实际上不是一种真菌病。

二、诊断依据

（一）病史特点

（1）夏季多发，皮肤正常。

（2）典型的腋毛癣无症状，但患者可能主诉汗液有异味。

（3）患者腋毛或阴毛毛干上发生黄色、红色或黑色的集结物，有时似“鞘”。

（二）检查要点

（1）腋毛毛干上见散在的小结节，与毛干牢固黏着，在腋毛中间部分最易见到。

（2）结节呈黄色、红色、黑色，蜡样，1～2mm 大小。

（3）毛干失去光泽，变脆易断。

（4）其下方皮肤正常。

（三）辅助诊断

（1）病毛直接镜检：结节状不规则菌鞘包绕毛干。其内有短而纤细之菌丝。革兰染色细菌呈阳性的、细长的棒状。

（2）一般不推荐细菌培养（必要时仍可以做）。

（四）鉴别诊断

1. 阴虱病　阴虱病为寄生于人的阴毛、腋毛上的阴虱叮咬其附近皮肤，从而引起瘙痒的一种传染性寄生虫病。其卵则可牢固地黏附在阴毛上。临床上可见红色丘疹、阴毛上白色附着物（虫卵），患者感瘙痒，内裤见红色皮屑，可见继发的湿疹或毛囊炎。将拔下的病毛置于显微镜下可见到虱卵、甚至阴虱。

2. 毛结节病　是毛发的真菌感染，由毛结节菌感染引起，主要侵犯头发，也可侵犯阴毛。毛干上形成硬的小结节，毛发变脆易折断。病发经氢氧化钾溶液处理后可在显微镜下见到菌丝与关节孢子。

三、治疗措施

1. 剃除患处毛发

2. 局部外用药物治疗

（1）除汗剂：20%三氯化铝溶液，1%～3%甲醛液外用及除汗粉剂外用。

（2）外用抗菌药物：可选择克林霉素溶液或凝胶外用，红霉素软膏或凝胶外用，5%～10%硫黄软膏外用。

（3）其他皮肤用品：含 2.5%、5%或 10%过氧化苯甲酰的凝胶、乳膏或洗液均可奏效。

四、预后

腋毛癣预后良好，易于治疗。但如果不采取预防措施，可以复发。

（郭　亮）

第九节　皮肤炭疽

一、概述

炭疽（anthrax）是由炭疽杆菌引起的动物源性急性传染病，是人畜共患传染病。原系食草动物（羊、牛、马等）的传染病，人因通过接触病畜或其产品而感染，它的传染途径有三个：一是经伤口的皮肤接触感染（皮肤炭疽），二是由呼吸道吸入感染（肺炭疽），三是经食用被污染的肉品而感染（肠杆菌）。炭疽杆菌，是一种革兰阳性、兼性厌氧、有荚膜的棒状菌。该菌的芽孢耐力强、不易破坏，在土壤和动物产品中可存活数十年。皮肤炭疽系经有伤口的皮肤接触感染。

二、诊断思路

（一）病史特点

潜伏期一般为1～5日。皮肤型炭疽多见于面、颈、肩、手和脚等暴露部位。起初为红色丘疹或结节，无痛或瘙痒。接着中央发生水疱、溃疡，坏死、出血，直径约1～3cm。进而病变周围出现较密集的小水疱，并出现显著的非凹陷性水肿，水肿区可达10～20cm。其后形成浅溃疡，并形成炭末样黑色干痂，故名炭疽。黑痂于1～2周后脱落，痂下的肉芽组织愈合而形成瘢痕。局部淋巴结肿大。有时伴有不适，肌痛、头痛、发热、恶心和呕吐等全身症状。感染可以经过血液而散布全身。少数病例局部可无黑痂而呈大片状水肿（恶性水肿），可迅速进展为大片坏死，多见于眼睑、颈、大腿组织疏松部位。

（二）检查要点

（1）皮损区水肿、坏死而无脓液。曾被称之为“恶性脓疱”；尽管既不是恶性肿瘤，又没有脓疱。

（2）皮损无痛，或仅有轻微瘙痒。因为细菌毒素破坏了局部的真皮神经末梢纤维。

（3）即使经过抗生素治疗，皮损也经过典型的黑痂过程。

（三）辅助检查

1. 一般检查　患者外周血白细胞计数大多增高，一般（10～20）$\times 10^9$/L，少数可高达（60～80）$\times 10^9$/L，以中性粒细胞为主。

2. 特殊检查

（1）皮损区取材细菌培养及革兰染色可分离鉴定炭疽杆菌。

（2）组织病理学：皮肤炭疽呈“痈”样病灶，可见界限分明的浸润，中央隆起呈炭样黑色痂皮，四周为凝固性坏死区；上皮组织呈急性浆液性出血性炎症，间质水肿显著；坏死区及病灶深处均可找到炭疽杆菌。

（3）血清学检查：琼脂扩散试验、间接血凝试验、补体结合试验及炭疽环状沉淀试验（Ascolis′ test）等有助于诊断。

（四）诊断步骤

根据接触史、临床表现和辅助检查，结合流行病学资料进行诊断。对于合并肺炭疽、肠炭疽、炭疽杆菌败血症的患者，结合相关资料不难作出诊断。

肺炭疽多为原发性，也可继发于皮肤炭疽。可有胸闷、胸痛、咳嗽、咳痰、咯血、寒战、高热、呼吸窘迫。X线检查见纵隔增宽、胸水及肺部炎症。肠炭疽可表现为急性肠炎型或急腹症型。脑膜炭疽（炭疽性脑膜炎）有脑膜刺激症状，剧烈头痛、呕吐、昏迷、抽搐，脑脊液可呈血性。

（五）鉴别诊断

皮肤炭疽须与痈、疏松结缔组织炎等进行鉴别。

三、治疗措施

（一）一般治疗

患者隔离、卧床休息，污染物或排泄物严格消毒或焚毁。对症处理与支持疗法要及时。

（二）局部治疗

局部用1 ∶ 5 000 高锰酸钾液洗涤，可敷以抗生素软膏。避免按压皮损或手术切除皮损，以防止发生败血症。

（三）全身治疗

（1）首选青霉素。皮肤炭疽成人青霉素用量为160 万 ~400 万 U，分次肌内注射，疗程7 ~10 日。

（2）青霉素过敏者，可选用四环素、多西环素或红霉素。

（3）对合并肺炭疽、肠炭疽、脑膜炭疽或败血症者，青霉素每日1 000 万 ~2 000 万 U 静脉注射。可同时合用氨基糖苷类抗生素，疗程至少2 ~3 周。

（4）在皮肤恶性水肿等重症患者适当应用肾上腺皮质激素，以控制病情发展、减轻毒血症。可以给予氢化可的松100 ~300mg/d。

四、预后评价

如果治疗及时，皮肤炭疽可以康复。合并肺炭疽、肠炭疽、脑膜炭疽或败血症者，预后欠佳。

（郭　亮）

第十节　棒状杆菌癣样红斑

一、概述

棒状杆菌癣样红斑（erthrasma），又称红癣。是间擦部位皮肤的一种慢性浅表感染，由微细棒状杆菌引起。微细棒状杆菌是条件致病菌，常寄生于人的皮肤表面、鼻、咽、眼结膜、外耳道等处。因该病皮损与体癣类似，故名。

二、诊断思路

（一）病史特点

（1）暗红色或褐色斑片，位于皮肤皱折处如腋窝、乳房下、起皱腹股沟部、臀缝、肛周等部位。

（2）可无自觉症状或有瘙痒。

（3）感染常呈单侧性，可持续数月至数年。

（4）糖尿病患者中可见泛发性红癣，其皮损可广泛分布于躯干和四肢。

（二）检查要点

（1）上述间擦部位境界清楚、边缘不规则的红色、褐色斑片；皮损起初光滑，以后起皱、伴有鳞屑。

（2）大腿内侧、腹股沟、阴囊、趾间最常受累，腋窝、乳房下、脐周等处次之。

（3）Wood 灯检查皮损处可见珊瑚红色荧光。

（三）辅助检查

（1）Wood 灯检查皮损处可见珊瑚红色荧光，但就诊前沐浴者可能阴性。

（2）革兰染色提示革兰阳性微细棒状杆菌。

（3）细菌培养可资鉴定病原菌。

（4）组织学检查时，表皮角质层中可见棒状、丝状细菌外观。

（四）鉴别诊断

需要与以下疾病鉴别：

1. 股癣 炎症反应比本病明显，境界清楚，边缘脱屑，可有水疱形成。鳞屑真菌检查阳性。

2. 花斑癣 好发于躯干上部，伴光亮皮屑。Wood 灯检查呈黄色荧光。鳞屑真菌检查呈糠秕马拉瑟菌阳性。

3. 皮肤念珠菌病 好发于间擦部位，局部浸渍湿润，真菌检查呈念珠菌阳性。

4. 非感染性疾病 如脂溢性皮炎、神经性皮炎、脂溢性银屑病等，这些病在 Wood 灯光下不显荧光。

三、治疗措施

（一）系统治疗

（1）大环内酯类：红霉素 250mg，4 次/日，口服 7 ~ 14 天，克拉霉素 1g 顿服。

（2）四环素 250mg，4 次/日，口服 2 周。

（二）局部外用药物治疗

（1）2% ~4% 红霉素软膏每日两次外用 4 周。

（2）2% 夫西地酸乳膏（fusidic acid cream）外用。

（3）2% 咪康唑乳膏外用。

（4）魏氏膏（Whitfield's ointment）（6% 苯甲酸 3% 水杨酸）外用 4 周，注意有局部刺激。

（5）2% 克林霉素液外用。

四、预后

本病预后良好。

（郭 亮）

第四章 真菌性皮肤病

第一节 手足癣和体股癣

一、概述

手足癣是指发生在手足皮肤且除其背面以外部位的皮肤癣菌感染。体股癣是指光滑皮肤表皮的皮肤癣菌感染，股癣系专指发生于腹股沟、会阴、肛周和臀部的体癣。因二者本质上为皮肤癣菌病在不同部位的同一表现，且临床诊治视为等同，故已习惯统称为体股癣。

手足癣尤其是足癣是十分常见的皮肤真菌病，人群患病率可高达30%～70%，在世界范围内流行。其发病率的高低与环境因素和个体特征关系密切，气候湿热和足部多汗少脂以及局部欠透气（穿鞋，尤其是胶鞋、皮鞋和塑料鞋）是足癣的重要易感因素，那些系统免疫功能低下，如糖尿病患者、HIV感染者等是足癣的高危患者。有年龄愈大愈罹患的趋势，青春期前发病少见。足癣还是其他皮肤癣病的"蓄菌池"。病原菌主要为红色毛癣菌，其次为须癣毛癣菌和絮状表皮癣菌。

体股癣在世界各地均为常见病多发病，其发病率的高低受地域气候条件、患者职业或生活习惯、卫生状况、机体抵抗力、个体易感性、是否伴有甲癣及手足癣等诸多因素的影响。如在我国，该病南方多于北方；就性别而言，男性多于女性；从年龄来看，儿童更易患体癣，因有更多机会接触宠物；从职业的角度，股癣更多见于司机；另外，肥胖、易出汗、糖尿病等也是体股癣，特别是皱褶部位癣病的易感因素。患者自身的其他癣病，如甲癣、足癣等常是体股癣的原发灶。病原菌也以红色毛癣菌为优势致病菌。

二、诊断思路

（一）临床特点

1. 手足癣　足癣在临床上可明确分为三型，即浸渍糜烂型、水疱型和角化增生型。

浸渍糜烂型也称间擦型，慢性进程。临床特征主要为多汗、瘙痒、异臭味，4、5趾间的浸渍、糜烂，有时可继发细菌感染，严重者可导致淋巴管炎、蜂窝织炎或丹毒。

水疱型的病程是在一慢性轻症的基础上的亚急性过程，临床表现为瘙痒、继发感染、水疱、脓疱，有时见裂隙，损害可由趾间区向周围扩展，疱液初起清亮，后可因伴发淋巴结炎、淋巴管炎或蜂窝织炎而浑浊，此型易激发癣菌疹。

角化增生型的临床表现以糠状鳞屑、角化过度为主要特点，常与甲癣伴发。病程缓慢，常见弥漫于整个足底及侧缘的增厚红斑基底上的片状白色鳞屑，冬季常有皲裂。

手癣临床上主要为水疱型和角化过度型。足癣多累及双脚，手癣常见单侧发病，如患者手足均被侵及，则可见到所谓"两足一手"现象，有提示癣病诊断的意义。手癣好发于大拇指区域及手掌，泛发者可累及腕部，此时有较明显的边缘性。

2. 体股癣　初起为红丘疹或小水疱，继之形成鳞屑，然后再向周围逐渐扩展为边缘隆起、界限清楚的环形损害，在边缘不断外展的同时皮损中央趋于消退。股癣的下缘往往显著，上缘并不清晰，阴囊受累少见。环形损害有时单发，有时则可见多环形皮损，可重叠，也可散在。伴有不同程度的瘙痒。此外，还有丘疹型、湿疹样型、疱疹样型、斑片型、结节型、肉芽肿型等多种表现。尤其是当患者使用了外用激素或不规范治疗，可使皮损很不典型，称“难辨认癣”，不做真菌学检查容易误诊。

（二）检查要点

1. 手足癣　①发生于手足掌心、侧缘以及趾间的皮损。②夏天皮损多呈活动性，可见水疱、浸渍、糜烂；冬天多干燥、脱屑甚至皲裂。③皮损多呈外延扩展型，边缘往往是新发和较重的皮损。④如手足均被累及往往表现为“两足一手”型。⑤病程较长的手足癣常可见临近指/趾甲单个或多个受累，变形变色。⑥部分患者有家庭成员发病史，呈家族聚集性。⑦有水疱者常伴有瘙痒。

2. 体股癣　①发生于除手足癣部位以外的其他任何光滑皮肤的皮损；②典型皮损多呈外延扩展的环形或类圆形，边缘往往是新发和较重的皮损；③股癣常表现为下缘较重；④成人体股癣患者常伴发足癣或甲癣；⑤皮损多以脱屑性斑疹为主，有时也可见丘疹、水疱甚至结节（肉芽肿）；⑥皮损炎症反应明显者常有瘙痒。

（三）辅助检查

真菌学检查是该病确诊的实验室依据。可刮取皮损活动性边缘的皮屑用10%或20%的KOH制片进行直接镜检。对不典型者有时需多点取材。有时可能遇到镜检“假阴性”的结果，如患者就诊前不规则用过抗真菌药物，取材不当，观察遗漏等等，此时仍需医生结合病史和临床表现去判断。对顽固或泛发性的患者建议做真菌培养，因为镜下有时无法区分皮肤癣菌和真菌及念珠菌。所以即使镜检阳性也应做真菌培养，目的是明确是皮肤癣菌感染还是真菌或念珠菌感染，因为这关系到选择敏感抗真菌药物的问题。

（四）鉴别诊断

1. 手足癣　注意与那些能在手足部位引起脱屑、水疱、脓疱等症状的皮肤疾患鉴别，如接触性皮炎、念珠菌病、红癣和汗疱疹。其他也应考虑在内的有脓疱性银屑病、连续性肢端皮炎、掌跖脓疱病、脓皮病以及二期梅毒等。

2. 体股癣　主要与皮炎湿疹类和红斑鳞屑类皮肤病相区分，如慢性湿疹、神经性皮炎、玫瑰糠疹、单纯糠疹、银屑病等。股癣还需特别注意和红癣的鉴别，后者是由一种微小棒状杆菌所致，侵犯阴股部时常在靠近阴囊的部位发生对称性的淡黄色或淡红褐色的鳞屑斑，边界清楚，中间无自愈倾向，无自觉症状，也无传染性。

诊断和鉴别诊断的主要依据仍为真菌学检查。

三、治疗措施

（一）手足癣

原则是应依据手足癣的临床类型和病情严重程度选择药物和疗法。选择药物和剂型除了必须考虑其疗效外，患者的依从性对治疗成功与否关系也很大。对渗液明显者先进行湿敷收干，若渗液减轻以及有糜烂浸渍者可用依沙吖啶或甲紫糊剂，无明显糜烂只表现红斑鳞屑或丘疹的可选用各种丙烯胺类、唑类、吗啉类和吡啶酮类霜剂或凝胶，也可选用市售或医院自制的癣药水；角化增生型可加用魏氏膏、维A酸软膏等角质剥脱剂或加以封包。对有真菌感染湿疹化倾向的患者可用含糖皮质激素的复方制剂，这样既可减轻炎症反应，也能加强抗真菌效应。有细菌感染发生或有感染倾向者应及时应用抗生素治疗，包括局部处理和系统用药。对泛发型或慢性迁延型应给予口服抗真菌药物，如特比萘芬250mg/d、伊曲康唑200mg/d或氟康唑50mg/d，疗程1～4周。

（二）体股癣

治疗以外用药为主。各类抗真菌药物，包括唑类、丙烯胺类、环比酮胺、阿莫罗芬等均可运用，剂型包括水剂、霜剂、凝胶和软膏，应根据临床表现和感染部位选用。对那些难以确定或炎症反应明显的皮损可先选用复方制剂。但复方制剂不可滥用，也不能代替真菌检查，以免导致激素副反应发生或诱导耐药。如用杀真菌类药物，如特比萘芬等，可短程治疗，1~2周即可，而用抑真菌制剂，如咪康唑等应适当延长疗程，如3~4周。对儿童面癣、腹股沟部股癣和皮肤皱褶处的真菌感染，要注意外用治疗的刺激问题，应选用温和的不含酒精等溶媒的制剂。一旦发生刺激反应，应嘱患者立即停用正在使用的抗真菌药物，并对症进行抗过敏和抗感染治疗，同时改用含弱效或中效激素的复方制剂。对泛发性或炎症较重的皮损可口服用药，如特比萘芬，250mg/d，7~14d，或伊曲康唑，200mg/d，1~2周，亦有人用氟康唑，效果尚可。有一项研究表明单剂400mg酮康唑口服的疗效相当于200mg连服10d的效果，该方法良好的性价比和安全性值得在基层推荐。对侵及皮肤深层的皮肤癣菌肉芽肿，可用灰黄霉素，500mg，每日2次，共30d，效果不错；也有人推荐伊曲康唑，因为该药有很好的脂溶性，特别利于穿入毛囊。一般100mg/d，疗程20~30d；或可选用特比奈芬，250mg/d，治疗3~4周。

四、预后评价

1. 手足癣　预防对从根本上治愈手足癣意义重大，因为手足癣还常是体股癣和甲癣的感染源，又因局部的特殊解剖学特点，很容易再次感染。建议医生要告诫患者：平时足汗多者，要注意保持干燥，可经常在局部撒些抗真菌粉剂；要多备鞋子经常换穿，换下的鞋子在通风处风干或用吹风机吹干。手癣患者还要特别注意避免不良的理化因素刺激。慢性增生型足癣在治愈后要长期间断外用抗真菌药物。另外，在公共泳池/浴池等可能传染皮肤癣菌的场所要注意防护。

2. 体股癣　自身有其他部位癣病的患者应一并治疗，特别要检查足部是否有足癣存在，无此情况者应注意家庭成员间或公共浴/泳池传染的可能性。股癣患者要注意局部的透气、干燥；儿童孤立的面癣和体癣要询问宠物接触史。有国外专家特别提醒，长期不适当地使用含强效糖皮质激素和抗真菌药物的复方制剂是引发皮肤癣菌肉芽肿的重要原因。预防是最好的治疗。

五、最新进展和展望

目前相关研究集中于皮肤癣菌致病机制和遗传易感性等方面。

1. 致病机制　在皮肤癣菌感染过程中，机体与致病菌之间相互作用，导致了疾病的发生、发展和转归。近年来，对于皮肤癣菌病的致病机制研究取得了较多进展。

致病过程大致如下：皮肤癣菌与角质层接触后，与表皮上聚居的正常菌群相竞争，黏附、定植（colonization）并穿透（penetration）角质层细胞，侵入、播散，或被清除，或处于静止状态，或局限化形成脓肿或肉芽肿。

皮肤癣菌的毒力因素包括：

（1）黏附。

（2）菌丝形成。

（3）生成和分泌细胞外蛋白酶。

（4）影响免疫反应：①逃避宿主免疫反应；②引起炎症反应；③影响迟发型超敏反应（DTH）。

（5）抑制角质形成细胞增生等。

机体方面的影响因素：

（1）有利于皮肤癣菌生长的因素：①角质层细胞远离机体防御机制；②角质层的高度水合状态；③角质层为皮肤癣菌生长提供营养；④皮肤一些特殊解剖结构易于真菌聚集。

（2）机体抗皮肤癣菌感染的机制：①皮肤的机械屏障作用；②皮肤的湿度、温度、pH；③皮肤上正常菌群抑制病原微生物的生长；④成人皮肤、毛发饱和脂肪酸和鞘氨醇的抗真菌活性；⑤皮肤深层的转铁蛋白与真菌竞争铁离子；⑥角质层的更新；⑦非特异免疫反应阻止致病菌向深部侵袭，有利于吞噬杀灭；⑧机体激素黄体酮及其类似化合物可抑制皮肤癣菌的菌丝生长；⑨特异性免疫反应等。

2. 遗传易感性　不断有流行病学资料表明，由红色毛癣菌引起的角化增生型手足癣有家庭聚集性，且仅在有血缘关系的亲属间发病，呈常染色体显性遗传模式。目前，国内外有学者开始收集这方面的家系，试图进行易感基因/致病基因的定位和克隆。

（张 伟）

第二节 甲真菌病

一、概述

甲真菌病（onychomycosis）是由皮肤癣菌、酵母菌及真菌引起的甲板和甲下组织的真菌感染。该病是一种常见病，多发病，世界各地均有分布。年龄愈大，对本病愈易感，这与年长者甲生长力缓慢、甲营养差和免疫力低下不无关系。那些易患足癣的特定人群，如煤矿工人、士兵、运动员、在校学生、经常游泳者等感染甲真菌病的概率要高于一般人群。在甲真菌病的易感因素中，除了上述原因，肥胖和糖尿病也十分重要。另外，HIV 感染、滥用抗生素和皮质类固醇激素以及肾功能受损的患者亦容易发生此病。

国内各地报道的致病菌的分离频率差异不小，但总的趋势是皮肤癣菌最为多见，其中以红色毛癣菌分离频率最高，其次是酵母菌，其中以白念珠菌更常见；真菌引起的甲的原发感染则较少见。有报道马拉色菌也可感染甲板。

二、诊断思路

（一）临床特点

甲真菌病临床可分为 5 型，即远端侧缘甲下型、近端甲下型、白色浅表型、甲板内型和全甲毁损型。

1. 远端侧缘甲下型（DLSO） 临床最多见，足部更易感。感染始于甲的前缘和（或）侧缘，常伴有邻近皮肤的感染（足癣）。甲板的破坏以角化增生为主，表现为甲的色泽改变、质地松软和厚度增加，有时见甲板与甲床的分离。常是单甲先受累，随后由于忽视不治可累及其他健甲。

2. 近端甲下型（PSO） 感染从甲板近端开始，多发于手指，可合并甲沟炎，甲板无明显角化过度，可表现为白斑和表面不平，呈营养不良样甲外观。

3. 白色浅表型（WSO） 病甲表现为白色斑，边界清，表面较平滑，日久色泽变黄，质地松脆易破裂。此型由于真菌只侵及甲板上层，故外用药治疗可望能收到良效。

4. 甲板内型（EO） 真菌侵犯甲板全层，但不再向下发展，病甲表面呈浅黄或灰白色，高低不平但很少缺失。此型很罕见。

5. 全甲毁损型（TDO） 又称全甲营养不良型，实为上述几种类型发展而来。依病原菌的不同可表现为不同的病甲外观，或全甲增厚粗糙变色，或全甲残缺不全。此型多见于年长者或具易感因素者，治疗较困难。有时可见同一患者兼有不同的甲真菌病类型的情况。

（二）检查要点

（1）发生于指/趾甲甲板、甲沟和甲下组织的损害。

（2）甲损害多表现为甲板的变形和（或）变色或缺损，一个至数个不等。

（3）甲癣常在病甲周边邻近皮肤见到脱屑性斑疹，尤其是足部趾甲受累时。

（4）念珠菌性甲病常可见到甲沟受累，表现为红肿。

（5）几乎任何年龄均可发病，但更多见于老年人；无明显性别差异。

（6）受累频率一般为趾甲大于指甲，拇指/趾甲大于其他指/趾甲。

（三）辅助检查

真菌学检查仍主要借助镜检和培养，只要在取下的病甲碎屑中找到菌丝和（或）孢子，诊断即成立。取材十分关键，关系到准确性和可靠性的高低，应借助工具深入到感染部位取材。取下的甲屑要用20% KOH 充分消化，然后再制片观察。

培养应使用两种沙氏培养基，即一种只含氯霉素，另一种即含氯霉素也含放线菌酮，这样既可分离出皮肤癣菌，也可查出非皮肤癣菌真菌。甲真菌病真菌检查的阳性率常低于皮肤癣病，有条件者可开展甲的组织病理检查或共聚焦显微镜检查，可提高阳性率。对于培养出的非皮肤癣菌，其临床意义的解释要慎重。

（四）鉴别诊断

甲真菌病约占所有甲疾患的50%，和本病需要鉴别的其他甲病有：各种原因导致的甲营养不良、银屑病、湿疹、扁平苔藓、毛发红糠疹等皮肤疾患的甲受累、甲下黑素瘤、白甲病、甲分离症等。这类非真菌感染性甲病的共同特征就是常多甲受累，对称发病，表现相似，借助真菌实验室检查，鉴别不难。

三、治疗措施

新近提倡的治疗甲真菌病新观念一是个体化治疗，二是联合治疗。个体化治疗的主要依据就是病情严重度和甲生长力的快慢。病情严重度的两个指标一是受累甲面积，另一个是角化过度的程度，它们直接关系到治疗成功率和所需疗程的长短。再者，因为甲真菌病治愈的临床标准是新甲完全长出，而新甲长出的时间除了与病甲受累面积有关外，还取决于患者本身甲生长力的快慢，所以甲生长力也决定了疗效判别的终点时间。一般说来，年龄越大甲生长越慢，六七十岁老人的甲生长速度仅相当于年轻时的25%；就部位而言，手指甲生长速度快于足趾甲，拇指/趾甲要慢于其他指/趾甲，这就解释了为什么年老且病甲在足部踇趾的患者治疗十分困难需要长疗程的原因了。国外有学者依据以上影响甲真菌病疗效的因素设计了一套评估甲真菌病病情严重度的体系（SCIO），包含病甲的临床分型、病甲的受累深度、病甲的厚度、病甲的部位、患者的年龄等，可据此积分的多少选择临床用药方案。如 SCIO 积分较低，即意味着病情较轻，可单用甲搽剂（如阿莫罗芬或环比酮胺），外用 3 ~ 6 个月；如 SCIO 积分居中，可口服抗真菌药物（如特比奈芬、伊曲康唑或氟康唑）；如 SCIO 积分较高，则可考虑口服抗真菌药物合并甲搽剂；如病情十分严重，受累甲角化过度明显，厚度超过 3mm 则要考虑外科拔甲，然后再口服药物治疗。

特比奈芬治疗甲真菌病常采用 250mg 每日 1 次的连续疗法，而伊曲康唑则更多用 200mg 每日 2 次，每月 1 周的冲击疗法。根据已发表的国内外文献和我们自己的临床经验，建议治疗单纯手部的甲真菌病或足部轻中度的甲真菌病且患者年龄较轻者，使用特比奈芬 4 ~ 9 周，或伊曲康唑 2 个冲击的短疗程方案；对足部中重度甲真菌病且年龄较大者患者采用特比奈芬 9 ~ 12 周，或伊曲康唑 3 ~ 4 个冲击的长疗程方案。这两个药物均有很好的后效应，停药后3 ~ 9 个月内（服用越多后效应期越长）仍有高于 MIC 浓度的药物停留在靶位，因此在治疗刚结束时新甲很可能未能完全长出，应告知患者耐心等待。氟康唑治疗甲真菌病的方法是 150mg，每周 1 次日服，连用 12 ~ 18 周。

联合治疗的重要性近几年被强调，主要是因为即使是足疗程口服抗真菌药物，治疗也有 20% 以上的失败率。如果能从药物不同作用靶点、药物不同渗入途径来联合治疗，可以产生满意的协同或相加作用。如国外学者采用口服抗真菌药物伊曲康唑或特比奈芬联合外用阿莫罗芬或环吡酮胺，已显示有超过单用同剂量同疗程日服药物的满意疗效。在我国，更符合国情的联合方案应该是减半系统用药的剂量再加用甲搽剂，以期在不增加患者经济负担的前提下增进疗效并减少副反应。5% 阿莫罗芬的用法是每周 1 ~ 2 次，8% 环比酮胺则采用321 方法，即前 1/3 疗程每周 3 次，中间 1/3 每周 2 次，后 1/3 疗程每周 1 次。除用于联合治疗和预防性治疗外，这两种甲搽剂在甲真菌病损害局限在远端 1/2 处且受累甲数较少，或单纯白色浅表型，可独自外用且疗效不差。

在我国，传统治疗甲真菌病的药物和方法尚在一些地区使用，如外科拔甲、高浓度尿素剥甲、外涂冰醋酸或碘酊、魏氏膏封包等等。这些药物和疗法并非绝对无效，但需长疗程并且只对未累及甲根的白色浅表性、甲板内型以及轻症远端侧缘甲下型有疗效。

由于甲真菌病治疗需要较长的疗程，系统用药要充分考虑安全性问题，一是药物本身的副作用，二是药物间相互作用。对老年或儿童患者、肝肾功能不佳患者、正在长期服用其他不能停服的药物的患者、有肝炎史或家族史者、有长期大量酗酒史者、有充血性心衰发作史者等均必须慎重处方并定期监控有关化验指标。

四、预后评价

临床上有时会见到甲真菌病治疗后复发或再感染，患者又来就诊的情况。如何判断是复发还是再感染？一是靠菌种鉴别，二是靠推论。如果经培养鉴定，甚至是经过分子指纹分析技术证实新分离的病原菌与前次治疗所分离的菌株并非同一株菌，那么可断定此例是再度感染；如果两次鉴定示同一克隆来源，则很可能是复发，但也不能排除系同一感染源所致的再感染。在不能进行菌种分离鉴定的情况下，可以从药物的后效应期来推论。如果患者症状反复的情形出现在药物的后效应期内，则应判定是复发，否则为再感染。对发生在药物后效应期并来复诊的患者，可以在原治疗方案的基础上继续治疗，追加疗程，如伊曲康唑再用 1 ~2 个疗程冲击，特比奈芬再服 4 ~8 周；如果在距上次治疗一年后再次就诊的患者，则不管是复发还是再感染，均需重新治疗。医生有责任对复发或再感染的原因进行排查、分析。可能影响甲真菌病治疗效果的因素有遗传易感性、药物剂量或疗程不足、患者有影响药物吸收的疾患、患者依从性差、药物间相互作用影响了抗真菌药物的生物利用度、感染菌株对抗真菌药物不敏感、患者合并有免疫缺陷性疾病、病原菌在甲板内形成诸如皮肤癣菌球等特殊结构、患者甲生长力十分缓慢或患有甲周血管病变，等等。

治愈后要积极预防，首先要避免再次发生足癣。保持足部通风、干燥。切忌用修剪病甲的工具再修剪健甲。避免甲受外伤。对有复发倾向者可建议每月涂 2 次抗真菌性甲搽剂。一旦发生皮肤癣病要尽早治愈。

五、最新进展与展望

致病菌仍以皮肤癣菌为优势菌。有一些国家和地区报告酵母菌或某种（些）真菌占很大比例，但缺乏证据，即缺乏区分污染、寄居、暂住、共生和致病之间的诊断方法来予以证实，因为病甲本身是开放于环境的。

甲真菌病的实验室检查除外传统的镜检、培养和病理外，近年有研究报道采用分子生物学的方法可提高阳性率并缩短诊断的时间，特别是定量扩增病甲内的真菌 RNA 可判断疗效指导治疗。今后需要进行多中心大样本的验证，可在有条件的医院推广应用。

治疗方面强调循证医学证据和临床个体化特点相结合，并对疑难或重症甲真菌病采用内外结合的联合疗法。后者尚缺乏好的临床随机对照试验。

（张 伟）

第三节 癣菌疹

一、概述

癣菌疹（dermatophytid）是患者机体对真菌或真菌代谢产物发生的变态反应在皮肤上出现的皮疹，其实质是一种继发性变应性炎症反应，与身体其他部位的皮肤癣菌病并发。人体感染皮肤癣菌后，大多数情况下病灶局限在富含角质的表皮、毛发或甲板，但在特定条件下可产生感染向皮肤深部侵及或其抗原物质/代谢产物释放入血的情形。在后一种情形，就可见到在真菌感染活动病灶以外的正常皮肤产生炎症性皮疹的临床表现。癣菌疹的发生与局部皮肤癣菌病的炎症程度密切相关，局部炎症愈重，发生的可能性愈大。另外，对癣病治疗不当，产生刺激反应，也可能导致癣菌疹的发生。

二、诊断思路

（一）临床特点

由于存在个体差异，癣菌疹的临床表现不尽相同，一般可分为汗疱疹型、丹毒样型和湿疹型。

1. 汗疱疹型　最为多见，起病较急。常位于手指侧缘或（和）掌心，为针头至绿豆大小的张力性水疱，疱液清亮，分布对称，不易破溃，瘙痒剧烈，常由足癣诱发，病灶不愈时可反复发作。

2. 丹毒样型　主要见于严重足癣的患者，为分布于下肢的单侧丹毒样红斑，也可见双侧受累。红斑可散在数片，亦可融合成大片。和丹毒有区别的是该红斑不发硬，水肿不明显，疼痛轻，一般无全身症状。

3. 湿疹型　多分布于双侧下肢，也可见于上肢、躯干，呈多形性，有融合倾向。自觉瘙痒，部分患者伴有发热等全身不适。此型常由头癣引起。

此外，临床尚可见到猩红热样红斑、多形红斑、结节性红斑、苔藓样疹、荨麻疹、银屑病样皮损等多样性损害。

（二）检查要点

（1）患者有活动性急性炎症性皮肤癣菌感染的病灶。

（2）原发病灶处皮肤癣菌镜检和（或）培养阳性，而发疹处真菌检查阴性。

（3）癣菌素试验多为阳性（必要时才做）。

（4）起病较急，当原发病灶消退后皮疹也随之消退。

（三）辅助检查

1. 真菌学检查　取自原发病灶处的皮损进行真菌镜检和培养，可得到阳性结果。

2. 癣菌素试验　在原发病灶处真菌检查阴性且基本排除了其他皮肤疾患时，可做此项检查，有商品化试剂出售。

（四）鉴别诊断

许多感染性皮肤病和炎症性皮肤病均可列入鉴别诊断的考虑范围，但突然起病，有明确的原发真菌感染灶近期呈活动性等是鉴别要点。

三、治疗措施

（一）局部治疗

原发癣菌病灶应进行病因治疗和对症处理，如对糜烂型病灶可先用 1/8 000 高锰酸钾溶液或 0.02% 呋喃西林溶液或聚维酮碘湿敷，待渗液减少时选用联苯苄唑霜、特比奈芬霜、奈替芬霜、布替奈芬霜、阿莫罗芬霜均可；亦可选用复方制剂，如复方益康唑霜等，但应避免应用刺激性强的制剂以免加重反应；对癣菌疹本身可外用酚炉甘石洗剂、糖皮质激素霜剂等。

（二）系统治疗

头癣、脓癣和顽固复发性足癣可口服抗真菌药物，灰黄霉素（对前二者）、特比奈芬和伊曲康唑均有不错的疗效和安全性，剂量和用法参照相应部位癣病的治疗方法；对较严重的癣菌疹可口服抗组胺药物，如赛庚啶、酮替芬、氯雷他定、西替利嗪等，疗程视治疗反应而定。如必要，可酌情加用小剂量糖皮质激素。但要注意不要将伊曲康唑与特非那丁或阿斯咪唑等抗组胺药物同服，以免加大引起心脏副反应的风险。

四、预后评价

在明确诊断、积极治疗原发病灶和合理处理炎症反应后，癣菌疹预后良好。但应对患者告知有再次发生的可能，嘱其采取正确的预防措施，特别是原发病灶处。

五、最新进展与展望

癣菌疹发生的主因是宿主对皮肤癣菌抗原或代谢产物发生的排斥性变应反应。皮肤癣菌按生态学分类可分为三大类：亲人性、亲动物性和亲土性，代表菌种分别为红色毛癣菌、犬小孢子菌和石膏样小孢子菌。而引发癣菌疹的多半由亲动物性或亲土性的菌种引起。

（张 伟）

第四节 花斑糠疹

一、概述

花斑糠疹（pityriasis versicolor），亦称汗斑或花斑癣，是由马拉色菌引起的常见的轻微的易反复发作的角质层感染，表现为细碎脱屑的斑片，伴色素沉着和（或）色素减退。

本病为全球分布，但较多流行于热带和亚热带地区，发病率在不同地区差异很大，在温带为1%左右，而在某些热带地区可有高达50%人群感染本病。本病好发于15～35岁的青中年人，但儿童甚或婴儿也有发病的报道。

花斑糠疹的病原菌为一类双形态性、嗜脂酵母样真菌，称为马拉色菌属（异名包括圆形糠秕孢子菌和卵圆形糠秕孢子菌）。本属现今已被分为7个种，除了仍保留有原先的糠秕马拉色菌外，还分出厚皮马拉色菌、合轴马拉色菌、限制马拉色菌、球形马拉色菌、斯洛菲马拉色菌和钝形马拉色菌。

二、诊断思路

（一）临床特点

特征性皮损主要在躯干上部、颈、上臂和腹部的细碎棕色鳞屑斑；泛发感染的皮损和不常见部位如阴茎、腹股沟、肛周以及掌跖的局部损害也可见到；皮肤白皙患者皮损比正常色暗，皮损初起为淡红色，渐转色深，后变为淡棕色，在黑色皮肤或棕黄色皮肤的患者，皮损色淡，可变为色素脱失；同一患者皮损色调不一，颜色变化取决于鳞屑厚薄、感染严重程度及真皮的炎症反应，特别取决于日光的暴晒量，可导致皮损色泽的不同变化；部分色沉型患者可有轻度瘙痒；也有部分患者就诊时皮损表现为色素减退斑，大部分患者的皮损在Wood灯下呈现出淡黄色荧光，可以据此判定皮损范围。

（二）检查要点

（1）发生于脂溢区或易出汗区的色素异常性斑疹。

（2）季节以夏季高发，年龄以青壮年为主，职业多见于体力劳动者和学生。

（3）色沉型其皮损表面常可见到微细糠屑，色减型则几乎没有脱屑。

（4）皮损呈多发或泛发，但大小不一，形状各异。

（5）面颈、肩背和胸部为高发区，但其余部位也可受累。

（6）患者一般不觉瘙痒，有部分色沉型患者可有轻度痒感。

（三）辅助检查

真菌学检查：①镜检，取皮损处鳞屑直接镜检可作出诊断，镜检可见成簇的圆形和卵圆形芽生孢子及短菌丝，罕见分枝菌丝。②培养，除厚皮马拉色菌外其他马拉色菌不能从常规培养基中分离出来，需在含油培养基上分离。可取鳞屑接种于葡萄糖蛋白胨琼脂表面，再覆以一层消毒的橄榄油，培养于32～34℃，一周后可见小的奶酪样菌落。其他特殊培养基也可应用。

（四）鉴别诊断

色素沉着的皮损需和很多疾病鉴别，如红癣、痣、脂溢性皮炎、玫瑰糠疹、体癣、二期梅毒等；色素减退的汗斑需与白色糠疹及白癜风等区别。

三、治疗措施

若不治疗，汗斑可长期持续存在。大部分患者局部治疗有效，但50%患者在12个月内又复发。内服药治疗适用于泛发及顽固难治患者。从体外MIC测试结果来看，酮康唑治疗马拉色菌属引起的感染仍有较明显的优势，加之价格相对便宜，故有较好的性价比。

治疗方案主要有三种：洗浴、外涂和内服。可以单用，亦可联合应用。

1. 洗浴　多在夏季并具备洗浴条件时运用。酮康唑香波每日1次，持续7～10d。取香波5mL左右涂于皮肤上，摩擦起泡沫，滞留3～5分钟后洗掉。2%硫化硒香波用于晚间，应于次晨洗掉，治疗需持续2～6周以上。注意该制剂的颜色可能污染衣物。注意同时用香波洗头，因为头皮部位很可能是马拉色菌的藏身之处。

2. 外涂　咪唑类药物如酮康唑、联苯苄唑、克霉唑、益康唑、咪康唑、硫康唑等，用其霜剂或凝胶或溶液剂，早晚各外用1次，持续2～4周。特比奈芬、布替奈芬以及奈替芬等丙烯胺类制剂局部治疗也有效，外用需每日早晚各1次，持续2周。环比酮胺和阿莫罗芬作为广谱抗真菌药也有效，可尝试用于汗斑的治疗。汗斑常难治愈，局部外用药需间歇重复应用以保证感染的根除。对泛发或复发者可结合药物洗浴和外涂，即洗后涂药，疗效可提高。

3. 口服　口服灰黄霉素和特比奈芬效差。口服酮康唑每日400mg，连续2d，然后每2周重复一次，共3个月；伊曲康唑200mg/d，共5d，或100mg/d，共10d；氟康唑150mg，每周1次，连续4周，均有良效。有人用单剂量氟康唑400mg获得74%的治愈率。

四、预后评价

该病是限于表皮浅层的轻微感染，容易诊治。但其发病和复发尤其自身的易感素质，如想预防再度感染，可在好发季节每月口服1次酮康唑或伊曲康唑，剂量为400mg。但国外有的专家不主张预防性治疗，认为弊大于利。如遇复发或再感染，再次治疗同样有效。另外，在夏季出汗后及时洗浴和更衣也对预防复发有积极意义。

五、最新进展与展望

1. 分类学　2002年及以后，日本学者通过对rDNA测序的方法发现了4个不同于上述7种的马拉色菌新菌种。由于新的马拉色菌种在理化特性上缺乏特异性，目前尚未得到其他实验室的验证和公认。今后，表型结合基因型的分类方法代表了今后真菌分类学和系统发生学的发展方向。

2. 致病机制　皮损中包括典型芽生酵母细胞和很多小的不分枝菌丝，此菌丝被认为仅发生于真菌致病期，未见于非皮损部位及培养基中。导致汗斑发生的最确切原因至今尚不清楚，但可肯定宿主和环境因素均非常重要。有人发现并报道了汗斑家系，而且流行病学研究显示极少见到夫妻同患本病，提示本病的发生可能存在遗传背景。汗斑可引起皮肤色素改变，超微结构研究显示，色素沉着型皮损角质层增厚，内含较多的致病微生物，伴有外周血管浸润的倾向，而色素减退型则显示较正常皮肤和黑素体数量减少体积变小，该变化据认为与马拉色菌产生的二羧酸有关，后者通过抑制酪氨酸酶活性来影响黑色素的合成，并能抑制黑素细胞的DNA合成。

（张　伟）

第五节　马拉色菌毛囊炎

一、概述

马拉色菌毛囊炎又称糠秕孢子菌毛囊炎（pityrosporum folliculitis），是由马拉色菌感染引起的痤疮样丘疹。该病世界范围均见报道，但热带地区更为常见。发病无性别差异，年龄分布以青少年为主，16～

40 岁为高发年龄。人体上半部毛囊皮脂腺丰富，因而为本病的好发部位。

发病机制是因为皮脂腺开口于毛囊，其脂质不断分泌进入毛囊，使毛囊的局部环境似一个微小型的含脂质培养基，有利于嗜脂性的马拉色菌生长繁殖；同时该菌分泌的酯酶可分解脂质，产生游离脂肪酸，后者可刺激毛囊及其周围组织发生炎症反应。人体上半部毛囊皮脂腺丰富，因而为本病的好发部位。

二、诊断思路

（一）临床特点

临床表现为成批出现的毛囊性半球状红色丘疹，直径 2～6mm，有光泽，周围可见红晕间或有脓疱。主要分布在胸背部，但颈、面、肩、上臂等处也可见到。部分患者有瘙痒感。皮疹数目多少不等且不融合，但大小和炎症程度趋于一致。因此，临床上凡遇到典型的成批出现的毛囊性丘疹且分布在好发部位，其病史有日晒或口服大量抗生素或皮质激素者均应怀疑本病。

（二）检查要点

（1）发生于脂溢区皮肤上的群集性丘疹。

（2）丘疹的颜色、大小、炎症程度趋于一致。

（3）皮损区内很少有其他性质的损害，如粉刺、脓疱等。

（4）丘疹尽管密集但极少融合。

（5）面颈、肩背和胸部为高发区，但其余部位也可受累。

（6）部分患者有瘙痒。

（三）辅助检查

真菌学检查：在皮疹毛囊角栓中直接镜检发现成簇的圆形或卵圆形厚壁宽颈的酵母样孢子时，则可建立马拉色菌毛囊炎的诊断。取材时应挑取或刮取一个完整丘疹及内容物。有时单取一个丘疹检查难以获得阳性结果，可多取几个，并兼顾中心区和边缘区。

（四）鉴别诊断

需与本病相鉴别的主要疾病是寻常痤疮，但后者皮损呈多样性，不仅有毛囊性丘疹，而且还间杂有黑头、白头粉刺，脓疱，甚至结节、瘢痕等，且皮疹的大小、出现时间和炎症程度彼此也有差别，加之询问病史没有明显的上述诱因，据此不难鉴别。必要时可做真菌学检查，但有时可从痤疮皮疹中检出有马拉色菌，此时应综合判断。另外，还应鉴别的疾病有多发性细菌性毛囊炎、激素痤疮、痤疮样药疹等。

三、治疗措施

首先应纠正诱发因素，然后选用唑类或丙烯胺类或吗啉类药物外用，剂型以霜剂、凝胶或溶液为宜，如能配合抗真菌香波局部洗浴效果更好。推荐使用环吡酮胺外用制剂，因为该药有较强的穿透性。由于马拉色菌深藏在毛囊内，治疗时间宜长，至少 4 周以上。对炎症反应较重或皮疹数目较多的患者应予以口服用药，如酮康唑或伊曲康唑，200mg/d，连服 14 至 21d，同时配合外用治疗。也可考虑用伊曲康唑的冲击疗法，即 200mg，每日 2 次，共 1 周，停药 3 周，为一疗程，需 2 个疗程。亦可尝试用氟康唑，50mg 每日 1 次，共 7～14d，或 150mg，每 3 天 1 次，连服 4 次。

四、预后评价

本病可能复发或再感染，可在痊愈期每月口服酮康唑或伊曲康唑 400mg，1 次，直至天气转冷。在天热季节外出要注意防晒，因其他疾患必需长期口服抗生素或糖皮质激素者须注重防护。

五、最新进展与展望

最近研究发现，马拉色菌还具有激活补体的能力，进而参与毛囊炎皮损的炎症反应。但有研究表明生理浓度的游离脂肪酸不足以引起炎症，因此也有人提出毛囊堵塞为该病的首要原因，而马拉色菌感染为次要因素。马拉色菌引起毛囊炎的确切作用机制有待进一步阐明。在一些临床试验的基础上，人们近些年对该病的治疗已渐达成共识，以口服治疗为主，局部治疗为辅，否则单用外用制剂极易造成复发。

（张　伟）

第六节　念珠菌病

一、概述

念珠菌病（candidosis，candidiasis）是指念珠菌属所引起的感染。这些条件致病菌能够导致体质衰弱或免疫受损者急性或慢性的深部感染，但更为常见的是引起黏膜、皮肤和甲的感染。

念珠菌病在全球广泛分布。人群流行病学调查结果表明，相当大比例（30%～50%）的正常人的口腔和消化道中可以分离出念珠菌。正常妇女生殖道念珠菌带菌率也高达20%，说明念珠菌是人体正常菌群之一。念珠菌属中能引起疾病的约10余种，其中白念珠菌是引起各种念珠菌病最主要的病原菌。近年来不断有新的念珠菌致病的报道，如都柏林念珠菌、解脂念珠菌等。

白念珠菌栖居于正常人口腔或肠道，但平时并不致病，这有赖于机体具有多种复杂的常常是相互依赖的机制，能防止念珠菌侵入引起感染。这些有效的防御机制既包括体液免疫也包括细胞免疫。同时，非特异性的防御机制也发挥了重要作用。如果这些机制即使受到轻微的损伤，也足以促使白念珠菌引起皮肤或黏膜或系统的感染，若宿主损伤严重，则能引发危及生命的机会性深部感染。

二、诊断思路

（一）临床特点

1. 阴道念珠菌病（vaginal candidosis）　该病常起病突然，非妊娠期妇女多在行经的前一周发病。多数患者主诉阴道和外阴剧烈瘙痒或有烧灼感，伴有或不伴有阴道分泌物增多。有些妇女自觉每次经前复发或症状加重。沐浴或上床就寝时遇热可使瘙痒更为剧烈。患者常有尿痛和性交痛。外阴检查常发现红斑，多位于阴道口皮肤和黏膜交界处，可累及大阴唇。会阴红斑擦烂，可伴水疱或脓疱。典型阴道念珠菌病还表现为外阴、阴道和宫颈表面覆盖有厚的白色黏着性斑块。白带通常白而黏稠，含有豆腐渣样颗粒。

2. 念珠菌性包皮龟头炎（penile candidosis）　男性的生殖器念珠菌病多表现为龟头炎或龟头包皮炎。患者常有龟头黏膜破溃或刺激感，有时可见包皮下有渗出。龟头常见大片红斑伴有斑丘疹，偶见包皮有水肿和裂隙。有时阴茎包皮和腹股沟可见瘙痒性脱屑性损害。其不应仅根据临床症状，因为有许多其他原因也可引起龟头炎或龟头包皮炎。应从冠状沟或包皮下囊处采取标本作真菌检查。同时应检查患者有无糖尿病。

3. 皮肤念珠菌病（cutaneous candidosis）　损害好发于皮肤皱褶部位如腹股沟和臀沟以及乳房下等。这些部位通气不良和浸渍，使局部温暖、湿润，利于念珠菌的生长。损害亦易发生于小的皱褶部位，如指间。

浅表皮肤念珠菌病（间擦疹）通常开始表现局部的水疱或脓疱。摩擦导致疱壁破裂形成红色损害，具有不规则的边缘。主要损害周围常有许多小的丘疹、脓疱疹，称卫星状损害。指间念珠菌病表现为指间皮肤白色裂隙，外围有红斑。患者自觉不适并可能有疼痛，常在同一手部患有甲床炎和甲沟炎。

患病新生儿出生时或出生后不久皮肤上出现损害，为孤立的水疱或脓疱，基底红色。损害最常见于面部和躯干，并可能在24小时内迅速扩展至全身。这种先天性皮肤念珠菌病被认为源于宫内或分娩时感染。超过 50% 的患病新生儿的母亲患有阴道念珠菌病。

有些使用尿布的新生儿臀部和肛周出现红斑损害，尽管能分离出白念珠菌，但其所起的作用仍不清楚，但不应视为原发性念珠菌感染，因为患儿已先有刺激性皮炎的表现。

其他类型皮肤念珠菌病还包括大的红色结节性损害。约 10% 的患有播散性深部念珠菌病的粒细胞减少患者有此类表现。

4. 甲念珠菌感染（caudida nailinfection） 甲念珠菌感染占甲真菌病的 5% ~10%，分为三种类型：念珠菌性甲沟炎、甲板远端念珠菌感染和慢性黏膜皮肤念珠菌病的甲板累及。念珠菌性甲沟炎常从甲沟近端皱襞开始发生，表现为甲皱襞肿胀、红斑伴疼痛。肿胀常使甲小皮与甲板分离。以后病菌由近端侵犯甲板，在甲板近端和侧面出现白色、绿色或黑色色斑，以后逐渐侵犯甲板远端。甲板渐变混浊，出现横沟或纵嵴或点状凹陷。甲板变脆并与甲床分离。

5. 慢性黏膜皮肤念珠菌病（chronic mucocutaneous candidosis） 该病是描述一种罕见的，患有先天性免疫学或内分泌学异常，出现持续性或复发性黏膜、皮肤和甲板的白念珠菌感染。多在 3 岁内发病。一般口腔最先累及，随后扩展至头皮、躯干和手足。甲板有时甚至整个指尖可被累及。本病虽广泛累及皮肤和赫膜，但很少出现深部感染。

6. 深部念珠菌病（deep candidosis） 深部念珠菌病与其他系统真菌病一样，临床表现并无特征性，唯一的提示线索就是在机体较为严重的基础病变或免疫（尤其是细胞免疫）严重受损的基础上出现的病情加重或感染征象，或出现受累系统或器官病变的临床表现。

（二）检查要点

（1）发生在黏膜的损害多有典型的损害特征。

（2）发生于皮肤的损害多位于皱褶处或间擦处。

（3）念珠菌喜好潮湿环境，故红斑性皮损表面多湿润。

（4）伴甲沟受累的甲真菌病多由念珠菌引起。

（5）深部念珠菌病大多为机会性，患者有不同原因引起的免疫受损。

（6）浅部念珠菌病的损害具特征性，而深部念珠菌感染不具特征性。

（7）念珠菌病的发生多和个人遗传素质、人口学特征、伴发疾患以及免疫状态有关。

（三）辅助检查

实验室检查：念珠菌病的诊断必须结合典型症状、体征和镜检或培养。后者的敏感性和可靠性约为 90%，前者仅约为 40%。阴道拭子标本应取自于阴道侧壁或后穹隆，拭子应滞留 30 秒后再拿出，再置于转运培养基中送至实验室。间擦部位念珠菌病损害不典型，诊断常很困难。用拭子和刮屑分离培养出白念珠菌有时并无临床意义，因为白念珠菌可常常暂时栖居在这些部位。若用显微镜在采取的标本中找到假菌丝则更有诊断意义。甲沟念珠菌病的诊断依赖受累甲沟的特殊临床表现，但更要依赖直接镜检和培养的证实。采取标本可使用一次性微生物环或浸湿的拭子，应从肿胀的甲沟壁或甲沟下采取标本。有时轻压甲沟可获取脓液。近端甲板损害的直接镜检或培养有时十分困难，但取之于甲板远端、侧缘损害和甲下碎屑标本则常可确定诊断。

诊断探部念珠菌感染需在无菌体液（如血液、脑脊液、支气管肺泡灌洗液、腹腔液等）中培养出念珠菌，在开放部位的取材除非见到大量的孢子和或假菌丝，否则无诊断意义。

当在培养基上有酵母样菌落生长时，可先做芽管试验，阳性为白念珠菌的可能较大，阴性则继续做生化试验，以鉴定至种的水平。也可用快速显色培养基或生化鉴定试剂盒，均有成品供应。血清学实验和分子生物学实验可用作快速的辅助诊断。

（四）鉴别诊断

阴道念珠菌病仅为引起白带增多的许多原因之一，所以应与一些疾病如细菌性阴道炎、滴虫病、衣原体、淋球菌感染等作鉴别，也应包括排除其他原因如疱疹、接触性皮炎、银屑病和过敏（包括局部使用抗真菌制剂）等所引起的黏膜瘙痒。

皮肤和甲板的念珠菌感染也要注意和相应部位的非念珠菌真菌感染以及皮炎湿疹类、变态反应类和营养不良性疾患相鉴别。真菌培养是鉴别的最重要的依据。

三、治疗措施

（一）阴道念珠菌病

多数初发阴道念珠菌病患者局部使用制真菌素或咪唑类药物如克霉唑泡腾片或咪康唑栓剂可治愈。现有多种咪唑类药物制成的外用抗真菌制剂可供临床治疗阴道念珠菌病应用，包括霜剂和栓剂。这些药物与制真菌素相比有更高的治愈率，疗程更短，且具有很低的复发率，安全，局部外用副反应很少。使用的时间为1～6个晚上。短疗程可得到患者好的依从性，但对首次发病患者不应少于6个晚上。

伊曲康唑和氟康唑可用来短程口服治疗阴道念珠菌病。口服疗法虽比局部外用治疗昂贵却更受患者欢迎。对初发患者，氟康唑为单剂150mg口服，而伊曲康唑为200mg服用2次，中间间隔8小时，与食物同服。对再次发作者可酌情增加剂量，如氟康唑150mg/d，隔日1次，连续3次，或伊曲康唑200mg/d，连用4d。国内有医生尝试用特比奈芬口服，150mg/d，共7d，疗效尚可。

复发性阴道念珠菌病（1年中发作4次以上）治疗困难。这些患者常因病情反复发作而精神忧郁甚至引起心理障碍。重要的是诊断正确，要尽可能去除各种可能的诱发因素，但有时这些因素并不明显。患者如果有症状出现而又未经治疗，要尽可能进行真菌检查和体格检查等，包括排除糖尿病。性传播在阴道念珠菌感染中所起的作用尚不明确。局部外用或口服药物治疗男方性伴侣，似乎并不能阻止女方阴道念珠菌病的复发。多数患者症状的重新出现，考虑是前次发作时的治疗不充分所致。许多复发性阴道念珠菌病的患者可使用单次或多次局部外用或口服抗真菌制剂进行间歇性的预防治疗以防止症状的重新出现。每隔2～4周局部使用唑类制剂，虽不能取得真菌学痊愈却能控制症状的出现。间歇性单次口服氟康唑（150mg）也有效。症状控制3～6个月后可停止治疗，以观后效。很多患者会停止复发。

虽然对抗真菌药物的耐药性确实有时导致治疗失败，但其他一些原因如过敏反应或依从性差等却是更为常见的治疗失败的原因。患有复发性阴道念珠菌病妇女的病原菌若不是白念珠菌而是其他念珠菌，就更应考虑具有耐药性。克柔念珠菌和光滑念珠菌比白念珠菌对氟康唑和其他咪唑类药更不敏感甚至耐药。对患有复发性光滑念珠菌感染的妇女可换用制真菌素或硼酸治疗。

（二）念珠菌性包皮龟头炎

治疗男性生殖道念珠菌病应使用生理盐水局部冲洗或局部外用抗真菌霜剂。制真菌素外用，早晚各1次，至少连续2周。克霉唑、益康唑、咪康唑或联苯苄唑霜剂外用，早晚各1次，至少1周。女方性伴侣也应予以检查。男性若治疗无效，应考虑是否可能是其他感染或非感染性原因所致。口服氟康唑或伊曲康唑也有良效，剂量要稍大于女性患者。

（三）皮肤念珠菌病

多数皮肤念珠菌病患者局部外用制真菌素、咪唑类或丙烯胺类药物治疗有效。如感染与其他一些疾病如糖尿病等有关，也必须进行治疗。抗真菌制剂联合皮糖质激素甚至抗生素局部外用常能取得更好的疗效，如复方克霉唑、复方益康唑等。

患有尿布皮炎伴发念珠菌感染的婴儿也应使用复方制剂。推荐使用制剂中的激素应为氢化可的松等弱效激素而不是其他较强的激素，以避免吸收和局部副作用。还应指导患儿的母亲去除引发疾病的刺激因素。先天性皮肤念珠菌病的预后良好，数周后常能自愈。局部外用抗真菌药物如制真菌素或咪唑类能加速痊愈。

（四）甲念珠菌感染

念珠菌性甲沟炎若仅局限甲皱襞，外用咪唑类或特比萘芬常能治愈。患者务必采取措施避免甲沟的浸渍。如果近端甲板累及，多需口服药物治疗。局限性的甲板远端感染（受累面积小于全甲面积的2/3）可用5%阿莫罗芬搽剂（每周1次）或28%噻康唑溶液（早晚各1次）或8%环吡酮胺局部（开始每周3次，3个月后每周2次，再3个月后每周1次）外用治疗，疗程6个月以上。

严重的甲板感染，仅局部外用药物就很难奏效。口服伊曲康唑对此类患者是一线选择。方法为短程冲击疗法，每日400mg连续1周，停3周，连续2～3个疗程，能治愈多数指甲甲板的感染。特比萘芬（250mg/d）亦可应用，常需连续治疗9～12周。氟康唑每周150mg，连续12～16周也有效。

（五）慢性黏膜皮肤念珠菌病

多数患者经短程抗真菌治疗后，其口腔和皮肤的损害会消退，但治愈甲板感染所需的时间要长得多。除非患者的免疫缺陷得到纠正，否则感染会再次复发，皮损的消退只是暂时的。伊曲康唑和氟康唑虽不一定比以前的咪唑类药物更有效但长期使用却更为安全。合用免疫增强剂会有利于病患的好转或恢复。

（六）深部念珠菌病

与其他深部机会性真菌感染一样，深部念珠菌病一旦确诊要及时救治，因为预后的好坏与能否早期诊治关系很大。目前的一线用药仍是两性霉素B，念珠菌一般对其高度敏感（MIC＜0.1μg/mL）。开始剂量为0.5～1mg（kg·d），加到5%葡萄糖液中静脉滴注，根据机体耐受情况逐渐增大到3～4mg/（kg·d），最大不超过5mg/（kg·d）。为了克服该药较为严重的副作用，尤其是肾脏毒性，近年来新上市两性霉素B脂质体，具有提高疗效和降低毒性的显著特点，但价格十分昂贵。用法为以0.1mg/（kg·d）开始逐渐增大到3～5mg/（kg·d）。专家建议同时合用5－FC（5－氟胞嘧啶），剂量为150mg/（kg·d），口服或静脉滴注，这样可以产生协同作用并有效防止耐药的发生。如此治疗6～8周后，待患者症状明显消退并真菌检查阴性后，可改用氟康唑维持治疗，200～400mg/d。对一开始就因肾功能不全或不能耐受小剂量两性霉素B的患者可用氟康唑或伊曲康唑溶液静脉给药，如用前者可采用400～800mg/d，播散性病例可增至1 000～1 200mg，后者也可用至400～800mg/d。对有严重细胞免疫缺陷的患者可合用免疫增强剂或免疫调节剂，如IL－2、TNF等。

四、预后评价

浅部念珠菌病一般预后良好，但积极纠正诱发因素对有效防止复发很有帮助。如念珠菌性阴道炎患者慎用抗生素、激素、避孕药对维持阴道内微生态菌群的平衡十分重要，手部皮肤和甲的念珠菌感染往往与长期或密切接触水有关，偏胖的年轻女性尽量不穿牛仔裤等紧身裤，等等。深部念珠菌病则危害较大，预后很大程度取决于能否获得早期诊断和正确治疗。对那些严重免疫低下的住院高危患者建议预防性服用小剂量抗真菌药物，如氟康唑和伊曲康唑，剂量为100～200mg/d，以保持一定的血药浓度，一则能有效降低体内寄居真菌的数量，二可抵御刚入侵的少量真菌。但要注意有诱导耐药的隐患。

五、最新进展与展望

现已明确白念珠菌的毒力因子至少包括4种：①形态转换，即由寄生状态的酵母相转变为具侵袭能力的菌丝相。表型转换在白念珠菌致病中起着毒力作用，容易入侵和逃避宿主的防御。②黏附因子，是念珠菌黏附于宿主细胞的生物分子，使念珠菌具有黏附宿主上皮细胞的能力，是其致病的首要条件。白念珠菌黏附上皮主要依靠其表面类似于哺乳类动物细胞蛋白受体的成分完成。③分泌型蛋白水解酶，使机体细胞之间连接破坏并产生组织损伤，其中最重要的两种酶是分泌型天冬氨酸酶（Saps）和磷脂酶（PL）。④免疫下调，研究发现白念珠菌胞壁抗原具有下调宿主细胞免疫的作用。其他念珠菌的毒力不及白念珠菌强，感染频率也较低，但致病机制基本一致。

念珠菌对唑类和其他抗真菌药物产生耐药是当前临床抗真菌治疗面临的严峻问题，其耐药机制已成为研究热点，已明确的有唑类药物靶酶编码基因的突变或表达上调，药物流出泵蛋白活性增强等。另外，念珠菌在体内生成生物膜也是其耐药的重要原因。

（张　伟）

第七节 放线菌病

一、概述

放线菌病（actinomycosis）为一种进行性、慢性、化脓肉芽肿性疾病，常表现为脓肿、结节，溃破形成瘘管、窦道，脓液中可找到硫黄颗粒。放线菌属于原核生物，但其能产生与真菌类似的菌丝和孢子，其引起的疾病表现也与真菌病难以鉴别，所以习惯上将放线菌病并入真菌病中论述。放线菌分为需氧性和厌氧性两大类，前者中最常见为人型放线菌（以色列放线菌），其次牛型放线菌，多感染动物，还有赖斯兰德放线菌、龋齿放线菌等。后者主要是奴卡菌和马杜拉放线菌。放线菌为人类口腔、牙垢、扁桃体上正常菌群。易感因素为机体免疫降低、局部外伤等。

二、诊断思路

（一）临床特点

1. 部位　放线菌感染最好发于面颈部（60%～63%），依次为腹部（18%～28%）、胸部（10%～15%）、其他部位（8%左右）。

2. 颈面垄放线菌病　最常见，好发于颈面交界处及下颌角、牙槽嵴；初发为局部轻度水肿和疼痛或无痛性皮下肿块，逐渐变硬、增大，继而软化形成脓肿，破溃后出现窦道，排出物中可见淡黄色“硫黄颗粒”，脓肿周围可形成肉芽肿。

3. 皮肤型放线菌病　皮肤正常结构破坏易造成感染，局部皮下结节，后软化、破溃，形成窦道，排出物中可见“硫黄颗粒”。

4. 胸部型放线菌病　从口腔吸入，也可从其他部位播散感染，多见肺门和肺底，为急、慢性肺部炎症，感染波及胸壁后，穿透出现窦道，可见含“硫黄颗粒”排出物。

5. 腹型放线菌病　最常见为肠道感染，好发回盲部，表现类似急性、亚急性、慢性阑尾炎，继而出现不规则肿块，与腹壁粘连，穿破形成窦道，排出脓液中可见“硫黄颗粒”。

6. 脑型放线菌病　较少见，临床表现与细菌性脑部感染类似。局限性脑脓肿型，临床表现为占位性病变体征；弥漫型，出现脑膜炎，类似细菌性脑膜炎的症状、体征。

（二）检查要点

（1）好发于面颈部，尤其是颈面交界处及下颌角、牙槽嵴。

（2）典型皮损呈先硬后软再破溃的肿块。

（3）肿块破溃后形成窦道并排出“硫黄颗粒”。

（4）部分患者有明确的局部外伤史。

（5）除皮肤型外，累及胸部和腹部的炎症也可形成窦道并见“硫黄颗粒”。

（三）辅助检查

1. 真菌学检查　关键是从送检标本查找“硫黄颗粒”。直接镜检：颗粒用 KOH 或生理盐水制片，低倍镜下呈圆形或弯盘形，周边放射状排列透明的棒状体。革兰染色油镜下可见革兰阳性纤细缠绕的菌丝体和圆形、杆状菌体。抗酸染色阴性。培养：脑心浸液血琼脂培养基，CO_2 厌氧环境，菌落呈白色或淡黄色粗糙而不规则节结状，紧贴于培养基表面。

2. 病理学检查　广泛炎性浸润；炎性坏死及脓肿；炎性肉芽组织增生；紫红色云雾状放线菌菌落团；革兰染色有放线菌。

（四）鉴别诊断

临床上表现为面颈部硬性肿块不能确定为肿瘤者、持续肺部慢性感染或肺脓肿、胸腔积液疗效不佳者，腹部硬性包块或术后切口形成接管者，均应考虑放线菌病。该病应注意与结核病、奴卡菌病、深部真菌病、细菌性或阿米巴肝脓肿、恶性肿瘤、阑尾炎、细菌性骨髓炎等鉴别。

三、治疗措施

放线菌病：强调早期治疗、合理用药、疗程足。

（一）药物治疗

首选青霉素　200 万 ~2 400 万 U/d 静脉滴注，连用 2 ~6 周或更长，后改为青霉素或阿莫西林口服半年至 1 年，近年主张个性化治疗。磺胺类可加强青霉素疗效，常用复方新诺明口服 1 ~2g/d。青霉素过敏者可选用红霉素、四环素、利福平、克林霉素或头孢类抗生素，但剂量宜大，疗程稍长。

（二）手术切除

病灶局限者可手术切除，尽量清除病灶并配合药物治疗，不能切除者应切开引流，使其充分透气，改变厌氧环境，不利放线菌生长。

（三）其他

对颈面部浅在病灶，在药物治疗的同时可配合 X 线局部照射；亦可充分开放伤口，用过氧化氢溶液冲洗，以 2% 普鲁卡因稀释青霉素于病灶周围浸润及窦道内灌注。

四、预后评价

如能做到早期诊治，合理用药，疗程足够，则本病预后良好。发生在深部的放线菌感染其良好预后的获得还取决于综合措施的科学实施，包括脓液引流等。

五、最新进展与展望

病原菌常通过龋齿、牙周脓肿、拔牙后黏膜破损处、扁桃体化脓灶、扁桃体摘除术后侵入黏膜下组织，或经唾液腺、泪腺导管进入腺体引起面颈部放线菌病。含放线菌的脓液吸入支气管内，可致胸部放线菌病。放线菌吞服后沿消化道破损处或经腹壁外伤伤口感染可引起腹部放线菌病。因此，皮肤或内脏黏膜的破损，是使放线菌能深入组织内致病的重要条件。损害中如合并细菌感染，则造成厌氧环境更有利于放线菌生长致病。极少数免疫缺陷者感染致病性较强的菌株时可引起血行播散，甚或出现中枢神经系统放线菌病。病原菌通常是由局部通过窦道向周围蔓延侵犯皮肤、皮下组织、肌肉、筋膜、骨骼及内脏，而并非经淋巴管播散。

（张　伟）

第八节　孢子丝菌病

一、概述

孢子丝菌病（sporotrichosis）是由双相型真菌申克孢子丝菌所致的亚急性或慢性感染。此种真菌随外伤植入后引起皮肤或皮下感染，通常表现为淋巴管性传播，在易感个体偶可引起肺、关节、骨或其他部位的感染。孢子丝菌病为世界范围性分布，但最常见于温带及热带地区。发病无明显的性别、年龄或种族倾向，孢子丝菌病在成人比儿童更为常见，尤其在经常接触土壤、植物或植物性物质的职业个体中更为普遍，如园林工人、造纸厂工人、花匠、矿工及木匠。在我国，大多数病例为散发，但也有区域性流行的研究报告，如东北吉林地区的流行，据专家研究认为和当地大量种植的芦苇有关，患者也多从事与芦苇有关的产业。

二、诊断思路

（一）临床特点

孢子丝菌病临床表现呈多样性。

1. 皮肤孢子丝菌病　是孢子丝菌病最常见的临床类型，好侵犯暴露部位，如四肢，特别是手和手指。右手较左手更易被侵犯。最初的皮疹常发生在外伤后 1～4 周，为一小的、坚硬的、无痛性结节，开始时可以移动，以后与周围组织粘连，局部皮肤发红变紫，结节变软破溃形成一个持久性溃疡，排除浆液性或脓性液体。溃疡边缘不规则并可有水肿及结痂。在随后的数周和数月，沿着淋巴管的走向产生更多的结节，这些结节同样进一步发展为溃疡。但约有 25% 的皮肤感染者，其原发疹保持固定状态而不沿淋巴管传播，这类患者多见于儿童，面部皮疹也常常表现为这种类型，即所谓固定型孢子丝菌病。

2. 皮肤外孢子丝菌病　最常见于伴有基础性疾病或易感素质的个体，如糖尿病患者、酗酒者及 AIDS 患者。最常累及的部位是肺、关节和骨，但偶有内眼炎和脑膜炎的病例报道。外伤后发生于四肢的皮肤损害提示应考虑本病，假如患者居住在地方流行区，沿淋巴管发生的多发性溃疡更值得怀疑。

（二）检查要点

（1）好发于暴露部位，特别是手部。

（2）典型皮损为一个至数个结节，后期形成溃疡。

（3）儿童患者多发于面部，成人患者多见于四肢。

（4）固定型在儿童多发于面部，淋巴管型则多见于四肢。

（5）本病不具传染性，未见家庭聚集性。

（6）不少患者有皮损部位的外伤史。

（7）系统性或播散性孢子丝菌病患者往往合并有免疫受损性基础病。

（三）辅助检查

1. 真菌学检查

（1）镜检：临床材料如脓液或组织的直接镜检常由于菌数稀少而失败。但若查到孢子丝菌典型的卵圆形或雪茄形小分生孢子或发现星状体则可确诊。免疫荧光染色在显示单个真菌细胞方面有时很有帮助。

（2）培养：孢子丝菌病的确诊依靠分离到病原菌。应将临床材料接种到几种培养基上，包括葡萄糖蛋白胨琼脂，在 25～30℃下孵育，3～5 天内可见到丝状菌落。随着时间的推移，菌落颜色通常由奶油色逐渐转变为亮棕色到暗棕色或黑色。菌种鉴定应依靠其菌丝型的形态学特征及其在 37℃下在血琼脂上转化为酵母型。

2. 血清学试验　在孢子丝菌病的诊断中无明显意义。免疫扩散和凝集试验可用于检测申克孢子丝菌抗体，尤其对诊断不常见的皮外型孢子丝菌病更有帮助。

3. 病理检查　可作为重要的辅助检查，如在组织中发现孢子丝菌特征性的星状体以及典型的“三区结构”可有力支持诊断。“三区”指中央为“化脓层”，外为“结核样层”，周围则为“梅毒样层”。化脓层主要为中性粒细胞，结核样层，为多数上皮样细胞及多少不等的多核巨细胞，梅毒样层为浆细胞及淋巴细胞的浸润。

（四）鉴别诊断

皮肤型孢子丝菌病需与许多感染性疾病鉴别如芽生菌病、着色芽生菌病、奴卡菌病、副球孢子菌病、利什曼病和皮肤结核病，鉴别依据就是致病菌种的分离、培养和鉴定。

三、治疗措施

（一）皮肤及皮肤淋巴管型孢子丝菌病

伊曲康唑，100～200mg/d，连续 3～6 个月，治疗应持续到皮疹消失后数月。或特比奈芬，250mg/d，连续3～6个月，效果亦佳。饱和碘化钾溶液因其疗效肯定、易于吸收且便宜，对于皮肤淋巴管型孢子丝菌病患者仍不失为一种有效的治疗方法。起始剂量为每天3次，每次1mL，并逐渐加量到每次4～6mL。治疗应至少持续到临床治愈后1个月，通常需要2～4个月。变态反应及胃肠道反应是碘化钾治疗常见的并发症。碘化钾联合伊曲康唑或特比奈芬可增进疗效缩短疗程。

（二）皮外型孢子丝菌病

治疗较为困难。伊曲康唑（400mg/d）是治疗骨关节孢子丝菌病的首选药物，治疗应至少持续12个月，疗程偏短可导致复发。肺孢子丝菌病治疗亦困难，且易复发。急性期患者应使用两性霉素B［1.0mg/（kg·d）］治疗，当病情改善后应用伊曲康唑（400mg/d）进行替代维持；对于那些病情不十分严重的患者，可从一开始就应用伊曲康唑。播散性孢子丝菌病患者更需要两性霉素B治疗，总给药量应达到1～2g。患有AIDS的孢子丝菌病患者需要持续终身的伊曲康唑维持治疗以预防复发。对于那些不能耐受药物治疗的皮肤或皮肤淋巴管型孢子丝菌病患者，局部的温热疗法是一个有效的变通治疗方法。

四、预后评价

限于皮肤的孢子丝菌感染预后不错。发生于面部的皮损若损害较重溃疡较深，愈后会留有瘢痕，可以美容手段修复。对于那些不能耐受药物治疗如碘过敏或有肺结核的皮肤或皮肤淋巴管型孢子丝菌病患者，局部的温热疗法是一个有效的辅助治疗方法。

注意避免外伤及与带菌材料直接接触。若皮肤有破伤，立即涂碘酒，如外伤后不久有结节性损害出现，应考虑本病的可能。患者换下的敷料应烧毁，真菌室工作人员注意防止实验室感染。

（张 伟）

第九节 着色芽生菌病

一、概述

着色芽生菌病或称着色真菌病是由多种棕色（暗色）真菌引起的一组皮肤和皮下组织的慢性局灶性感染，最常见的累及部位是四肢，其特征为逐渐增多的疣状增生和结痂性损害。

该病最常见于热带和亚热带地区。我国迄今已报道500余例，大多为20世纪70年代后所见，以山东、河南和广东等省报道为多，其中山东章丘的流行病学调查显示其发病率高达0.23‰，属世界罕见。在我国北方地区最多见的是卡氏枝孢霉，而南方地区和散发病例则以裴式着色霉为主。着色真菌病的病原体广泛存在于环境中，可见于土壤、树木和其他植物中。因创伤时将病原体接种于皮肤而发生感染，细微损伤，棘刺、木屑的扎伤或创伤，常足以造成病原体的侵入，故该病常见于户外活动的人群及赤足者。

二、诊断思路

（一）临床特点

感染继发于创伤时病原体侵入皮肤和支下组织。最常见的感染部位为小腿和足部，其他还有手、上肢、面颈部、肩部和臀部等，多数患者的病灶为单侧性。初发病灶为在真菌侵入部位出现的单个粉红色无痛性丘疹，然而多数患者在此阶段不会就诊。初发病灶增大后形成一个大的角化斑块，其表面粗糙，边缘高起，若沿淋巴管播散（或自体接种），常在原发病灶周围形成一些卫星状病灶；无痛，但常有痒感；典型损害呈疣状或菜花状境界清楚的斑块或结节。即使病灶广泛、累及整个肢体，患者的全身健康状况也不至于受影响；疾病后期一些病灶呈有蒂状损害，表面可继发细菌双重性感染，形成溃疡并有恶臭物排出，双重感染也被认为是病期较长患者的淋巴回流淤滞、形成象皮肿的原因；罕有患者出现淋巴结、肝、脑或血行播散，仅见于裴氏着色霉所致，考虑与该菌亦可引起暗色丝孢霉病不无关系；和其他表面增殖性病变一样，该病亦能致癌。

（二）检查要点

（1）好发于小腿和足部，多数皮损为单侧性。

（2）典型皮损呈疣状或菜花状境界清楚的斑块或结节。

（3）该病常见于户外活动的人群及赤足者，并常有外伤史。

（4）疾病后期一些病灶呈有蒂状损害，表面可继发细菌双重性感染，形成溃疡并有恶臭物排出。

（5）本病不具传染性，未见家庭聚集性。

（6）病例为散发，以前国内曾报告山东章丘地区成流行区，但近年已无该特征。

（7）罕见引起深部或系统感染。

根据病史及典型的临床表现以及典型的组织病理改变并见到厚壁孢子即可初步诊断，而真菌学阳性结果是诊断的金标准。

（三）辅助检查

1. 真菌学检查

（1）镜检：对组织切片或损害处脓液、刮屑或活检物作显微镜检查，若发现成簇的特征性小而圆、厚壁、棕色硬壳小体，则着色芽生菌病的诊断可以成立。这些细胞常沿长轴和横向分隔。

（2）培养：着色芽生菌病的确诊依靠病原体的分离培养。25～30℃培养1～2周后，可见卵圆形灰黑色或墨黑色丝状菌落。但培养物必须保留4周方可丢弃。鉴定致病菌种颇为困难，需依据小培养中分生孢子梗的形态。

2. 组织病理检查　组织切片中除可见到感染性组织相外，还可见到呈暗色的菌丝或孢子，特别是见到厚壁的硬壳细胞（小体）有确诊意义。

（四）鉴别诊断

着色芽生菌病应与其他真菌感染性疾病，包括芽生菌病、罗伯菌病、副球孢子菌病、暗色丝孢霉病、鼻孢子菌病和孢子丝菌病等相鉴别，也需要与原藻病、利什曼病、皮肤结核及某些麻风损害、梅毒、银屑病和亚急性或盘状红斑狼疮进行鉴别。

三、治疗措施

该病治疗困难。对于小病灶应予手术切除。但此举有较大的危险性，易导致局部播散，只有在联合应用抗真菌药物时方可尝试手术治疗，如在术前口服伊曲康唑200mg/d，1～2周，术后继续用2周左右。

至今尚无治疗着色芽生菌病的十分理想的药物。据报道，长疗程口服伊曲康唑（200～600mg/d，12～36个月）对相当比率的南美患者有显著改善。我国医生的临床经验似乎不需要如此长的疗程，约半年左右，但不同患者的个体差异和病情严重度不同决定了其疗程应该个体化。

在伊曲康唑问世之前，氟胞嘧啶100～200mg/（kg·d），分4次，是治疗着色芽生菌病的首选药物，但常出现耐药性。氟胞嘧啶与两性霉素B［0.5～1.0mg/（kg·d）］或噻苯达唑25mg/（kg·d）联合口服时，可以获得更好的疗效。在达到临床治愈后仍应持续治疗至少1个月。国内有医生尝试用特比奈芬治疗也有良效，用法是250mg/d，连续口服3个月到半年以上，停药指征是真菌学转阴1个月以上。也有人用500mg/d，服用1个月左右换成250mg剂量持续治疗。还有内用10%碘化钾溶液、酮康唑、5－FC、两性霉素B、氟康唑等药物有效或治愈的报道。

最近，有人采用伊曲康唑和特比奈芬每周交替或两药联合的方法治疗4例单用抗真菌药物口服效差的着色芽生菌病患者获得成功。有的专家推崇5－FC与伊曲康唑联合。也有研究显示泊沙康唑在治疗着色真菌病方面比伊曲康唑更具优势。

病损局部应用热疗有时也有效，因本病的病原菌均不耐受42℃以上的高温。局部加热至45～50℃，每次 30～60 分钟，每天 1～2 次。热疗可采用远红外治疗器、灯泡照烤、热水袋热敷等办法，还可以冷冻。这些办法只适用于早期、小面积、增殖程度轻、无播散倾向者。

四、预后评价

局限性的皮肤和皮下着色芽生菌病预后良好，可根据皮损位置、大小、多少、患者健康和免疫状态以及经济状况选择不同的治疗方法和方案，多采用联合治疗的方法。要积极合理治疗，防止出现细菌的双重感染和自身的播散性感染。一旦出现严重的播散性感染并累及重要器官，则预后不佳。

（张　伟）

第十节　暗色丝孢霉病

一、概述

暗色丝孢霉病是指由多种条件致病性棕色（暗色）真菌引起的皮肤皮下和深部组织感染。这是一类不断被发现的引起多种临床感染的相关真菌种属所致的疾病，与引起皮肤着色真菌病的病原菌不完全相同。这些真菌的特征性表现为在组织中形成有隔菌丝相。

暗色丝孢霉病广泛分布于世界各地。发病与地区环境、种族、性别等无明显关系，但其中的皮下感染最常见于中、南美洲热带地区的农村人群，而多数脑部、鼻旁窦感染的报道则多见于北美。我国近几年已报道 10 余例，并有逐年增加的趋势。

人类的感染源经吸入或经皮肤创口植入病原体。有的患者可并发结核病、糖尿病、手术及一些消耗性疾病，长期服用肾上腺皮质激素也可诱发本病。此类病原真菌的共同特点是：培养物中或多数病例的组织中生长的真菌细胞壁中有色素形成。

二、诊断思路

（一）临床特点

该病可分为不同临床类型，包括皮肤皮下组织、鼻旁窦和脑部感染等。

1. 皮肤及皮下组织　是暗色丝孢霉病最为常见的类型。临床主要表现为孤立的皮下囊肿或脓肿，该类感染多继发于外伤，因此以四肢暴露部位居多。其他常见部位包括臀部、颈面部等。初发皮损为一坚实有时柔软的无痛性皮下结节，若不进行治疗，则缓慢增大，颜色加深，形成一囊性脓肿，表面黏着褐黑色的筋壳样厚痂，干燥，不易剥离；多数患者的病灶范围局限，表面皮肤常不受累，成熟的囊中可以引流出脓性液体，在免疫受损的皮下组织暗色丝孢霉病患者，有时可形成窦道。如果皮损主要位于表皮和真皮层时，可形成肉芽肿性、隆起性斑块。

2. 鼻旁窦　近年有增多趋势，可见于免疫力正常或免疫抑制的患者，是一种进展缓慢的破坏性疾病，可限于鼻窦或播散至眼眶与脑部。其临床表现与曲霉性鼻窦炎相似，通常患者的主诉为长期有过敏性鼻炎的表现、鼻息肉或间歇性鼻窦疼痛；患者就诊时有鼻阻塞和面部疼痛，伴或不伴有突眼症，鼻窦中充满稠厚、黑色黏液。据报道有些暗色真菌可引起白血病或 AIDS 患者鼻黏膜的黑色坏死性损害。

3. 脑部　少见但常可致命，可继发于肺部感染的血行播散，亦可由鼻窦感染灶直接波及。多数患者由班替枝孢霉引起。脑脓肿可发生于免疫力正常的人群而无明显易感性，男性患者常多于女性。该病起病隐匿，脑的前叶是最常见的发病部位。最常见表现为持续性头痛，还可有局灶性神经系统体征、偏侧麻痹和癫痫发作；发热少见或缺如；胸部放射学检查常正常。在病灶被切除之前罕有能确诊的患者。

（二）检查要点

（1）皮肤型主要表现为孤立的皮下囊肿或脓肿，该类感染多继发于外伤，因此以四肢暴露部位居多。

（2）皮肤型囊肿性皮损后期其表面黏着褐黑色的蛎壳样厚痂，干燥，不易剥离。

（3）多数患者的病灶范围局限，表面皮肤常不受累，成熟的囊中可以引流出脓性液体。

（4）鼻旁窦型患者就诊时有鼻阻塞和面部疼痛，伴或不伴有突眼症，鼻窦中充满稠厚、黑色黏液。

（5）脑型最常见表现为持续性头痛，还可有局灶性神经系统体征、偏侧麻痹和癫痫发作。

（6）该病均为散发，无人际间传染的报告。

根据临床特殊表现，尤其对长期不愈的皮下组织损害，以脓肿、囊肿为特征的患者要高度怀疑本病。取材进行真菌镜检、培养和组织病理检查可确立诊断。

（三）辅助检查

1. 真菌学检查

（1）镜检：取临床标本如病灶处脓液，皮屑或活检组织制成染色切片或湿片作显微镜检查，若找到偶有分枝的棕色有隔菌丝，则可作出诊断。

（2）培养：致病菌的鉴定对于正确治疗至关重要，这依赖于分离培养的成功。30℃培养1～3周后，可形成能鉴定的丝状菌落。

2. 组织病理学检查　除可见脓肿或囊肿的细胞相外，组织内可发现肿胀、扭曲的棕色菌丝和酵母样芽生孢子或假菌丝，但无厚壁孢子（硬壳小体），此为与皮肤着色真菌病组织病理的主要区别点。

3. 其他检查　对于鼻旁窦和脑部的感染，CT扫描有助于确定感染范围和病灶定位，常显示出一边界清晰、反差显著的损害。脑部感染者其脑脊液（CSF）检查变化有压力增高、蛋白浓度可增加、葡萄糖浓度可减少，并出现淋巴细胞增多，但很少能发现真菌。

（四）鉴别诊断

皮下组织型暗色丝孢霉病的病灶可与着色芽生菌病、孢子丝菌病、球孢子菌病和副球孢子菌病以及皮肤利什曼病的小的初发病灶混淆。但孢子丝菌病可出现淋巴系统播散，其他几种疾病均可出现疣状皮损，因此鉴别不难。

对于免疫力正常的患者，暗色丝孢霉性鼻窦炎的临床表现与曲霉感染难以鉴别。在免疫抑制患者，曲霉性鼻窦炎是一种暴发性且常为致死性的疾病，这一点与暗色丝孢霉病不同。然而，在白血病或AIDS患者的鼻中隔部位，两种病原体均引起黑色坏死性损害。脑部暗色丝孢霉病的症状与未经治疗的细菌性脑脓肿类似，但前者起病更为隐匿。部分病例要先排除隐球菌病、球孢子菌病或孢子丝菌病。

三、治疗措施

皮下组织暗色丝孢霉病需要手术切除，因为对皮下组织切开引流极少成功。两性霉素B可治愈或改善不宜切除的病例，但以后常有复发。鼻旁窦感染应进行手术完全切除病灶，而合并使用两性霉素B是阻止暗色丝孢霉性鼻窦炎进展的重要措施，即使如此，复发者依然并不少见，此时应进一步实施手术治疗。口服伊曲康唑（100～400mg/d）有效，但最适剂量与疗程仍需摸索。坏死性鼻中隔病灶可用外科切除的方式治疗。

脑暗色丝孢霉病需同时以手术和药物治疗，因两性霉素B单用无效，外科切除孤立性病灶可获长期治愈；然而，未能完全切除的病灶常为致命性的。多发性病灶的患者预后不良。

对皮肤暗色丝孢霉病可用外科手术清创皮肤损害，同时合并使用两性霉素B，此为最有效的治疗方法。获得控制后改用伊曲康唑小剂量长期维持一段时间。局部抗真菌药物无效。还有应用10%碘化钾、酮康唑、氟康唑和5-FC等治疗本病的报道，但效果不定。

四、预后评价

限于皮肤的损害预后尚可。皮下组织暗色丝孢霉病其预后要看感染部位和大小，因为这取决于能否手术干预。脑部感染患者其预后也取决于能否实施手术并将病灶切除干净。另外，不同种属的真菌对抗真菌药物的敏感性存在差异，遇到对常用抗真菌药物不敏感甚或耐药的菌株，其疗程会延长且预后不佳。

（张　伟）

第十一节　足菌肿

一、概述

足菌肿（mycetoma）又称“马杜拉足”（Madura foot），是一种由真菌（真菌和皮肤癣菌）、放线菌及细菌引起的皮肤、皮下组织和骨骼的一种慢性限局性的感染。通常累及手足，其特征性表现是在被感染组织中产生颗粒并通过窦道排出。

足菌肿最常见于非洲、中美洲和南美洲的一些干旱的热带、亚热带地区。我国也有本病的发生，迄今已报道10余例。足菌肿可累及各个年龄组，而最常见的是20～50岁。大多数患者从事户外工作，接触土壤，并有轻微的穿刺损伤史。未见人与人、动物与人之间的互相传染。

二、诊断思路

（一）临床特点

足菌肿最常见于足部（占病例的70%以上），特别是习惯赤足行走的人，其次是手部（大约占10%）以及在工作和坐卧时与土壤或腐生物相接触的身体其他部位。另外一些易受感染的部位包括背部、颈部和枕后。

最初的皮损出现在外伤的几个月之后，表现为一个小的坚实的无痛性皮下结节，其在皮下可以活动，也可与皮肤相粘连。真菌性足菌肿一般较放线菌性足菌肿进展慢、破坏性小，而且病变趋于局限性，随着病情发展到晚期，病变肿胀而且对相邻的解剖结构造成不太明显的破坏。在放线菌性足菌肿，其皮损边界不清，并有与周围组织相融合的趋势。进展常较迅速，累及骨骼早且较广泛。足菌肿的皮损表现为色素减退或色素沉着性的皮肤肿胀，进而病变发展形成单个或多个窦道，向皮肤表面排出含有特异性颗粒的脓液。随着旧的窦道的愈合，新的窦道又出现。到了一定时期，感染向邻近组织扩散，并累及骨骼。

（二）检查要点

（1）最常发于足部，特别是习惯赤足行走者。

（2）皮损常在外伤后数月发生。

（3）一般为慢性渐进性过程。

（4）皮损表现为色素减退或色素沉着性的皮肤肿胀，进而病变发展形成单个或多个窦道，向皮肤表面排出含有特异性颗粒的脓液。

（5）真菌性较放线菌性进展慢损害范围小。

（6）晚期其骨骼可受累。

大多数情况下，有足部典型损害表现时，诊断足菌肿没有问题，如果身体的其他部位受累，特别是检查见不到颗粒排出时，可能难以诊断。

（三）辅助检查

1. 颗粒的采集和分析　用注射器对柔软而尚未溃烂的结节进行穿刺来获得颗粒，如果失败，也可以用解剖针或通过吸取窦道中流出的分泌物来得到颗粒。若病变不流脓，收集20～30个颗粒，用70%的乙醇洗涤，然后用生理盐水冲洗，进行培养。肉眼观察这些颗粒可提供病原学方面的线索。黑色颗粒提示真菌感染；小的白色颗粒常表明诺卡菌感染；针头大小的白色颗粒既可以来自真菌，也可以来自放线菌。小的红色颗粒对白乐杰放线马杜拉菌具有特征性，而黄白色的颗粒可源于放线菌或真菌。

2. 镜检　显微镜直接检查可以对足菌肿进行确诊，同时还可以区分病原菌是真菌还是放线菌。放线菌的颗粒有非常细的菌丝（直径 <1μm），而真菌的颗粒含有短菌丝（直径在 2~4μm），有时具有色素。直接镜检观察经氢氧化钾处理过的压碎颗粒可以见到这些菌丝，而在染色后的组织切片中更容易观察到。

3. 培养　将若干颗粒（用分泌物或组织块）接种到琼脂平板上，在 25~30℃和 37℃进行孵育。最常用的培养基是葡萄糖蛋白胨琼脂，不加氯霉素而加放线菌酮（cycloheximid）以分离放线菌，加氯霉素而不加放线菌酮以分离真菌。分离放线菌的选择性培养基中还包括脑-心浸汁或血琼脂。

4. 放射学检查　有助于确定骨骼受累的程度。最常见的而且是特征性的表现为局灶性的骨质破坏，伴有空洞的形成。在放线菌性足菌肿中，骨骼的损害范围小而数量多，在真菌性足菌肿中正相反。CT 扫描也可以帮助明确病变的范围。

（四）鉴别诊断

足菌肿的特征性表现是窦道中存在着含有放线菌或真菌菌丝的颗粒。据此可与着色芽生菌病、暗色丝孢霉病、皮肤结核以及其他疾病相鉴别。

三、治疗措施

首先应区分是真菌性足菌肿还是放线菌性足菌肿，因为它们的治疗完全不一样，而且用于治疗其中一种病的药物对于另外一种病通常是无效的。放线菌性足菌肿可用多种抗生素联合治疗，如硫酸链霉素联合复方新诺明或氨苯砜或利福平，治愈率较高，其平均疗程约为 9 个月。治疗应持续进行直到疼痛和肿胀消失，分泌物和颗粒排出停止以及窦道闭合。真菌性足菌肿应以抗真菌治疗为主，如出现骨损害或严重组织破坏时，可考虑外科清创，但应与内用药结合。因为真菌性足菌肿的感染较局限，扩散慢，手术切除效果很好，特别是病变较小并且没有骨骼受累者。然而，如果不除掉所有的感染灶，复发是不可避免的。外科治疗为足菌肿的康复提供了很好的机会。如果已经累及骨骼，施行截肢术是根治的唯一希望。足菌肿常扩展至邻近的组织，但极少扩散至局部淋巴结和深部器官。反复手术对这两种足菌肿似乎都是一个加速恶化的因素。在初发的足菌肿病变中，细菌的双重感染很普遍，这是局部淋巴结增大的常见原因，而且对患者的全身情况产生损害。

1. 真菌性足菌肿

（1）酮康唑：对波氏假性阿利什霉所致的感染有效，300~400mg/d，连续 8 个月。但要注意监测肝功能。

（2）伊曲康唑：有若干长期治疗获得成功的报道。开始每天 200~400mg，显效后改为 100~200mg，连续用药 1 年以上。也有人用 200mg，每日 3 次，疗程 6 个月，治愈由波氏假性阿利什霉所致的足菌肿。

（3）两性霉素 B：对顽固的足菌肿病例，目前该药仍为最好的选择。使用方法与治疗其他深部感染相同，但疗程要长。病灶局部可用 1~2mg/mL 进行局封。

（4）5-FC：对暗色真菌引起的感染有一定疗效，可每日 3~4g 口服，并与两性霉素 B 或酮康唑合用。

（5）氨苯砜和碘化钾也有一定疗效。

2. 奴卡菌性足菌肿

（1）磺胺：为首选药物，应用最广泛的是磺胺甲异恶唑-甲氧苄啶联合治疗。用量为磺胺甲异恶唑 800~1 250mg，甲氧苄啶 160~200mg，每日 2 次口服，疗程 1 年左右。

（2）氨苯砜：对巴西奴卡菌有效，推荐 200~300mg，每日 1~2 次，持续 6~24 个月。要注意溶血性贫血等不良反应。可与磺胺联合应用。

四、治疗流程

对严重且已播散的病例，可用阿米卡星。

五、预后评价

预后取决于是否早期诊治，还取决于病灶能否被完全清除，否则难免复发。要警惕细菌的双重感染。一般地，真菌引起的足菌肿其预后要好于放线菌及细菌所致的感染。

（张　伟）

第五章

寄生虫、昆虫性皮肤病

第一节　毛虫皮炎

毛虫皮炎是由毛虫毒毛所致的急性炎症性皮肤病。毛虫种类较多，我国主要有松毛虫（枯叶蛾科）、桑毛虫（毒蛾科）、茶毛虫（毒蛾科）及刺毛虫（刺蛾科）等，直接接触虫体或脱落的毒毛沾染皮肤而致病。

一、诊断要点

1. 好发人群　主要发生于山区的农民、林厂的工人、爬树的儿童，尤多见于从事松树林的伐木工人。

2. 好发部位　常见于颈、肩、胸、背及上肢等暴露部位，少数因接触毛虫毒毛沾染的衣物发生于身体其他部位。

3. 典型损害　毛虫毒毛刺入皮肤数分钟至数小时后，刺伤处皮肤出现绿豆至黄豆大淡红色或鲜红色水肿性斑疹、丘疹、丘疱疹或风团，形态多样，中央可见针尖大水疱或黑点。皮疹数量与毒毛刺入皮肤的数量一致，一般几个、十数个，多者可达上百甚至数百个，多不融合，但刺入皮肤的毒毛密集时，可出现大片水肿性斑块或风团。可因搔抓、揉搓、挤捏或摩擦，出现糜烂、渗液、结痂及鳞屑。

若毒毛进入眼睛，可引起结膜炎、角膜炎，处理不及时可致失明。若毒毛污染食用水，可引起口腔黏膜炎和消化道炎症。若大量毒毛同时刺入皮肤，可引起全身中毒，甚至死亡。

松毛虫除可引起皮炎和结膜炎外，还可引起关节炎，一般在松毛虫皮炎发生1～2周后，但短者可为1～2d，长者可达20d或更长，主要表现为手、足、肘、膝、踝等关节出现疼痛，以手足小关节最为多见，且不对称，继而受累关节处组织肿胀，影响活动，重者可丧失劳动能力。

4. 自觉症状　皮肤损害有刺痛、瘙痒及烧灼感，毒毛刺入皮肤数量较多时，可伴有发热、乏力等全身症状。毛虫性结膜炎和角膜炎则疼痛、烧灼感剧烈，松毛虫性关节炎有不同程度的关节疼痛及活动受限。毛虫性口腔黏膜炎和消化道炎症，可表现为发热、恶心、呕吐、胸骨后疼痛、乏力等中毒症状。

5. 病程　皮疹一般1～2周自愈。毛虫性关节炎约1周后逐渐缓解，少数可长达数月，若发生游走性或复发性关节炎，病程可长达数年甚至数十年。

6. 实验室检查　用透明胶带在皮损处粘取，在显微镜下可发现毒毛。

二、治疗

1. 一般治疗　毛虫刺伤皮肤后，应及时用胶布、伤湿膏或胶带纸反复粘贴患处去除毒毛，并用肥皂水、5%～10%氨水或碳酸氢钠溶液冲洗，在粘取毒毛时，应注意勿将胶布等垂直按压在皮肤上，以免毒毛刺入更深。患处避免搔抓、揉搓和摩擦，防止毒毛断入皮内。

2. 局部治疗　去除毒毛后，局部涂搽1%冰片炉甘石洗剂、樟脑酊，以及0.05%卤米松霜或软膏、0.05%丙酸氯倍他索软膏、0.025%醋酸氟轻松乳膏或软膏、0.1%哈西奈德乳膏或软膏等糖皮质激素制剂，每日2或3次。红肿较明显者，可用1%新霉素溶液、0.1%苯扎溴铵溶液或1%～2%明矾溶液等湿敷，或外敷鲜茶汁、鲜马齿苋泥、季德胜蛇药糊或云南白药糊，可显著缓解症状。

3. 全身治疗　皮损广泛或伴有全身症状者，可给予去氯羟嗪75～150mg/d、盐酸左西替利嗪5mg/d、氯雷他定10mg/d、特非那定120～180mg/d、非索非那定60mg/d或盐酸赛庚啶6～12mg/d等抗组胺药，必要时短期应用糖皮质激素，如醋酸泼尼松20～30mg/d、地塞米松3～5mg/d等。

松毛虫性关节炎在急性期给予消炎镇痛剂，如吲哚美辛25mg、保泰松25mg或布洛芬0.2g，每日3次，口服，亦可同时应用糖皮质激素，如醋酸泼尼松10mg，每日3次，口服；或地塞米松5mg，每日1次，肌肉注射。

4. 封闭疗法　皮疹密集且症状明显者，可用1%盐酸吐根碱溶液3mL或3%盐酸吐根碱注射液1mL加1%利多卡因1mL，于患处近心端皮下注射，可迅速止痛，但心脏病、高血压、孕妇及幼儿忌用。关节炎症状较明显或其他治疗方法无明显缓解者，关节腔内可注射强的松龙10～20mg，1～2周1次。

5. 中医治疗　局部可选用马齿苋、苦参各30g，艾叶20g；或白花蛇舌草、七叶一枝花、蒲公英、野菊花各30g，地肤子、黄柏各15g，水煎取汁湿敷患处，每日2～3次。

（张　伟）

第二节　隐翅虫皮炎

隐翅虫皮炎是一种由毒隐翅虫体液所致的急性接触性皮肤病。毒隐翅虫种类主要有梭毒隐翅虫、青翅蚁形隐翅虫、黑足蚁形隐翅虫等，虫体各段均含有强酸性毒汁，当碎裂的虫体体液直接或间接沾染皮肤时即引起皮肤损害。

夏秋季皮肤裸露，该虫夜晚飞进房间叮咬皮肤或虫体受压时体液外溢可释放出毒液，能引起皮炎。但多数虫体在皮肤爬行时并不放出毒液，只有当虫体被拍击或压碎时，毒液沾染皮肤才引起皮肤损害。

一、诊断要点

1. 好发季节　多发生于夏秋季节夜晚室外作业或乘凉时，男女老幼均可受侵。

2. 好发部位　皮损多见于面颈、胸、背、四肢等暴露部位，偶可发生于外阴。

3. 典型损害　一般在皮肤沾染隐翅虫体液2～4h后，在接触部位出现与沾染毒液面积基本一致的点状、条索状、地图状或泼水状等不同形态的水肿性红斑，此后可出现大小不等的壁薄水疱和灰白色脓疱样损害，破溃后形成浅表红色糜烂面和结痂，严重者可出现皮肤浅表性坏死。毒液沾染眼睑、阴茎等组织疏松部位时，则症状严重，局部肿胀明显。

4. 自觉症状　局部有明显的瘙痒、灼热和疼痛感，甚至剧痛，严重时可伴有发热、头痛、头晕、淋巴结肿大等全身症状。

5. 病程　皮损一般1～2周留暂时性色素沉着而愈，伴有组织坏死者病程延长。

二、治疗

1. 一般治疗　加强个人防护，发现皮肤上落有隐翅虫时不要用手直接拈取或拍击，应将虫体拨落于地用脚踏死。若发现皮肤沾染隐翅虫体液，应避免搔抓，并及时用肥皂水、5%～10%氨水或4%碳酸氢钠水清洗。

2. 局部治疗　患处可涂搽1%冰片或薄荷炉甘石洗剂、樟脑酊，或0.05%卤米松霜、0.1%糠酸莫米松霜、0.02%丙酸氯倍他索霜、0.025%曲安奈德霜、0.1%哈西奈德乳膏等糖皮质激素制剂。红肿较明显或糜烂有渗液时，可用3%硼酸溶液、0.1%依沙吖啶溶液、1%～2%明矾溶液或1∶5 000高锰酸钾溶液冷湿敷，待患处干燥后再涂搽糖皮质激素霜剂。

继发感染可涂搽2%甲紫溶液、10%硫黄炉甘石糊剂、冰黄肤乐膏，或2%莫匹罗星软膏、1%红霉素软膏、1%利福平软膏、3%磷霉素软膏、1%诺氟沙星软膏或0.2%盐酸环丙沙星软膏等抗生素制剂。

3. 全身治疗　症状明显或皮损面积较大时，可给予抗组胺药物，如马来酸氯苯那敏12mg/d、盐酸赛庚啶6mg/d、盐酸西替利嗪10mg/d、氯雷他啶10mg/d等，分次口服或顿服。必要时可给予糖皮质激素，如醋酸泼尼松30mg/d，分次口服。其他如患处灼痛明显者可给予止痛药、继发感染者可口服抗生素等对症处理。

4. 中医治疗

（1）内治法：本病治宜清热、解毒、利湿，方选清热解毒利湿方加减，药用苡仁20g，蒲公英、土茯苓、生地各15g，金银花、连翘、泽泻、赤芍各12g，甘草6g，每日1剂，水煎取汁分次服。

（2）局部可选用蒲公英、地肤子、苦参、甘草各20g，紫背天葵、野菊花、蛇床子、白鲜皮、连翘各10g；或忍冬藤、苦参各15g，薄荷叶、赤芍、芒硝（后入）各10g，水煎汁冷却后湿敷患处，每次10～15min，每日3～4次。

捣烂的鲜马齿苋泥或季德胜蛇药片6～8片用茶叶水化成糊状后敷于患处，每日2次，常可收到较好消炎镇痛的作用。

（张　伟）

第三节　叮咬皮炎

叮咬皮炎是指被具有吸血的喙器或刺吸型口器的昆虫叮咬后引起的炎症性皮肤病。此类昆虫主要包括蚊虫、臭虫、蠓虫、白蛉、蚋、虱、跳蚤、蜱、螨、椎猎蝽等，在叮咬人体吸血的同时将体内的毒汁或唾液注入人体，引起机体的局部及全身变态反应，而且可传播多种传染病，危害人类健康。

一、诊断要点

1. 好发年龄　任何人被昆虫叮咬后均可出现局部炎症反应，但全身变态反应多见于儿童。

2. 好发部位　主要发生于面颈、上胸、手足及四肢等暴露部位。

3. 典型损害　被叮咬处皮肤出现水肿性红斑、丘疹和风团，在损害中央可见暗红色的瘀点，偶见丘疱疹、水疱和结节，数量多少不定，散在分布或密集成群。常因瘙抓引起糜烂、渗液、结痂、抓痕或继发感染，愈后留暂时性色素沉着。

少数患者可出现全身过敏反应，皮肤出现泛发性水肿性红斑、风团，甚至大片瘀斑，严重者可发生喉头水肿。少数儿童被蜱叮咬后可引起“蜱瘫痪症”，表现为上行性麻痹，最后可因呼吸中枢受累而死亡。

4. 自觉症状　多数被叮咬者有不同程度的瘙痒和/或疼痛，少数可无任何症状。某些过敏体质者可有剧烈瘙痒和灼痛感，甚至出现发热、腹痛、腹泻、恶心、头痛等全身症状。

5. 病程　皮损一般一周左右消退，但结节性损害消退缓慢，少数可发展成慢性皮炎。

二、治疗

1. 一般治疗　加强个人防护，进入林区或在野外，需穿长袖衣衫，预防蚊虫叮咬。搞好环境和个人卫生，作业区可喷洒凯素灵、倍硫磷、美曲膦酯等杀虫剂，消灭虫体和滋生地，工作后及时洗澡换衣。避免搔抓和刺激皮损，防止继发感染和形成慢性皮炎。

2. 局部治疗　患处涂搽抗炎止痒剂，如1%酚或薄荷炉甘石洗剂、0.25%樟酚搽剂、虫咬皮炎药水、花露水、清凉油，或0.05%卤米松霜、0.1%糠酸莫米松霜、0.02%丙酸氯倍他索霜、0.025%曲安奈德霜等糖皮质激素制剂，以及林可霉素利多卡因凝胶、2%利多卡因、2%普鲁卡因或pramoxine等局部麻醉剂，每日3～5次。

继发感染可涂搽2%莫匹罗星软膏、1%新霉素软膏、1%红霉素软膏、2%龙胆紫溶液、3%聚维酮碘液或0.2%盐酸环丙沙星软膏等，每日2次。

3. 全身治疗　瘙痒明显或皮损严重者可酌情给予盐酸西替利嗪5～10mg/d、盐酸左西替利嗪2.5～

5mg/d、氯雷他定 5～10mg/d、非索非那定 60mg/d 或咪唑斯汀 5～10mg/d 等抗组胺药，分次或 1 次口服。必要时可给予醋酸泼尼松 20～30mg/d、地塞米松 5mg/d 等糖皮质激素，继发感染者给予广谱抗生素。

4. 封闭疗法　局部症状明显或结节性损害，皮损内可注射糖皮质激素，如地塞米松 2.5～5mg、醋酸泼尼松龙 5～15mg、复方倍他米松注射液 5～7mg，可迅速缓解症状和抑制组织增生。

5. 物理疗法　局限顽固性难退的结节性损害或已形成痒疹者，可考虑手术切除、电烧灼、激光、微波、液氮冷冻或浅层 X 线治疗。

6. 中医治疗　局部可选用桃树叶适量；或野菊花、马齿苋、蛇床子、地肤子、苦参各 10g，薄荷 6g，水煎淋洗或湿敷患处，每日 3～5 次。雄黄、枯矾各等份，研细末后凉茶水调敷患处，也有较好疗效。

（张　伟）

第四节　疥疮

疥疮是由疥螨所致的接触传染性皮肤病。疥螨属蛛形纲疥目，寄生在皮肤的表皮层内，因掘隧道时的机械性损伤、分泌物及排泄物的刺激引起皮肤炎症，极易在家庭及接触者之间传播流行。

疥疮患者多因与受感染者直接接触传染，或使用患者用过的被褥、衣物等间接接触传染，亦可被有疥螨寄生的动物如猫、犬、兔、羊、牛、马等传染。

一、诊断要点

1. 好发年龄　男女老幼被疥螨感染后均可发病，临床以中青年人和儿童较为多见。

2. 好发部位　皮疹好发于皮肤薄嫩处，如指间、腕屈侧、肘窝、腋窝、女性乳房下、下腹部、股内侧、外生殖器等部位，成人头面部和掌跖部不受侵犯，但可累及婴幼儿。

3. 典型损害　皮损主要为红色丘疹、丘疱疹、小水疱、隧道、结节和结痂等，其中水疱常见于指缝，结节常发于阴囊、阴茎和阴唇。少数患者可有风团样、大疱性、角化性损害。

隧道为疥疮的特异性皮疹，长约 5～15 毫米，弯曲微隆起于皮面，呈淡灰色或皮色，末端有丘疹、丘疱疹或水疱，为雌性成虫所在处，但部分患者无典型的隧道或很难识别。可因搔抓、破溃等继发感染，发生脓疱疮、毛囊炎、疖病、淋巴结炎等。

4. 特殊类型

（1）婴幼儿疥疮：皮疹分布常较广泛，可累及头皮、颈、手掌和足跖，除典型皮疹外，多有脓疱和湿疹样损害。经正规治疗后，在足的侧面仍可陆续出现小水疱和脓疱，对治疗疥螨等药物无反应，称之为疥疮后综合征。

（2）挪威疥：又称“角化型疥疮”或“结痂型疥疮”，多发生于身体虚弱、免疫缺陷或大量应用糖皮质激素者。损害主要为皮肤干燥、结痂和脓性感染灶，指（趾）端有大量银屑病样鳞屑，指侧缘肿胀，指甲增厚变形，手掌角化过度，毛发干枯脱落，头皮和面部有较厚的鳞屑和脓性痂皮，有特殊的臭味，局部淋巴结肿大。

（3）难辨认疥疮：局部或全身应用糖皮质激素可使疥疮的症状和体征发生改变，缺乏典型疥疮损害的特征，且皮损分布广泛。

（4）结节性疥疮：病程中或抗疥治疗后，阴囊和阴茎可出现直径 3～6 毫米的暗红色结节，足跖部结节呈红棕色，表面常有角化和鳞痂，常伴有不同程度的瘙痒。婴幼儿可能由于皮肤薄嫩，对异物反应强烈而易发生疥疮结节。

5. 自觉症状　瘙痒剧烈，尤以夜间为重，常在感染后 3～4 周出现。灭疥治疗 1～2 周后，皮肤瘙痒可消失。

6. 病程　慢性经过，未经治疗可持续数周至数月或更久。有效抗疥治疗可很快将疥螨杀死，但皮肤瘙痒仍可持续数日。

7. 实验室检查　在隧道末端的丘疹、水疱内可找到疥虫或虫卵。

二、治疗

1. 一般治疗　患病后及时诊治并适当隔离，避免传播。与患者密切接触的周围人和家庭成员，均应进行2~4周的医学观察。患者穿过的衣服及使用过的被褥、手套、用具等，均应煮沸消毒或在日光下曝晒灭虫。将被污染的衣物离体干燥放置72h，疥螨也可自行死亡。

2. 外用药治疗

（1）搽药方法：搽药前用肥皂和热水沐浴，将皮肤拭干后，将灭疥外用药均匀涂搽于颈部以下全身皮肤，皮损处应反复涂药并用力摩擦，临睡前搽药1次或早晚各1次，疗程以药物杀虫效果而定，疗程结束后再用热水及肥皂水沐浴，应尽量将皮肤上的药物洗净，更换已消毒的衣被。若治疗2周左右有新发皮疹或检出活疥虫，可重复一疗程。首次搽药前先用中长效糖皮质激素霜剂（如0.05%卤米松霜、0.1%糠酸莫米松霜、0.02%丙酸氯倍他索霜、0.025%曲安奈德霜等）薄涂皮损，可明显缓解瘙痒症状。

临床最常应用的灭疥药物硫黄制剂，无蓄积毒性，安全且疗效肯定，掌握一定的搽药方法对其疗效十分重要和必要。除以上所述外，硫黄制剂在抗疥治疗过程中，可不必每日洗澡和更换内衣，因沾染在内衣上的药物及其气味也有杀虫作用，可增强灭疥效果。

（2）灭疥药物主要有5%~10%硫黄软膏或霜，每晚或早晚各1次，疗程3~4d；25%~30%苯甲酸苄酯洗剂或乳膏，每晚1次，连续3d；1%丙体666乳膏或软膏，1次即可，8~12d后彻底洗掉，孕妇、哺乳期妇女、小于2岁儿童及泛发性皮炎患者禁用；5%三氯苯醚菊酯乳剂，1次即可，8~14d彻底洗掉；10%克罗米通霜，每晚1次，连用2次，第2次用药后24d彻底洗掉；40%硫代硫酸钠溶液和4%稀盐酸溶液，先涂前者，待干后再涂后者，每日早晚各1次，连续3~4d。以上药物可酌情任选一种。

3. 内用药物　病情严重者可选用依维菌素，成人12mg，儿童150~200μg/kg，单次口服，5岁以下儿童、年老体弱、孕妇禁用；或阿苯达唑400mg，单剂口服，5d为一疗程。

此外，甲硝唑0.6g/d，分3次服，疗程7d，可增强外用药疗效；氨苯砜100mg/d，分2次服，7d为一疗程，用于治疗疥疮结节；瘙痒明显者给予盐酸赛庚啶6~12mg/d、马来酸氯苯那敏12mg/d、盐酸西替利嗪10mg/d、氯雷他定10mg/d或非索非那定60mg/d等抗组胺药物；继发感染者给予罗红霉素150~300mg/d（儿童5~10mg/kg·d）、红霉素2~4g/d（儿童30~50mg/kg·d）、阿莫西林2~4g/d（儿童20~40mg/kg·d）、氨苄西林2~4g/d（儿童25mg/kg·d）、头孢氨苄1~4g/d（儿童25~50mg/kg·d）等抗生素，分次口服。

4. 封闭疗法　糖皮质激素局部注射用于疥疮结节的治疗，每个结节内可注射用1%普鲁卡因或1%利多卡因溶液稀释而成的1%醋酸泼尼松龙混悬液、0.5%甲泼尼龙醋酸酯混悬液、0.2%复方倍他米松混悬液或1%曲安奈德混悬液0.1~0.2mL，每周或每月1次。

5. 物理疗法　疥疮结节可采用液氮冷冻治疗，一般2次冻融即可，冻融范围局限于损害处，避免水疱形成和周围正常组织水肿。

（张　伟）

第五节　蜂蜇伤

蜂蜇伤是由蜜蜂、黄蜂、大黄蜂、土蜂等毒蜂蜇伤所致的急性炎症性皮肤病。毒蜂尾部毒刺蜇入皮肤后，释放出含有组胺、5-羟色胺、胆碱酯酶、缓激肽、透明质酸酶、蚁酸和抗原物质的毒汁，引起局部皮肤及全身变态反应。

一、诊断要点

1. 好发年龄　男女老幼均可被蜇伤，但主要见于林业和野外工作者，儿童也不少见。

2. 好发部位　主要发生于四肢及面颈等暴露部位。

3. 典型损害　蜂蜇伤处皮肤迅速出现水肿性红斑，中央被螫处有一瘀点，较重者可发生风团、水疱或血疱，蜇伤组织疏松部位时，局部常高度水肿。若被群蜂和黄蜂蜇伤，可发生大面积水肿，偶可发生过敏性休克。

4. 自觉症状　刺伤后局部立即出现灼痛、刺痛及痒痛感，严重者可伴有周身瘙痒。偶可出现畏寒、发热、头晕、头痛、恶心、呕吐、心悸、烦躁、抽搐、虚脱、昏迷等全身症状，严重者可发生休克。

5. 病程　单纯水肿性红斑一般2h自行缓解或消退，严重者可在数小时或数日内死亡。

二、治疗

1. 一般治疗　蜇伤后立即拔出毒刺，并用清水冲洗或外涂碘酊，然后用吸奶器或火罐将毒汁吸出。刺入皮内的蜜蜂产卵器带有毒囊，宜用小刀将其剥除，勿用手及镊子拔除，以免将毒囊内的毒液挤入组织内，因断入皮内的毒刺不能被组织吸收且有刺激性，所以必须清除。

2. 局部治疗　黄蜂的毒液为碱性，被蜇后可用食醋冲洗；蜜蜂的毒液为酸性，被蜇后可用肥皂水、3%氨水或5%碳酸氢钠溶液冲洗，然后用20%醋酸铝溶液冷湿敷，或用季德胜蛇药3～5片温开水化开调成稀糊状敷于患处。局部外搽10%氨水或虫咬皮炎药水，以及5%～10%碳酸氢钠溶液冷湿敷等，可明显减轻疼痛。

3. 全身治疗　局部红肿明显，发生水疱，或伴有全身症状者，可给予盐酸赛庚啶6～12mg/d、盐酸西替利嗪10mg/d、氯雷他定10mg/d、非索非那定60～120mg/d、咪唑斯汀10mg/d等抗组胺药，分次或1次口服。必要时可应用糖皮质激素，如醋酸泼尼松20～30mg/d、地塞米松3～5mg/d等，口服或肌注。

早期在上述治疗的同时，口服季德胜蛇药10～20片，可增强抗炎、抗过敏及止痛效果，并注意预防过敏性休克的发生，有休克症状者应及时组织抢救。

4. 封闭疗法　疼痛剧烈者，可用1%盐酸吐根碱水溶液3mL或糜蛋白酶5mg加2%利多卡因注射液2～3mL，在肿胀处周围及基底部浸润注射，可迅速消肿止痛。

5. 物理疗法　用冷水或冰袋冷敷患处可减轻症状。

（张　伟）

第六节　匐行疹

匐行疹是指动物线虫或钩虫的幼虫在人体皮肤内移行所致的线状损害。幼虫种类主要有巴西钩虫、犬钩虫、粪类圆线虫等，肺吸虫、血吸虫、马蝇及牛蝇的幼虫偶可引起。

一、诊断要点

1. 好发年龄　任何人感染致病幼虫后均可发生，多见于儿童。

2. 好发部位　皮疹多见于四肢远端、臀部和外生殖器等部位。

3. 典型损害　皮损初为幼虫侵入处红色斑疹、丘疹和丘疱疹，一般幼虫潜伏4d或更久后，开始以每日约2厘米的速度在皮内和皮下组织向心性掘进，约一周即可形成15～20厘米长不规则形隆起于皮面的红色线状损害，可因搔抓呈湿疹样变，线状损害的末端为幼虫所在处，死亡后形成质硬的皮下小结节。

某些幼虫如腭口线虫除在皮肤移行外，亦可在肝、脑或肺内移行，出现相应症状，如幼虫在肺部移行，引起肺组织暂时性、游走性的浸润灶，即Loeffler综合征。

4. 自觉症状　幼虫在皮肤组织移行时有不同程度的瘙痒、灼热或刺痛感。偶有发热、乏力、肌肉酸痛、食欲不振等全身症状。

5. 病程　幼虫一般10d或数周内死亡，皮损自行消退。

6. 实验室检查　线状损害末端可找到蠕虫的幼虫。有全身症状者血中嗜酸性粒细胞增多。

二、治疗

1. 一般治疗　患病后及时诊治，尽量避免搔抓患处，以免影响正确诊断而延误治疗。

2. 全身治疗　可给予噻苯哒唑50mg/（kg·d），分2次口服，连续2d，1周后可重复一个疗程；或阿苯达唑200~400mg，每日2次，连服3~5d；或伊维菌素0.2mg/（kg·d），连服2d。继发细菌感染给予广谱抗生素。

3. 局部治疗　外用含亲脂性载体的噻苯哒唑制剂，如涂搽噻苯哒唑粉500mg加入5g凡士林配成的软膏，或涂搽噻苯哒唑悬液（100mg/mL）后，再涂搽糖皮质激素类软膏，每日2次，连用5d，可收到较好疗效。

4. 物理疗法　线状损害的末端可用氯乙烷或液氮喷射冷冻或透热疗法杀死幼虫。

（张　伟）

第七节　毒蛇咬伤

毒蛇咬伤是毒蛇毒腺中的毒汁进入人体内所致的皮肤及全身中毒反应。蛇毒成分复杂，主要有神经毒和循环毒两大类，对中枢神经、周围神经、神经肌肉传导功能，以及心脏、血管及血液系统等，均可造成损害。

一、诊断要点

1. 好发年龄　我国毒蛇咬伤主要发生于南方从事野外工作者，以中青年人较为多见。

2. 好发部位　多发生于手足及小腿等处。

3. 典型损害　皮肤咬伤处（毒蛇咬伤为2个或4个毒牙痕）可见斑状出血和咬伤痕迹，咬伤后不久局部组织即出现红斑、水肿、瘀斑、坏死、溃烂等，伴有淋巴管炎、淋巴结炎或蜂窝织炎，甚至造成严重化脓性感染或肢端坏死。

严重者可因循环衰竭、呼吸麻痹、肾功能衰竭或中毒性休克死亡。神经毒蛇咬伤处水肿及出血较轻，而循环毒毒蛇咬伤处水肿和出血较明显，可有瘀斑和坏死。

4. 自觉症状　毒蛇咬伤依其毒汁的性质和作用出现不同的症状。循环毒在局部造成剧烈疼痛，可有发热、烦躁不安、谵妄、心悸及出血等症状；神经毒仅有局部瘙痒或麻木感，但可引起肌肉疼痛、眼睑下垂、言语不清、声嘶、吞咽困难、呼吸不畅等全身症状；混合毒兼具神经毒和循环毒两种症状，且表现更为严重。

5. 病程　毒蛇咬伤后的伤口处理及时可很快愈合，处理不及时可造成肢端坏死，甚至短期内死亡。

6. 实验室检查　重症患者可出现血浆凝血酶原时间延长、纤维蛋白原明显降低，凝血酶调节蛋白及纤溶酶原激活抑制物明显升高，血清总胆红素、肌酐、转氨酶、心肌酶谱均明显增高。

二、治疗

1. 急救处理　被毒蛇咬伤后不要惊慌和跑动，尽快在伤口近心端绑扎止血带或布带，用清水、盐水或1：5 000高锰酸钾溶液反复冲洗伤口，再应用拔火罐的方法吸出毒液，若用嘴吸吮时需用力，并在口腔和伤口之间贴敷薄橡胶片或塑料薄膜，避免毒液吸入口腔和腹部，亦可在毒牙咬伤处行十字切开，离心性挤出毒液，再用清水或盐水反复冲洗。以上急救处理宜在1h内处理完毕。

2. 全身治疗

（1）抗蛇毒血清：及时注射单价或多价抗蛇毒血清，注射前应做皮试，首次肌注 4mL，以后每次 2mL，每4～6h 注射1 次；亦可用抗蛇毒血清 10mL 加生理盐水或50%葡萄糖溶液20～40mL，缓慢静脉注射（儿童用量酌减）。

（2）糖皮质激素：重症者宜尽早应用大剂量糖皮质激素，如氢化可的松 300～500mg/d 或地塞米松 10～15mg/d，加入5%～10%葡萄糖溶液中，静脉滴注，连用3～5d。具有显著抗炎、抗过敏、抗休克的作用。

（3）对症处理及支持疗法：如蛇毒抗凝作用引起的出血，可输全血；肌肉麻痹注射新斯的明；有抽搐时静脉注射钙剂；疼痛剧烈给予止痛药；呼吸困难给予可拉明等呼吸兴奋剂；呼吸肌麻痹时应用呼吸机进行人工呼吸等。

其他如吸氧、补液、扩容、强心、利尿等，根据病情选择性应用，必要时给予抗生素和破伤风抗毒素。禁用中枢抑制剂、抗凝剂和横纹肌松弛剂。

3. 封闭疗法　伤口周围用胰蛋白酶 1 000U～6 000U 加 0.25%普鲁卡因 10～20mL 进行环状注射，亦可直接注射于伤口内，每日 1 次，能有效分解蛇毒蛋白酶，防止组织坏死。

4. 低温疗法　患处放置冰袋或将被咬肢体置于 4～7℃冷水中，以及伤口周围喷洒氯乙烷等，可减缓毒素吸收速度，降低毒液中各种酶的活性。

（张　伟）

第八节　皮肤利什曼病

利什曼病是由利什曼原虫引起的人畜共患病，在节肢动物和哺乳动物之间传播，可引起人类皮肤及内脏的损害。在我国主要流行于长江以北、淮河和黄河流域。

各种蛉，尤其白蛉被认为是利什曼原虫传染的媒介。当雌性白蛉叮咬已感染的脊椎动物后，无鞭毛体即进入白蛉体内，经过 24～48h，从无鞭毛体转变为前鞭毛体，并从肠道内迁移至食道和咽内。当白蛉再次叮咬人等脊椎动物后，前鞭毛体即进入人的机体内，停留于细胞外环境，并激活补体导致中性粒细胞及巨噬细胞聚集。多数前鞭毛体被中性粒细胞吞噬破坏，部分前鞭毛体被吞噬细胞吞噬后，脱去鞭毛，在细胞内形成无鞭毛体，以两分裂增殖，导致巨噬细胞破裂，原虫进入组织内，引起发病。

不同流行地区有不同种的利什曼原虫，目前已知寄生于人体细胞内的利什曼原虫有三种：①热带利什曼原虫：不侵犯内脏，只有皮肤损害，称皮肤利什曼病（leishmaniasis cutis）又称东方疖；②巴西利什曼原虫：只侵犯皮肤黏膜，称皮肤黏膜利什曼病；③杜氏利什曼原虫：可侵犯内脏和皮肤，称黑热病。

感染利什曼原虫后的临床症状产生及加重与否和患者的免疫状态、遗传因素、营养状况以及寄生虫的数量和致病力有关。

一、诊断要点

（一）临床表现

皮肤损害多发生于暴露部位。皮肤利什曼病主要表现为结节溃疡、丘疹、结节状及疣状斑块。根据损害时间长短及宿主反应，皮损可以表现为局限型或弥漫型，并可继发细菌感染，尤其是在足部。在原发损害的淋巴引流区域都可以出现小结节并发生溃疡。溃疡在中心愈合的同时周边缓慢扩大，如此持续或反复发作几十年。黏膜利什曼病少见，主要表现为鼻咽黏膜部位的结节。

（二）组织病理

表皮萎缩，真皮内有致密、弥漫的淋巴细胞、组织细胞及浆细胞浸润。在组织细胞浆内可见 LD 小体，它们在 HE 染色切片上呈灰蓝色的圆形小体。用姬姆萨染色则可更清楚地被显示，为圆形或椭圆形、直径 2 ~ 4μm，核圆形并附有一个杆状副核。

（三）实验室检查

（1）病原体诊断：在皮损的边缘刮片或活检可以确诊。标本用姬姆萨染色后在巨噬细胞内或细胞外可以见到利什曼原虫的无鞭毛体。培养可得黑热病鞭毛体。免疫过氧化物酶染色鉴定感染组织中无鞭毛体较为敏感，聚合酶链反应技术可以从多种标本中鉴定利什曼原虫，敏感性更高。

（2）免疫学诊断：利什曼原虫抗体的测定，如间接免疫荧光抗体试验，酶联免疫吸附试验等。较为敏感，但与锥虫属、巴贝虫属之间存在交叉反应。局限性皮肤利什曼病必须做直接检查。

二、治疗

皮损的局部处理以及继发性细菌感染的治疗是皮损愈合的关键。

（一）全身治疗

1. 葡萄糖酸锑钠（又称斯梯黑克） 通过在体内还原为三价锑后对原虫产生抑制和杀灭作用。每次 6mL（含五价锑 600mg），静脉（缓慢注入）或肌肉注射，1 次/d，连用 6d 为一疗程。间隔 10 ~ 20d，可再用一疗程。小儿总剂量为 120 ~ 240mg/kg，分 6 次注射，1 次/d。系统性锑剂治疗有多种毒副作用，限制了其在皮肤利什曼病中的应用。毒副作用包括肌痛、关节痛、腹部症状、肝脏转氨酶的升高，胰腺炎，骨髓抑制、神经病、心脏毒性以及猝死。

2. 喷他脒 不能使用锑剂或锑剂治疗无效者，可选用本药。剂量为 3 ~ 5mg/（kg · d），临用时配制成 4% 水溶液，予肌内注射或加入 25% 葡萄糖溶液内静脉注射，1 次/d，10 ~ 20 次为一疗程。由于本药可直接杀死原虫，故而疗效好且见效快，一般无副作用，可有注射处局部硬结、一过性发热或脾肿大，还可使结核病加重，应特别注意。

3. 二脒基芪（stilbamidine） 该药与戊脘脒疗效类似。剂量为 0. 9 ~ 2. 2mg/（kg · d），总量为 28. 3 ~ 60mg/kg。

4. 利福平 治疗皮肤利什曼病，效果良好。成人 600mg/d，小儿 15 ~ 20mg/（kg · d），连用 12 周，应注意对肝脏的副作用。

5. 联合化疗 别嘌醇、喷他脒（pentamidine）和重组 INF - γ 联合治疗 DCL，可获寄生虫学痊愈。

6. 1% 酒石酸锑钾液 10mL，静脉注射，隔日 1 次，连用 5 次。

7. 唑类药物 如酮康唑、伊曲康唑和氟康唑能抑制利什曼原虫麦角固醇的生物合成，其中氟康唑以其良好的生物利用度，较小的副作用，以及高的皮肤内浓度，得到关注。

（二）局部治疗

（1）皮损局部液氮冷冻。

（2）皮损局部热疗，温度在 42℃，持续 2 ~ 3min，2 ~ 3 次/周，共 10 ~ 15 次。

（3）盐酸依米丁：皮损内注射，剂量根据皮损大小而定，一般每 0. 5cm 用药 0. 2mL（10mg），最大量为 0. 8mL，在损害 4 周，分 4 次注射，每半个月注射一次，多数经 1 ~ 2 次注射即可治愈，除有局部疼痛外，无其他副作用。

（4）手术切除。

（5）电灼术。

（6）15% 巴龙霉素软膏外用。

三、预防

彻底治愈黑热病患者，消灭白蛉子（昆虫宿主）、病犬（储存宿主）。面部损害应尽早治疗以减轻毁容。

（张 伟）

第九节　皮肤猪囊虫病

皮肤猪囊虫病（cysticercosis cutis）是猪肉绦虫的幼虫——猪囊虫寄生于皮下、肌肉等组织引起的疾病，临床上以无痛性结节为主。猪肉绦虫的中间宿主是猪，人既是它唯一的终宿主，同时也可是中间宿主。故患者是本病的传染源。

猪肉绦虫的成虫寄生于人的小肠，妊娠节片或虫卵随粪便排出体外，污染饲料，被猪吞食后，虫卵在猪的消化道中孵化成六钩蚴，然后到肌肉发育成囊虫。人若食用含有猪囊虫的猪肉（米猪肉）或被粪便污染的蔬菜、水果、食品可致肠绦虫病，误食的虫卵可在皮下、肌肉、脑、眼、肝、肺、心等处发育成囊虫，出现相应的症状。

一、诊断要点

（一）临床特点

皮损主要是位于皮下或肌肉内的无痛性结节，圆形或椭圆形，黄豆大或更大，质地坚硬、孤立而有弹性，与皮肤无粘连，可自由活动，无压痛及触痛。损害成批发生，数目可从几个增加至十几个甚至数百个。结节多见于躯干、四肢，也可见于颈部、阴部等处，病程缓慢，约经3~5年，甚至10年，囊虫可自行死亡，发生钙化或破溃。心、肺、肝、脑、眼部也可有病变。脑囊虫病时可有癫痫、颅内压增高、严重的可出现脑炎甚至死亡。在眼部可发生视力障碍，白内障、青光眼，严重时可导致失明、眼球萎缩。本病应与皮脂腺囊肿、脂肪瘤及神经纤维瘤鉴别。

（二）组织病理

在皮下组织和肌纤维之间，可见增生的结缔组织形成的纤维包膜囊肿，内含澄清液体及囊虫虫体直径1~1.5mm。

（三）实验室检查

大便检查有时可查到虫卵和绦虫节片。皮肤超声检查可见在与皮肤垂直的皮下切面超声图上，可见囊性结构，椭圆形，其外膜为强回声，界限清楚、较薄，囊内为液性暗区，暗区中有一小的强回声点，为虫体。

二、治疗

（一）全身治疗

由于虫体经过数年后可自然钙化而死亡，因此皮损若数目不多，且无压迫症状，可不必治疗。

1. 吡喹酮　该药可使猪囊虫变性及坏死，疗效好，疗程短，反应轻，给药方便。剂量为30mg/(kg·d)，连服4~5d为一疗程，伴有脑囊虫病者吡喹酮400mg口服，3次/d，连服5~9d，同时服泼尼松5mg，3次/d，头痛剧烈者用甘露醇静脉快滴以降颅内压，必要时可间歇给药2~3疗程，应注意该药对心脏及肝脏的不良反应。

2. 甲苯达唑（甲苯咪唑）　为广谱驱虫药，作用与吡喹酮类似，剂量为每次100mg，2次/天，连服2~3d，也应注意对心、肝的损害，孕妇禁忌。其他广谱抗蠕虫药物如：阿苯达唑、磺苯咪唑、硫苯咪唑、三苯咪唑均有明显灭囊作用，可选用。

3. 氯喹　每次0.25g或羟氯喹，每次0.2g，日服2次。同时患绦虫病者，应服氯硝柳胺（灭绦灵）1g，1h后再服1g。

4. 中药

（1）鸡内金30g、槟榔30g、瓦楞子15g、使君子30g、桃仁10g、红花10g、穿山甲10g雷丸30g共研细末，2次/d，每次3g，可连续服用到结节消退。

（2）蛇蜕研成细末，2次/d，每次3g，同时配用槟榔60g、大戟3g、木瓜20g、钩藤12g，加水

500mL 煎成 150mL，2 次/d，每次 50mL，可连用 1 个月（因大戟有毒，不可久服）。

（3）对人体猪绦虫病的治疗，可采用南瓜子槟榔疗法。槟榔 80～100g，加水 500mL，浸泡，煎煮 1～2h 至药液至 100mL。早晨空腹时，先服炒熟南瓜子仁 50g，2h 后服上述槟榔煎剂，再过半小时服 25～30g 硫酸镁。

（4）囊虫酒：斑蝥 7 个、红娘子 7 个、全蝎 7 个、大黄 60g。白酒 1 500mL 放入磁罐内，置沸水内蒸煮，将酒耗至 1 000mL 备用。2 次/d，每次 10mL，50d 为一疗程，可用 3～4 个疗程。

（二）局部治疗

（1）对数目不多或产生压迫症状的结节，可予手术切除。

（2）无水酒精或 1% 盐酸依米丁溶液 0.5～1mL，注入囊腔，杀死囊虫。

（3）高频电针治疗：皮肤常规消毒、局麻后，选 25 毫针灸针刺入皮损，边烧灼边进针，进至 0.5～0.8cm，即有清液溢出，出针，挤压结节，待液体排尽后，再沿烧灼孔进针 0.6～1.0cm，停针 2～3s，使充分烧灼，汽化囊壁及残留虫体。

三、预防

（1）积极检查和治疗猪肉绦虫病患者，消灭传染源。

（2）加强粪便管理及猪肉卫生检疫，禁止出售含囊虫的猪肉。

（3）加强卫生宣传教育，不吃未熟猪肉，避免生菜、水果等污染虫卵。搞好生菜、水果等食品的清洗消毒，以避免被虫卵污染。

（4）将切制生食与熟食的刀具和菜板分开，以防熟食被污染。

（张　伟）

第十节　蝎蜇伤

蝎蜇伤（scorpion sting）是由蝎尾部的刺蜇器刺入皮肤注进毒液所致的皮肤急性及全身反应。

蝎属蛛形纲，蝎目。我国以北方多见，体长 1.5～20cm。蝎为胎生，幼蝎约经 1 周后方离开母体，以各种昆虫为食。蝎的后腹部细长，最后一节为毒刺，呈弯钩爪状，与毒脉相通。毒腺内含有强酸性的毒液，为神经性毒素，溶血性毒素及抗凝血素等。蜇人后这些毒素引起皮炎和中毒症状。被蜇后毒性反应的强弱，常因蝎子种类不同而异。蝎子大多隐藏在阴暗潮湿的墙角、石隙，喜欢夜间出而觅食。人若不慎接触到蝎子就有可能被其锐利的尾钩刺蜇。

一、诊断要点

一旦被蜇后，蜇伤处立即引起剧烈的灼痛，难以忍受。不久伤口处明显红肿，可出现瘀斑，甚至形成水疱，严重时可出现皮肤坏死，淋巴结或淋巴管炎，此为溶血性毒素所致。另一种表现为一系列的全身中毒症状，如头晕、头痛、发热、恶心、呕吐、流涎、流泪、多汗、反射性痉挛，少数可有尿闭、肺水肿、精神错乱、终因呼吸麻痹而死亡。若为大山蝎蜇伤，尤其是 5 岁以下儿童，可迅速出现严重的全身中毒症状，可因神经毒素直接作用于呼吸中枢及血管系统，而不引起局部肿胀，可在 3h 内死亡。

若在阴暗潮湿地或夜间皮肤突然被毒虫咬伤出现剧烈的疼痛，皮肤出现明显红肿或出现全身中毒症状，可考虑蝎蜇伤的可能，发现虫体可确诊。

二、治疗

轻者：消炎、止痛。重者：应积极抢救。

（1）立即用止血带扎紧被蜇肢体的近心端，或放置冰袋，用吸奶器或拔火罐的方法吸出毒汁，必要时要扩创伤口，用 0.02% 高锰酸钾溶液或肥皂水或稀氨水反复冲洗，也可用 5% 碳酸氢钠溶液进行冷湿敷。

（2）于蜇伤部位的近心端皮下注射1%盐酸依米丁液3mL，可迅速止痛，减轻中毒症状；也可以2%利多卡因或1%普鲁卡因局封。伤口处禁外涂碘酒等刺激性药水。

（3）若出现中毒症状，应及时对症处理，进行抢救

1）注射抗蝎毒血清。

2）口服季德胜蛇药片，可同时局部外敷蛇药。

3）阿托品和糖皮质激素内服。

（4）民间用鲜马齿苋或大青叶捣烂外敷或用鲜毛眼草汁外涂。亦可用雄黄、苦矾研末敷于患处，鲜椿树嫩叶捣烂润鸡蛋外用，有消炎止痛作用。

三、预防

搞好环境卫生，保持室内通风干燥；若要去山区，林区工作应穿长袖衣衫，扎紧衣袖、裤腿，戴上手套，必要时随身携带急救药品。

（张 伟）

第十一节 虱病

虱病（pediculosis，phthiriasis）系由人虱引起。人虱是一类永久性体外寄生虫，人是其唯一宿主，由于其形态、习性和寄生部位的不同而在临床上分别表现为头虱病（pediculosis capitis）、体虱病（pediculosis corporis）（又称衣虱病）和阴虱病（pediculosis pubis）。人虱用其口器刺入人体皮肤吸吮血液，边吸血边排粪，并在吸血同时释放出有毒唾液。通过这些机械性和化学性刺激，造成皮肤瘙痒和炎症反应。

一、头虱病

（一）诊断要点

本病以卫生条件较差的儿童或妇女多见，可以群体流行发病。皮损一般限于头皮，特别是枕部及耳后发际处，少数可见于胡须、睫毛、眉毛处，多有毛发干燥，失去光泽，常见卵圆形、针头大小的灰白色虱卵牢固地附着于其上。瘙痒是主要症状。局部可出现红斑、丘疹、出血及血痂，常因剧烈搔抓而表皮剥蚀以至继发化脓性感染，表现为脓疱疮、疖病和颈淋巴结肿大，严重时，头屑、血痂、脓液、尘埃和头发粘连缠绞，称之为“纠发病”。本病很少发现成虫，拔下病发在显微镜下发现虱卵，结合临床表现，即可确诊。

（二）治疗

目的在于消灭虱子及虱卵，防治继发感染。

（1）在可能情况下剃去头发。

（2）1%γ-666香波：将一大汤匙左右香波揉擦整个头皮，4min后洗净，擦干。剩余虱卵用篦子或镊子除去。1周后可重复一次。

（3）煤油与植物油：等量混合，取20mL涂擦头皮，揉搓并用毛巾严密包扎，每晚1次，连用3次，第四日用温水肥皂洗头，第5、6日用10%醋酸加温后擦头。

（4）马拉硫磷：0.5%洗剂或1%粉剂均可，尤其适用于集体灭虱时。

（5）25%苯甲酸苄乳酯：局部外用，24h后洗去。

（6）除虫菊素：用不稀释的制剂擦于头皮至全部湿润，保留10min，用温水或肥皂水或者香波彻底洗净、擦干，用篦子梳理头发。7～10d后可再用1次。

（7）云香精：洗湿头发，稍抹干以不滴水为度，把药液均匀擦于头皮及头发，然后用毛巾从额部围向两耳下方至后颈部，扎紧扎稳毛巾。半小时换药一次。1d为1疗程。

（8）百部汤：百部100g煎汤洗头，并用毛巾浸药液湿敷头部，戴上浴帽保持20min，2次/d，2～3d可愈。

（9）苦参液：取苦参60～90g，加水2 000～4 000mL，煎煮45min，晾温后洗头。

（10）继发感染时并用抗生素。

（三）预防

消毒隔离是预防的基本要求。要搞好头虱病人的隔离和治疗，不共用梳子、刷子等理发用品，不共戴帽子，经常洗理头发。毛巾、枕巾、床单、衣物要常换、勤洗。个人用具如梳子、刷子等可泡在60℃热水中10～20min或2%来苏水中1h。

二、体虱病

（一）诊断要点

本病多见于卫生条件差和群居生活的人。皮损出现在躯干部，常见为红斑、丘疹或风团，中央常见一出血点，可见到平行的线状抓痕，表皮剥蚀，可继发感染，如毛囊炎、疖等，瘙痒明显。通常可在内衣裤皱褶处、衣缝或枕巾及被褥上找到虱体或虱卵，体毛较长者也可在体毛毛干上发现。

（二）治疗

目的是清除虱体或虱卵，防治继发感染。

（1）马拉硫磷：以1%粉剂撒布内衣里面，特别要注意衣缝等处。

（2）复方拟除虫菊治酯气雾剂（含0.3%胺菊酯，0.1%氯菊酯及精制煤焦油）：喷射患处，隔日1次，1～2次为一疗程。

（3）苦参液：苦参液洗澡，将衣物泡于液内2～3h可灭虱卵。

（4）25%百部酊外擦。

（5）必要时酌用抗生素。

（三）预防

勤换内衣裤、被单，并且煮沸消毒。毛织品可干洗或熨烫（尤其是衣缝皱褶处）。无条件者可将衣物装入塑料袋中封闭30～35d亦可。病人要勤洗澡，有虱卵的体毛要剃掉。

三、阴虱病

（一）诊断要点

多因性接触所致，常与其他性传播病并存，也可与患者共用床褥、衣物等而感染。一般只有阴毛受累，亦常扩展到肛周的毛，并可累及腋毛、睫毛、眉毛、须毛等。患者常有刺激症状或剧烈瘙痒。往往可以自己发现虱体和虱卵。若穿浅色内裤，可发现密集针尖大暗红或锈红色斑点，常常成为本病诊断线索之一。皮损可见丘疹、广泛的抓痕和血痂，亦可见到继发感染和湿疹性改变，严重者伴有发热、不适、头痛、淋巴结肿大等全身症状。有的患者可在下腹部和股上部发现一种独特的0.5～1.0cm大小的天蓝色斑，不痒，压之不褪色。

（二）治疗

1. γ－666制剂　此类药物禁用于眼周，婴儿、儿童、孕妇和哺乳期忌用。

（1）γ－666洗发香波：局部揉搓形成泡沫状，停留至少4min再彻底洗净。

（2）γ－666乳剂（软膏）：局部外擦，保留于皮肤上12h再洗净。残留的虱卵可用篦子梳掉，1周后可重复1次。

2. 1%三氯苯醚菊酯（permethrin）霜剂　局部外用，10min后洗去。

3. 爱宝疗液　为一种甲酚磺酸与甲醛的浓缩制剂。剃去阴毛，洗净后用原液均匀涂布1次，禁冲洗。次日用、50%液体涂布，早晚各1次，连用3d。

4. 云香精　直接擦药。

5. 25% 百部酊　外擦。

6. 丁香罗勒乳膏　应用从唇形科植物丁香罗勒中提取的丁香罗勒油（主要成分为丁香粉）配制乳膏。治疗前剃去阴毛，外涂 2 次/d，连用 3d。

7. 10% 樟脑醑　洗澡后，用 10% 樟脑醑 50 ~ 100mL 浸湿小毛巾或纱布块，覆盖于阴毛区，塑料薄膜密封 5h 后清洗。1 次/d，连续 2 ~ 3 次。

8. 治疗后可有短期局部瘙痒　可用糖皮质激素外擦，口服抗组胺药。

9. 继发化脓性感染者　酌用抗生素。

（三）预防

搞好消毒隔离，注意个人卫生，剃去病毛。尽可能作有关性病的筛查，如梅毒、淋病等。所用被褥、内衣裤、毛巾等用开水闷半小时。

（张　伟）

第六章 物理性皮肤病

第一节　日光性皮炎及多形性日光疹

由于皮肤受到日光照射，诱发的单一或多形性发疹。好发于春夏季，以外露部位多见。

一、西医治疗

1. 一线
（1）避免日晒或暴晒，或用防晒霜，避免接触光敏物质和食用光敏性食物、药品。
（2）急性期外用硼酸液湿敷，或炉甘石洗剂。中药芦荟配制的凝胶剂外用也佳。
（3）衣帽防护。
（4）外用糖皮质激素霜或凝胶。或外用2.5%吲哚美辛液。
（5）抗组胺药，如西替利嗪、氯苯那敏。但慎用苯海拉明、曲吡那敏（去敏灵）等。
2. 二线
（1）PUVA。
（2）窄谱 UVB。
3. 三线
（1）内服糖皮质激素，如泼尼松 20～40mg/d。
（2）氯喹 125mg，1 日 2 次，或羟基氯喹 200mg，1 日 2 次。
（3）沙利度胺 50mg，1 日 3 次，孕妇禁用。
（4）氯苯酚嗪 50～100mg/d
（5）对氨基苯甲酸（PABA）0.3g，1 日 3 次。
（6）β－胡萝卜素，60～180mg/d。
（7）维生素 E 300mg/d。
（8）维生素 C 300mg/d。
（9）硫唑嘌呤 50mg，1 日 2 次。
（10）环孢素 A 3～5mg/（kg·d）。
（11）黄酮类抗氧化剂。
（12）蓝科肤宁外用。
（13）红茶湿敷。

二、中医治疗

（一）病因病机

内因：脾虚湿盛，湿久蕴热，且秉性不耐，皮毛腠理不密，复因肝郁血滞，加上外感风邪日晒致湿热不得外泄郁于肌肤而成。

主证：日晒后在外露部位如面、颈、上胸、四肢起红斑、丘疹、斑块、水疱等皮疹，好发于春夏季。兼口苦胸满，烦躁胁痛，舌瘀、苔薄黄、脉弦滑。

（二）辨证施治

清热、疏肝、活血。

（三）方例

1. 疏肝活血汤　柴胡10g、薄荷10g、（后下）、黄芩10g、栀子10g、归尾10g、赤芍10g、红花10g、莪术10g、陈皮10g、甘草6g。

（1）方解

柴胡、薄荷——疏肝。

黄芩、栀子——清肝热。

归尾、赤芍、红花、莪术——活血化瘀。

陈皮——理气。

甘草——调和诸药。

（2）加减

1）湿重：茯苓、泽泻、猪苓。

2）湿热重：尾连（黄连）、黄芩、黄柏、车前子、六一散。

3）血热证显：生地、赤芍、丹皮、生玳瑁。

4）面部：菊花、玫瑰花。

5）上肢：片姜黄、桑枝。

2. 凉血五花汤　红花10～15g、鸡冠花10～15g、凌霄花10～15g、玫瑰花10～15g、野菊花10～15g。

方解：凌霄花——凉血、活血、泻热。

玫瑰花、红花——理气、活血、化瘀。

鸡冠花——疏风活血。

野菊花——清热解毒。

此二方也适用于面部、躯干、上半部对日光敏感的皮肤病如酒渣鼻、红斑狼疮、多形红斑等。

三、中成药

（1）清解片5片，1日2次。

（2）牛黄解毒片2片，1日2次。

（3）银翘解毒丸1丸，1日2次。

（4）龙胆泻肝丸3～6g，1日2次。

（5）苦参片5～10片，1日3次。

（6）苦参素葡萄糖注射液0.6g/100mL静脉点滴，1日1次。

四、外治

龙胆草擦剂。

目前一些常用中药类化妆品中的黄芩、芦荟、丹参、金银花等对光老化有一定防治作用。

（郭　亮）

第二节　植物日光性皮炎

植物日光性皮炎是吃藜菜（灰菜）或苋菜、槐花等植物后，再经日光照射发生的皮炎。

一、西医治疗

同日光性皮炎。

二、中医治疗

有人认为本病类似中医的“日晒疮”，与泥螺日光性皮炎相类似，但多轻症。

病因病机：禀性不耐，皮毛腠理不密，复食藜菜等，致使脾虚水湿不化，湿热内生，再加上外感风邪和日光照射。内外合邪，郁于肌肤。

主证：年轻妇女，妊娠或哺乳者更多见。多于进食大量藜菜后，又经强烈阳光照射，面部、手背等暴晒部位出现皮肤肿胀，继发瘀点、瘀斑、水疱、糜烂、坏死、溃疡。

兼证轻或伴发热、头痛、头胀、呼吸短促、胸闷、食欲缺乏等，苔薄白、舌淡、脉滑。

治则：散风、清热、解毒。

方例：普济消毒饮加减。

牛蒡子 10g、元参 12g、黄芩 10g、连翘 10g、贯众 10g、升麻 6g、马勃 6g、桔梗 10g、板蓝根 30g、僵蛹 10g、柴胡 10g、生甘草 6g。

方解：牛蒡子、僵蛹、柴胡、贯众——疏风透邪。

黄芩、连翘、马勃、板蓝根、生甘草——清热解毒消肿。

元参——滋阴降火。

升麻、桔梗、柴胡——引药上行。

加减：

（1）热盛、胸闷、便秘：加大黄 10g（后下）、炒枳实 10g。

（2）呼吸短促：加桑白皮 10g、葶苈子 10g。

（3）有明显紫斑、瘀点：加用凉血活血药生地、丹皮、赤芍、紫草根。

（4）脾虚湿盛证重，腹胀便溏、面部手部肿胀水肿等，则重用白芍、薏苡仁、茯苓、泽泻。

有学者治疗经验是立即避光避热，并给大量清热利湿饮料，治疗：疏风清热、凉血解毒为主，常用荆防败毒散、连翘败毒散或普济消毒饮等，用荆防方、土槐饮亦可收效。

针刺：用于肿胀期，一般用重刺激泄法，穴位合谷、内关、太阳、下关、颊车、承浆、四白、外关、劳宫、曲池、足三里、三阴交、阿是穴。

（郭　亮）

第三节　夏季皮炎

夏季多见，皮损好发于上肢桡侧、下肢伸侧等外露部位。初起皮损潮红，后有密集细小红丘疹，痒重，搔抓后继发血痂及轻度发亮的细小丘疹组成的苔藓样皮损。成年人多见，秋后自愈。

一、西医治疗

参考日光性皮炎。

外治：

（1）穿长袖衣，衣料宜淡色柔软，通透、吸湿性好。

（2）外扑痱子粉，水调六一散外抹，六神沐浴露（含苦参、金银花，市售）稀释湿敷。

二、中医治疗

病因病机：内蕴脾湿，复感暑湿，或日光照射。暑热脾湿，蕴蒸肌肤。兼证轻或有烦热、胸闷、食欲缺乏、睡眠不好、尿短赤等。苔薄白、舌淡脉滑。

治则：清暑化湿。

方例：经验方。

青蒿 15g、藿香 10g、佩兰 10g、荷叶 10～15g、赤芍 10g、蒲公英 15g、薏苡仁 15g、白藓皮 20g、苦参 10g、六一散 10g、冬瓜皮 15g。

三、中成药

（1）清解片 5 片，1 日 2 次。

（2）藿香正气丸 6g，1 日 2 次。

（郭　亮）

第四节　慢性光化性皮肤病

慢性光化性皮肤病是一组以慢性光敏感为特征的病谱性疾病，包括持久性光反应样湿疹、光敏性皮炎、光线性类网织增生症。

1. 病因　UVA、UVB 和可见光致 DNA 损伤，自由基受损，致迟发性变态反应，诱发慢性光化性皮炎。

2. 诊断标准

（1）皮损主要分布于光照部位。

（2）持久性湿疹、皮炎、丘疹、斑块。

（3）光试验阳性［UVA（+）和（或）UVB（+）］。

（4）组织病理类似湿疹皮炎，也可出现假淋巴瘤样改变。

3. 鉴别诊断　①湿疹皮炎；②外源性光感性皮炎；③多形性日光疹；④皮肤 T 细胞淋巴瘤。

4. 治疗

（1）一线：①避免日晒，避免过敏物。②外用糖皮质激素。③外用软化剂。④羟氯喹 0.2g，1 日 2 次。⑤沙利度胺 50mg，1 日 3 次，孕妇禁用。

（2）二线：①烟酰胺 40～100mg，1 日 3 次。②泼尼松 40～60mg/d。③硫唑嘌呤 1～2.5mg/（kg·d）。④环孢素 A 3.5～5mg/（kg·d）。⑤PUVA。⑥达那唑 200mg，1 日 2～3 次。

（3）三线：①吗替麦考酚酯 1～2 g/d 或 25～50mg/（kg·d）。②皮肤磨削。

（郭　亮）

第五节　皲裂

皲裂是掌跖皮肤角化过度继发线状裂隙，可继发于手足癣、足跟皲裂症、掌跖角皮症及手皮炎等。多冬季发生，与气候干燥、寒冷、局部摩擦、浸渍等有关。

一、西医治疗

（1）外用 15%～20% 尿素软膏。

（2）外用韦氏软膏。

（3）0.1% 维 A 酸霜。

二、中医治疗

（1）外用膏药捻子、千锤膏等。

（2）白芨外敷，2～3 天 1 次。

（3）甘草 10～15g、酒精 100mL 浸泡，外擦。

（郭　亮）

第六节　冻疮

冻疮系长期受冷致血管痉挛，局部血液循环不良、静脉瘀血所致。祖国医学也称“冻疮”。

一、西医治疗

1. 口服

（1）硝苯地平 20mg，1 日 3 次。

（2）烟酰胺 0.1g，1 日 3 次。

（3）双嘧达莫 25mg，1 日 3 次。

（4）己酮可可碱 0.1～0.2，1 日 3 次。

2. 外用

（1）10% 辣椒酊。

（2）维生素 E 霜。

（3）糖皮质激素。

3. 物理治疗

（1）紫外线。

（2）超短波。

（3）氦氖激光等。

二、中医治疗

病因病机：寒冷侵肤、经血不畅、气血凝滞。

主证：受冻后，手、足、耳、鼻发生紫红色水肿斑。重者水疱，糜烂，溃疡，畏寒、舌淡、脉细或迟。

治则：温经散寒、活血通络。

方例：当归四逆汤加减。

当归 10g、桂枝 10g、黄芪 20g、丹参 30g、赤芍 10g、白芍 10g、鸡血藤 30g、络石藤 30g、细辛 2g、生姜 3 片、大枣 20g。

方解：当归、二芍、黄芪、丹参——养血活血。

生姜、桂枝、细辛——温经散寒。

鸡血藤、络石藤——通络。

大枣——补脾。

加减：

（1）身冷恶寒，疼痛重：去生姜加干姜、附子。

（2）疼痛剧烈：加威灵仙、乳香、没药。

（3）静脉瘀血：加川芎、红花、桃仁。

（4）气虚重：加党参、白术。

病情缓解后可内服金匮肾气丸巩固。

三、中成药

（1）人参养荣丸 9g，1 日 3 次。

（2）十全大补丸 1 丸，1 日 2 次。

（3）八珍丸 1 丸，1 日 2 次。

（4）复方丹参片 3 片，1 日 3 次。

四、外治

（1）辣椒煎汤洗泡。

（2）冻疮膏。

（郭　亮）

第七节　褥疮

褥疮是因长期卧床、局部皮肤受压，导致组织供血供氧不足、溃烂而成。祖国医学“席疮”和其类似。

一、西医治疗

（1）补充营养：补充热量、蛋白质、维生素 C、维生素 E、维生素 A，补充微量元素锌、硒。

（2）双嘧达莫 25mg，1 日 3 次。

（3）己酮可可碱 0.4g，1 日 1～2 次。

（4）硝苯地平 20mg，1 日 3 次。

（5）抗生素（用于继发感染）。

（6）气垫床。

（7）氨基酸溶液。

（8）胰岛素溶液（胰岛素 12IU 加生理盐水 20mL）。

（9）素高捷疗软膏。

（10）成纤维生长因子软膏，表皮生长因子软膏或溶液。

（11）抗生素如莫匹罗星软膏、甲硝唑溶液等，用于继发感染。

二、中医治疗

病因病机：长期卧床、气血不调、肌肤失养，加上压迫、摩擦、受潮，引起局部溃腐。

辨证施治：气滞血瘀、气血两虚。

主证：皮损发红、色暗紫，皮肤破裂、浆液渗出、神疲倦怠。

治则：补益气血、通络解毒。

方例：解毒活血汤加减。

当归 30g、丹参 30g、黄芪 15g、党参 10g、白术 10g、蒲公英 30g、连翘 10g、地丁 10g、红花 10g、地龙 10g、鸡血藤 30g、炙甘草 6g。

方解：黄芪、党参、当归、白术、丹参——补气血。

蒲公英、连翘、地丁——解毒。

红花——活血。

地龙、鸡血藤——通络。

加减：

（1）红肿、血脉差、手足凉：加桃仁、制附子。

（2）腐溃：加桔梗、白芷。

（3）腐败不脱：加山甲、皂刺。

（4）感染重：加败酱草、鱼腥草、金银花。

三、中成药

（1）血府逐瘀口服液 10mL，1 日 3 次。

（2）八珍丸 1 丸 1 日 2 次。

四、外用药

（1）紫草汕。
（2）生肌散。
（3）锡类散。

（郭　亮）

第八节　鸡眼和胼胝

鸡眼和胼胝是由于局部长期受压摩擦而使皮肤角质增生变厚所致。

一、西医治疗

（1）水杨酸火棉胶外用。
（2）液氮冷冻。
（3）CO_2 激光烧灼。
（4）其他如修足、切除。

二、中医治疗

（1）穿宽头鞋、加鞋垫。
（2）外用鸡眼膏（市售）。
（3）30% 补骨脂酊外擦。
（4）半夏研末加少量冰片外用。
（5）外用水晶膏。
（6）外用万灵膏。

（郭　亮）

第七章

皮肤附属器疾病

第一节　痤疮

痤疮为慢性皮肤炎症，由于皮脂腺口与毛孔被堵塞，皮脂分泌不畅所致。好发于面，亦有发生于胸背部，大多发生于青春发育期前或青春发育期，男性多于女性，某些慢性疾患如肝病等也可发生此症。因接触焦油、机油，阻塞毛孔口而致者称为油疹。也有服激素后起痤疮的。疹型有白头粉刺、黑头粉刺、丘疹、脓疱、囊肿、脓肿、结节、瘢痕等。

一、西医治疗

1. 一线

（1）粉刺：外用维A酸类（如全反式维A酸、阿达帕林凝胶、他扎罗汀凝胶、异维A酸凝胶）、过氧化苯甲酰凝胶。

（2）中度丘疹脓疱痤疮，无瘢痕：过氧化苯甲酰凝胶+局部维A酸类+局部抗生素（红霉素、克林霉素等）。

（3）中度丘疹脓疱痤疮，伴轻度瘢痕

1）男性：口服抗生素（四环素、米诺环素、罗红霉素、阿奇霉素、红霉素、复方新诺明）+局部维A酸类。

2）女性：口服雌性激素避孕药［如复方醋酸环丙黄体酮片（商品名：达英-35）或优思明，1片/日，21天，月经第5天开始］；雷尼替丁0.15g，1日2次；螺内酯20mg，1日3次+局部抗生素。

（4）严重丘疹脓疱痤疮：口服异维A酸0.1~0.5mg/（kg·d），20或30mg/d。

（5）结节囊肿或聚合性痤疮：口服异维A酸。

（6）暴发性痤疮：口服异维A酸0.1~0.5mg/（kg·d）+小量糖皮质激素（泼尼松20~30mg/d）。

2. 二线

（1）外用壬二酸凝胶。

（2）外用氨苯砜凝胶。

（3）局部外用烟酰胺。

（4）外用水杨酸软膏。

（5）口服锌剂。

（6）外用环丙黄体酮软膏。

（7）蓝光。

（8）红光。

（9）1 320nm Nd：YAG激光。

（10）1 450nm二极管激光。

（11）中~重度痤疮：内服抗生素。

3. 三线

（1）轻～中度痤疮

1）化学剥脱（甘醇酸、水杨酸、乳酸）。

2）微皮磨削。

（2）痤疮窦道和瘢痕

1）复方倍他米松注射液或曲安奈德混悬液局部注射。

2）5α－氨基酮戊酸光动力疗法。

3）皮肤磨削。

4）瘢痕切除。

5）激光换肤，点阵激光。

6）射频激光。

7）微电浆疗法。

8）填充（透明质酸、胶原）。

9）美容遮盖。

注：国内部分医生使用维A酸经验：①痤疮治疗需要一定时间巩固（控制微粉刺）；②内服异维A酸，儿童患者应定期查骨像、骨骺；③育龄期妇女应避孕半年以上，男性虽无影响生育报告，也应提出注意。

二、中医治疗

祖国医学称为“肺风粉刺”。

（一）病因病机

脾胃积热，肺经郁热，上蒸颜面，复感风邪，风热郁于面部而成。

（二）辨证施治

证属：肺胃郁热，兼感风邪。

主证：面部多，也可在胸背发疹，有散在白头粉刺、黑头粉刺、丘疹，继发感染者发生脓疱，也有发生囊肿、结节及瘢痕者。

治则：清肺胃热，佐以散风凉血。

方例：枇杷清肺饮加减（《医宗金鉴》）

枇杷叶10g、黄连6g、黄柏10g、桑白皮10g、生甘草6g，加赤芍、丹皮、连翘、黄芩等。

方解：枇杷叶、桑白皮、黄柏、黄芩——清热宣肺。

黄连——清心泻火。

生甘草、连翘——清热解毒。

赤芍、丹皮——凉血、活血。

加减：

（1）继发感染形成脓疱加清热解毒药，如金银花、蒲公英、野菊花、败酱草、虎杖、北豆根。

（2）形成结节或囊肿加软坚活血散结药，如夏枯草、连翘、蒲公英、生牡蛎、元参、桃仁、红花、三棱、莪术、鬼箭羽、海藻、昆布、浙贝母、陈皮、半夏、青皮。

（3）营养不良或慢性疾患合并痤疮，加养肺阴药，调理冲任，如麦冬、生地、沙参、贝母、白芍、女贞子、旱莲草或加用养阴清肺膏15g、1日2次。或养阴清肺汤（麦冬10g、生地15g、沙参15g、生甘草6g、贝母10g、白芍10g、薄荷6g后下、丹皮6g）。

（4）妇科月经不调或经前期疹多者以皮疹辨证分别加用养血活血凉血药或用逍遥散加减白术6g、茯苓10g、生甘草10g、当归10g、益母草10g、柴胡6g、白芍10g、薄荷6g、煨生姜3片。

或凉血四物汤：当归、生地、赤芍、川芎、红花、陈皮、赤苓、黄芩、生甘草，用于炎症不重者。

(5) 偏于脾肾积热用三黄丸(《东垣十书》):黄连、黄芩、大黄。

(三)中成药

(1) 归参丸1丸,1日2次。
(2) 枇杷叶膏1/4瓶,1日2次。
(3) 清肺抑火丸6g,1日2次。
(4) 栀子金花丸6g,1日2次,便秘时用。
(5) 小败毒膏15g,1日2次,感染明显时用。
(6) 夏枯草膏15g,1日2次,结节时用。
(7) 内消瘰疬丸6g,1日2次,结节时用。
(8) 散结灵4片,1日2次,结节时用。
(9) 大黄蛰虫丸1丸,1日2次。
(10) 丹栀逍遥散6g,1日2次,合并妇科兼症用。
(11) 养阴清肺膏15g,1日2次,合并营养不良虚弱用。
(12) 连翘败毒丸6g,1日2次,感染时用。
(13) 丹参酮4片1日3次。
(14) 复方珍珠暗疮片4片,1日3次。
(15) 清热暗疮片2~4片,1日3次。
(16) 消痤丸30丸,1日2次。

(四)外治

(1) 颠倒散,凉开水调匀外擦。
(2) 中药面膜。
(3) 拔膏棍。
(4) 黑布药膏。

三、痤疮治疗新进展——中国痤疮治疗共识会推荐治疗方案

痤疮是一种常见的皮肤病,病程慢性,易复发。尽管治疗方法很多,但迄今尚未找到一个大家公认的较理想的治疗方案。为寻求一种高效、快捷、耐受性好的治疗指南,2001年11月17~18日在北京召开了中国痤疮治疗共识研讨会。由中华医学会皮肤性病学分会主任委员陈洪铎教授和巴黎国际痤疮治疗共识会主席Harald Gollnick教授担任主席,参加会议者有陈洪铎、徐文严、马圣清、廖康煌、朱铁君、王家璧、傅志宜、赵辨、徐世正、周永华、徐汉卿、王宝玺、张建中、涂平、赵广、赵俊英、毕志刚、靳培英、孙建方、秦万章、郑茂荣、郑捷、顾军、温海、郑志忠、乔淑芳、曾凡钦、程滨珠、范瑞强、赖维、熊俊浩、眭维耻、郝飞、蔡昌金、何春涤、史月君、李春阳、赵天恩、张学军、郑敏、尤刚、廖元兴、吴晓初、吴艳。会议就痤疮的发病机制、痤疮对患者生活质量的影响、痤疮治疗的现状和存在问题、综合治疗策略等进行了深入的探讨,最终达成共识,初步得出了我国痤疮治疗的优化方案。

会议探讨了痤疮的发病机制。痤疮是多种因素综合作用所致的毛囊皮脂腺疾病,其中包括皮脂分泌过多、毛囊口过度角化、痤疮丙酸杆菌增殖过度的免疫反应。另外,还与遗传及心理因素有关。毛囊皮脂腺的阻塞是导致痤疮的初始因素。不正常脱屑与丝状物和脂质小滴混合堆积,形成微粉刺。毛囊内继而充满脂质、细菌和角质碎屑。呈现出肉眼可见的白头粉刺或(和)黑头粉刺。如果痤疮丙酸杆菌增殖并产生炎性介质,则发展为炎性丘疹、脓疱、结节及肉芽肿性损害。

痤疮虽然是一种皮肤病,但对患者生活质量的不良影响常被医生忽视。本病为一种躯体疾病,其在社交、心理、情绪等方面对患者的影响,不亚于严重的哮喘、癫痫、糖尿病、腰腿痛、关节炎等疾病。痤疮患者也容易情绪低落,易于焦虑和愤怒。因此,痤疮是一种不容忽视的心身疾病,可能会严重影响患者的学习、工作、运动、人际关系和社会生活,使患者的生活质量下降。目前,国内正在进行痤疮患

者心理社会方面的研究。

目前痤疮治疗的药物和方法很多，但也存在不少问题。突出表现在以下几方面。首先是选择药物缺乏针对性。由于对痤疮的发病机制和过程了解不够，对临床皮损相应的病理生理基础理解不深，因而部分医生在选择药物时有很大盲目性和随意性。如粉刺为主时选用抗生素，而炎性损害明显时仍单独应用维A酸制剂等。其次是传统外用维A酸和过氧苯甲酰制剂的局部刺激问题。第一代外用维A酸制剂是以往痤疮治疗中常用的药物，但因其自身稳定性较差，且局部刺激较常见，大大限制了其在临床中的应用。过氧苯甲酰是一种非常有效的局部抗生素制剂，但因传统制剂易产生局部刺激，也限制了其临床应用。再就是抗生素的耐药问题。抗生素虽为治疗痤疮的有效手段，但在使用过程中出现的耐药问题却日趋严重。据统计，在美国，痤疮丙酸杆菌对红霉素、四环素、克林霉素等的耐药性，从1978年的20%已升至1996年的62%。关于复发问题，目前认为微粉刺是临床复发的病理基础。但多数医生对此认识不足，因而在临床治疗过程中，缺乏维持治疗的概念，造成临床复发率较高。对患者的健康教育和生活指导方面也有不足。痤疮患者的心理、情绪变化、饮食、睡眠、化妆品的使用、职业、环境等多种因素，都会影响痤疮发病的病理生理过程，因而常会影响痤疮的病情、病程和对治疗的反应。因此，对痤疮的治疗，除药物外，对患者的有关健康教育也是痤疮治疗的一部分。

综上所述，在痤疮治疗中尚存在许多急需解决的问题，为了帮助临床医生在对痤疮患者的治疗中取得理想的疗效，有必要制定一个治疗规范，这也是本次痤疮治疗共识会的主要目的。

经过深入的交流和充分的讨论，就痤疮治疗的主要原则和方案达成如下共识。

痤疮是多种致病因素共同作用的结果，包括皮脂分泌过度、毛囊上皮脱屑异常、痤疮丙酸杆菌增殖及炎性反应。所以，选择治疗方案应尽可能多地针对上述致病环节。

1. 外用维A酸　维A酸能针对痤疮发病的多环节发挥作用，抗角化，促进正常脱屑，不仅可清除成熟粉刺，而且能抑制微粉刺，预防复发，维持痤疮缓解状态；有中度抗炎作用，能治疗炎性皮损；提高其他合用抗痤疮药物的穿透力。以往常用的维A酸类药物主要是第一代的全反式维A酸。此类维A酸制剂稳定性差，局部刺激常见，大大限制了其在临床的应用。近年来第三代维A酸类药阿达帕林的出现，是外用维A酸治疗痤疮的一个重要进展。它不仅秉承了传统维A酸类药物的药理活性，而且抗炎活性更强，稳定性很好。各种研究证明，阿达帕林对炎症性皮损和非炎症性皮损均非常有效，对轻、中度痤疮患者面部炎症性和非炎症性皮损总数的疗效明显优于全反式维A酸，而且皮肤对阿达帕林的耐受性也优于后者。因此，与会专家一致认为，外用维A酸是痤疮的一线治疗药物，阿达帕林（达芙文凝胶）是轻、中度粉刺性痤疮和炎症性痤疮的首选治疗药物，具有疗效更强、起效更快、耐受性更好的优势。但注意应当早期应用，除单独使用外，对于Ⅱ、Ⅲ级痤疮，常与外用抗生素，如过氧苯甲酰或口服抗生素联合治疗。其中，阿达帕林在联合治疗中具有良好的耐受性和稳定性。在皮损有效控制后，要坚持维持治疗，预防复发。

关于口服维A酸，如异维A酸，主要适用于重度痤疮，如聚合性痤疮、结节性囊肿性痤疮、瘢痕性痤疮等。推荐剂量为0.1mg/（kg·d），持续4~6个月。注意致畸、血脂、肝功能和皮肤黏膜干燥等不良反应。停药后需外用维A酸维持治疗，以防复发。

2. 抗微生物治疗　主要通过抗菌、抗炎和免疫调节来实现其治疗作用。用于痤疮的外用抗生素主要有过氧苯甲酰、红霉素、克林霉素、四环素。应与维A酸类药物合用，不应单独使用。不应与口服抗生素合用。皮损改善后应停药，或2~3个月后无效也应换用其他抗生素以防耐药。其中过氧苯甲酰可快速杀灭痤疮丙酸杆菌，且无抗菌耐药性。主要用于轻、中度痤疮的治疗。但应从低浓度开始使用。口服抗微生物治疗主要用于中、重度炎症性痤疮，常用四环素、红霉素、米诺环素，也可使用磺胺类或多西环素。

3. 联合治疗　联合治疗可针对痤疮发病的不同环节，因此起效更快，疗效更强，适用于粉刺性痤疮和炎症性痤疮。轻中度患者一般为外用维A酸与外用克林霉素或过氧苯甲酰等抗生素药物联合应用；中重度患者为外用维A酸与口服抗生素联合应用。试验证明，阿达帕林可增加抗生素等外用药物的穿透性，提高疗效。甚至在与过氧苯甲酰联合治疗中，阿达帕林能减少过氧苯甲酰对皮肤刺激，耐受性明显优于传统维A酸类药物。

4. 其他 目前认为雄激素在痤疮发病中起重要的辅助作用，并可使病情加重，但它并不是根本原因。由于应用雌激素或抗雄激素疗法的副作用较多，所以，不应将其作为痤疮治疗的常规疗法。雌激素和抗雄激素类药：对雄激素水平过高的女性痤疮患者效果好。如达因-35等。另外，小剂量的糖皮质激素，如泼尼松5mg/d，可抑制肾上腺皮质功能亢进造成的雄激素过高产生的痤疮。糖皮质激素短期口服用于聚合性痤疮或暴发性痤疮。

中西医结合治疗也是具有中国特色的治疗痤疮的有效途径。与会专家建议中西医结合治疗痤疮，将会各取所长，获得更好的疗效。

最后，会议强调了痤疮的综合治疗策略。即综合治疗，个体化治疗，长期维持治疗计划。在注重药物治疗的同时，注意医学模式的转变和健康教育的积极作用，这样，才能真正提高我国治疗痤疮的水平。

（郭 亮）

第二节 酒渣鼻

酒渣鼻是一种慢性皮肤病，本病损害发生于面部，尤以鼻尖、颊部及前额的中部多见，多对称发生。因病程不同可分三期：①红斑期：局部发生红斑，当饮酒、精神激动、寒热变化等时更显著，常伴有皮脂过多及毛细血管扩张。②毛细血管扩张期：此时有明显的毛细血管扩张，在红斑上发生与毛孔一致的红色丘疹及脓疱，毛孔口也扩大。③肥大期（鼻赘期）：鼻部结缔组织增生，皮脂腺异常增大，鼻部肥厚增大。

一、西医治疗

1. 一线

（1）找寻和祛除病灶，防止日晒。

（2）甲硝唑霜、凝胶。

（3）壬二酸凝胶。

（4）米诺环素50mg，1日2次。

（5）润肤剂。

2. 二线

内服：

1）甲硝唑0.2g，1日3次。

2）口服阿奇霉素，0.25g，1日1次，首次0.5g。

3）口服氨苄西林。

外用：红霉素、克林霉素。

3. 三线

（1）异维A 10mg，1日1～3次，或0.5～1mg/（kg·d）。

（2）氯喹0.125g，1日2次。

（3）羟氯喹0.2g，1日2次。

（4）螺内酯100mg，1日3次。

（5）口服锌剂、烟酰胺。

（6）可试用奥曲肽。

（7）外用维A酸类。

（8）外用酮康唑、联苯苄唑软膏。

（9）他克莫司软膏，吡美莫司软膏。

（10）消除毛囊虫。

（11）治疗幽门螺杆菌感染［阿莫西林500mg，1日4次；枸橼酸铋120mg，1日4次；甲硝唑400mg，1日3次，共2周。或三联疗法（奥美拉唑20mg 1日2次+克林霉素500mg 1日2次+阿莫西林1 000mg/d或400mg 1日2次）］。

（12）光动力学治疗。

（13）三氯醋酸剥脱。

（14）585nm激光+外用他克莫司软膏。

二、中医治疗

祖国医学病名与西医相同。

（一）病因病机

肺胃积热上蒸、感受风寒、血瘀凝结而成。

（二）辨证施治

1. 红斑期

证属：肺胃积热。

主证：鼻尖、颊部及前额的中部发生红斑，伴油脂分泌多及轻度毛细血管扩张。

治则：清宣肺胃热、凉血活血。

方例：枇杷清肺饮、泻白散加减

枇杷叶：10g、桑白皮10g、黄芩10g、尾连10g、地骨皮10g、菊花10g、鸡冠花15g。

方解：枇杷叶、桑白皮、黄芩、地骨皮——清肺胃热。

尾连——泻心经火。

鸡冠花、菊花——凉血、活血、引经上行。

加减：有情绪波动而皮损变化显著者加安神药：茯神、远志、酸枣仁、柏子仁、莲子心。

2. 毛细血管扩张期

证属：内热炽盛、气血淤滞。

主证：除上述症状外，常有明显的毛细血管扩张，在红斑上发生与毛孔口一致的红色丘疹脓疱，毛孔口也扩大。

治则：凉血、清热、和营祛瘀。

方例：凉血四物汤加减（《医宗金鉴》）

当归15g、生地20g、赤芍10g、川芎6g、黄芩10g、地骨皮15g、栀子6g、丹皮10g、红花10g、桃仁10g、陈皮6g，茯苓10g。

附原方：当归、生地、赤芍、川芎、黄芩、陈皮、赤苓、红花、生甘草。

方解：当归、生地、赤芍、川芎——养血和营。

黄芩、地骨皮、栀子——清热。

生地、赤芍、丹皮——凉血。

红花、桃仁——活血化瘀。

茯苓、陈皮——清脾胃湿热。

加减：

（1）小脓疱感染明显加用清热解毒药，如金银花、连翘、蒲公英、野菊花。

（2）血热明显者加用紫草根、白茅根、茜草根等凉血药。

（3）二颧颊明显者加清肝经热药，如胆草、栀子、菊花、桑叶、夏枯草、青黛。

其他：颜面红肿严重，胸闷烦躁，月经不来，口不渴，脉沉滑有力。

证属：瘀血阻于上焦，经血不下。

治则：活血、祛瘀、理气。

方例：血府逐瘀汤

当归10g、赤芍6g、生地10g、川芎3g、桃仁10g、红花10g、柴胡3g、枳壳6g、桔梗6g、甘草3g、牛膝10g。

3. 肥大期（试用观察）

证属：病久血瘀凝结。

主证：鼻部结缔组织增生，皮脂腺异常增殖，鼻部肥厚增大。

治则：活血化瘀、通络散结。

方例：大黄蛰虫丸加减。

大黄10g、蛰虫10g、桃仁10g、红花10g、甘草10g、丹参12g、生牡蛎30g、贝母10g、夏枯草30g、蒲公英6g、生地15g。

方解：大黄、蛰虫、桃仁、红花——活血通络，消肿散结。

生地、甘草——养血和中。

参、牡蛎、贝母——养阴活血软坚。

公英、夏枯草——清热软坚。

加减：

（1）体质较好加三棱、莪术等破瘀化结。

（2）体弱加生芪、党参等补气扶正。

（三）中成药

（1）栀子金花丸6g，1日2次，早期红斑期。

（2）清肺抑火丸6g，1日2次，早期红斑期。

（3）大黄蛰虫丸1丸，1日2次。

（4）内消瘰疬丸6g，1日2次。

（5）散结灵4片，1日2次。

（四）外治

（1）颠倒散（硫黄、大黄各半，清水调擦）外用。

（2）素髎三棱针放血，针刺双迎香。

（3）大枫子油（市售）、珍珠散，外擦。

（五）毛细血管扩张治疗

（1）美容遮盖。

（2）强脉冲光。

（3）血管激光。

（4）试用：昂丹司琼12mg/d，静脉点滴，以后4～8mg，1日2次。

普萘洛尔10mg，1日3次。

三、面部潮红

治疗较困难，可试用：

（1）化妆遮肤。

（2）脉冲染料激光。

（3）β受体阻滞剂。

（4）纳洛酮3μg/kg肌内注射或静脉注射。

（5）可乐定0.05mg，1日2次。

（6）羟甲唑啉软膏、喷雾剂。

四、玫瑰痤疮淋巴水肿的治疗

（1）广谱抗生素。

（2）按摩。

（3）异维 A + 酮替芬 + 抗组胺药（H_1 受体拮抗剂）。

（4）泼尼松 + 甲硝唑。

（5）CO_2 激光眼睑手术。

（6）外科消除眼睑肿胀。

五、暴发性玫瑰痤疮的治疗

（1）系统型糖皮质激素，如泼尼松 1 ~ 2mg/（kg · d）。

（2）异维 A 酸 10mg，1 日 3 次。

（3）抗生素（米诺环素 100mg 1 日 2 次、红霉素 250mg 1 日 3 次）。

（4）局部外用糖皮质激素。

（郭　亮）

第三节　口周皮炎

常发生于 20 ~ 35 岁女性，可能由于在脂溢性皮炎基础上外用糖皮质激素引起。发生在口鼻周围，红斑、丘疹、脓疱、鳞屑为主。需与酒糟鼻、脂溢性皮炎等鉴别。

一、西医治疗

（1）停外用糖皮质激素。

（2）禁用辛辣食物。

（3）米诺环素 50mg，1 日 2 次。

（4）外用 5% 过氧化苯甲酰。

（5）1% 克林霉素溶液。

（6）2% 甲硝唑凝胶。

（7）壬二酸凝胶。

（8）阿达帕林凝胶。

（9）他克莫司软膏、吡美莫司软膏。

（10）红霉素软膏。

（11）蓝科肤宁外用。

（12）光动力学治疗，每周一次，4 周。

二、中医治疗

病因病机：脾胃湿热，兼感风邪。

治则：清脾泻火/化湿清热凉血。

方例：泻黄散加减。

生石膏 30g、知母 10g、黄连 10g、黄芩 10g、黄柏 10g、当归 10g、生地 30g、丹皮 10g、蒲公英 30g、野菊花 30g、茵陈 30g、生薏苡仁 30g、茯苓 10g、大黄 6g、炙甘草 6g。

方解：生石膏、知母——清肺胃热。

黄连、黄柏、黄芩——清三焦热。

大黄——通腑散热。

蒲公英、野菊花——清热解毒。

当归、生地、丹皮——滋阴清热。

茵陈、生薏苡仁、茯苓——清热利湿。

中成药——一清胶囊。

（郭 亮）

第四节 激素依赖性皮炎

患者面部原有脂溢性皮炎、复发性皮炎等，长期外用糖皮质激素后发生皮肤发红、毛细血管扩张、皮肤萎缩。用糖皮质激素症状好转，停用后加剧。

一、西医治疗

（1）去除诱因。

（2）停用糖皮质激素。

（3）米诺环素 50mg，1 日 2 次。

（4）维生素 B_2 5mg，1 日 3 次。

（5）外用：①硫黄洗剂；②氧化锌糊；③过氧化苯甲酰凝胶；④红霉素软膏；⑤他克莫司软膏；⑥吡美莫司软膏；⑦蓝科肤宁。

二、中医治疗

病因病机 ：阴虚湿盛，兼感风邪。

治则：清热凉血、解毒祛湿养阴。

方例：青蒿 6g、鳖甲 15g、生地 30g、丹皮 10g、知母 10g、车前子 10g、泽泻 10g、苦参 10g、白藓皮 10g、炙甘草 6g。

或：升清消毒散

僵蚕 10g、蝉蜕 3g、羌黄 10g、大黄 10g、升麻 10g、生地 10g、玄参 10g、金银花 30g、竹叶 10g、知母 10g、连翘 10g、白茅根 10g。

外用：

（1）黄连膏。

（2）普连膏。

三、毛囊性闭锁性三联征

三联征为：头部脓肿性穿掘性毛囊周围炎、集合性痤疮、化脓性汗腺炎。

（一）头部穿掘性毛囊周围炎

好发成年男性，位于头皮，初起为毛囊炎、毛囊周围炎，继而脓肿、瘘孔，瘘孔间相连。

1. 西医治疗

（1）皮损内注射糖皮质激素。

（2）联合异维 A 0.5～1mg/（kg·d），6～12 月。

（3）利福平 450mg/d＋克林霉素 0.3g，1 日 2 次。

（4）锌制剂。

（5）外科手术（造袋术或切除窦道）。

（6）激光（脱毛激光）。

（7）急性炎症，可用糖皮质激素如泼尼松 20～30mg/d，1～2 周。

2. 中医治疗

证属：素来体虚，复感暑湿热邪，或湿毒蕴于肌肤。

治则：清热解毒，排脓，活血化瘀。

方例：消痈汤加减。

金银花30g、蒲公英15g、花粉10g、贝母10g、山甲10g、皂刺10g、赤芍10g、归尾10g、乳香、没药10g、生甘草10g、防风10g、白芷6g。

方解：金银花、蒲公英——清热解毒。

白芷、花粉、贝母——清热、消肿、排脓。

山甲、皂刺——活血排脓。

防风——解表胜湿。

赤芍、归尾、乳香、没药——活血化瘀、止痛。

加减：

(1) 山甲、皂刺用法：①未破溃：用生山甲、生皂刺；②即将破溃、并有坏死组织，用炒山甲、炒皂刺；③已破溃、有坏死组织，用山甲炭、皂刺炭。

(2) 感染重：用银花炭、生地炭。

(3) 病程时久，辨证扶正。

3. 中成药

(1) 西黄丸1丸，1日2次。

(2) 大黄蛰虫丸1丸，1日2次。

(3) 散结灵4片，1日2次。

(4) 活血消炎丸6g，1日2次。

(5) 人参健脾丸1丸，1日2次。

(6) 人参归脾丸1丸，1日2次。

(7) 补中益气丸6g，1日2次。

（二）聚合性痤疮

大量粉刺通过窦道连通的大脓肿、囊肿和群集的结节组成。囊肿好发于背、臀、胸、颈、肩、面。

1. 西医治疗

(1) 泼尼松+小量异维A预治疗；以后异维A 0.5~1mg/（kg·d），5个月；不愈，第2疗程。

(2) 丹参酮4片，1日3次。

(3) 米诺环素100mg，1日2次。

(4) 氨苯砜50mg，1日2次。

(5) 雷公藤多苷10mg，1日3次。

2. 中医治疗

证属：肝郁血瘀，毒热内盛。

治则：疏肝理气、清热解毒、活血化瘀。

方例：黄芪10g、苍术10g、黄柏10g、柴胡10g、半夏10g、当归10g、红花10g、乳香3g、没药3g、赤芍10g、金银花30g、白花蛇舌草30g、连翘10g、忍冬藤30g、黄芩10g、生薏苡仁30g、车前子10g。

（三）化脓性汗腺炎

好发于腋窝、腹股沟和会阴部，也可见于臀部和乳房下缘，表现为红色疼痛结节，反复破裂、化脓、窦道、瘢痕，迁延不愈，一个月可出现5个或更多脓肿，最后形成蜂窝状慢性感染脓肿。

1. 西医治疗

(1) 清洁。

（2）糖皮质激素局部注射 + 米诺霉素，外用克林霉素。

（3）外用氯化铝，外用抗生素。

（4）异维 A 酸内服。

（5）手术切除。

（6）英夫利昔单抗 5mg/（kg·d），静脉点滴，第 0、2、6 周后，每 8 周一次。

（7）依那西普 25mg，皮下注射，2 次/周。

（8）非那雄胺 1mg/d。

（9）达因－35，月经第五天服用，连续 21 天，停 7 天为一疗程。

（10）氨苯砜 25mg，1 日 3 次。

（11）吲哚美辛 25mg，1 日 3 次。

（12）硫酸锌 100mg，1 日 3 次。

（13）环孢素 A 联合糖皮质激素和抗生素。

（14）放射治疗。

（15）Nd：YAG 激光。

（16）CO_2 激光。

（17）1 450nm 激光。

（18）光化学疗法。

（19）肉毒杆菌毒素局部注射。

2. 中医治疗

治则：清热疏风、利湿解毒。

方例：二妙散加减：黄柏 10g、黄芩 10g、连翘 15g、苍术 6g、生薏苡仁 20g、白芷 10g、蝉衣 6g、赤芍 10g、甘草 6g。

四、SAPHO 综合征（滑膜炎－痤疮－脓疱病－骨肥厚－骨髓炎综合征）

本病由 Chamot 在 1987 年发现，临床表现为滑膜炎、痤疮、脓疱病、骨肥厚和骨髓炎，反复间断发作，不易痊愈。发病率 1 ∶ 10 000。

（一）临床表现

90% 患者有骨关节炎，常累及多个骨关节，但无致残报告，多见于脊柱和骶髂关节，可见外周－前胸壁骨炎、胸锁关节骨肥厚。

55% 患者合并皮肤损害，与骨关节病可同时或后于骨关节病发生。多表现为掌跖脓疱病、暴发性或聚合性痤疮、化脓性汗腺炎、脓疱型痤疮、Sweet 病、脓疱型银屑病、角层下脓疱病。

其他尚可合并无菌性脑膜炎、胸腔积液。

（二）病因和发病机制

低毒性微生物（如痤疮杆菌）感染，诱发体液免疫和细胞前炎症反应；遗传易感性。

（三）诊断标准

（1）有骨关节病的重症痤疮。

（2）有骨关节病的掌跖脓疱病。

（3）伴或不伴皮肤病的骨肥厚。

（4）慢性复发性多病灶性骨髓炎。

排除标准，包括：①化脓性骨髓炎；②感染性胸壁关节炎；③感染性掌跖脓疱病；④掌跖皮肤角化病；⑤弥漫性特发性骨肥厚病；⑥维 A 酸治疗相关的骨关节病。

满足一项，并满足排除标准，诊断成立。

（四）西医治疗

1. 一线

（1）非甾体类抗炎药，镇痛药。

（2）抗生素对部分病例有效。

2. 二线

（1）糖皮质激素。

（2）柳氮磺胺吡啶 1.5～2g/d。

（3）甲氨蝶呤 2.5mg，每 12 小时一次，共三次，每周重复一次。或 10～20mg 静脉点滴，每周一次。

（4）维 A 酸 10mg，1 日 3 次。

（5）来氟米特 10～30mg/d。

（6）秋水仙碱 0.5mg，1 日 3 次。

（7）环孢素 A 3～5mg/（kg·d）。

（8）手术。

治疗新进展：①二磷酸盐类钙代谢调节剂。②氨羟二磷酸二钠 30～90mg 冲击。③唑来膦酸 4mg。④英夫利昔单抗 5mg/kg，第 0、2、6、1 4 周给药一次，静脉注射，共 4 次。⑤依那西普 25mg，皮下注射，2 次/周。

（郭 亮）

第八章

黏膜病

第一节　复发性口腔溃疡

复发性口腔溃疡，是颊、颚、唇、舌黏膜反复发生溃疡，可单发或多发。是一种顽固的复发性疾病。中医称“口疳”或“口疮”。

一、西医治疗

1. 一线

（1）补充多种维生素和矿物质。

（2）局部外用和局部注射糖皮质激素。

（3）内服四环素或多西环素。

（4）抗生素溶液漱口。

（5）硫糖铝 1g，1 日 3 次。

2. 二线

（1）糖皮质激素，泼尼松 40mg/d，5 日后 20mg，隔日一次。

（2）秋水仙碱 0.5mg，1 日 3 次。

（3）沙利度胺 100 ~ 200mg/d。

3. 三线

（1）氨苯砜 50mg，1 日 3 次。

（2）己酮可可碱 0.4g，1 日 3 次。

（3）左旋咪唑 50mg，1 日 3 次，3 日，停 7 日，3 ~ 6 月。

（4）外用环孢素 A 溶液。

（5）外用干扰素 α_2。

（6）色甘酸钠 20mg，1 日 3 次。

（7）硫唑嘌呤 50mg，1 日 2 次。

（8）外用 5 - 氨基水杨酸。

（9）外用双氯芬酸。

（10）外用三氯生。

（11）青霉素 G 口含。

（12）异维 A 10 ~ 30mg/d。

（13）免疫核糖核酸 3mg，每周一次，肌内注射。

（14）依那西普 25mg，皮下注射，每周两次。

（15）阿达木抗体 40mg 皮下注射，每周或两周 1 次，首次或首两次 80mg。

（16）液氮冷冻。

二、中医治疗

（一）病因病机

（1）心脾积热，上攻于口，灼伤黏膜，溃烂成疮。

（2）身体素虚，脾胃虚弱，肾阴不足，虚火上炎，蒸灼于口，致生口疮。

（二）辨证施治

1. 脾胃伏火

证属：脾胃伏火，心火上炎，灼伤黏膜。

主证：口腔大小不等溃疡，基底有黄色脓苔，边缘平坦，周有红晕，面红口热，口渴口臭，唇干、口干、大便干，小便黄，舌质红、苔黄腻、脉弦滑。多发于青年。

治则：清热、泻火、凉血、通便。

常用药：生石膏、知母、黄连、黄芩、栀子、丹皮、生地、赤芍、大黄、牛膝。

方例：玉女煎加减。

麦冬6g、生地15g、生石膏30g、知母10g、牛膝10g、尾连10g、黄芩10g。

方解：玉麦冬、知母——养阴降火。

尾连、黄芩、生石膏——清热泻心火。

生地、牛膝——凉血清热、滋肾水引火归元。

其他：

（1）泻黄散：栀子3g、生石膏15g、甘草10g、藿香10g（后下）、防风10g。

方解：栀子——清心肺三焦之火，使从小便溲出。

石膏——泻胃热。

甘草——泻火调胃。

藿香——理气调胃。

防风——升阳、发脾中伏火。

（2）凉膈散：

大黄、芒硝、甘草、黄芩、薄荷、连翘、竹叶。

方解：大黄、芒硝——荡涤中焦实热、配甘草使不致峻泻。

黄芩、薄荷、连翘——清散上焦实热。

竹叶——清热引药上行。

外用药：白清胃散、锡类散、溃疡散（青黛+冰片适量）。

2. 肺胃热盛

证属：肺胃热盛，心火上炎，灼伤黏膜。

主证：口腔内有较多溃疡，溃疡性质同脾胃伏火型。反复发作，发作时伴有咽痛、鼻塞、发热、口热口臭、便干尿黄。舌红、苔黄腻、脉弦或弦数。

治则：清热解毒。

常用药：金银花、连翘、蒲公英、地丁、野菊花、生石膏、黄芩、竹叶、生地、赤芍、丹皮、紫草、车前子、木通、茯苓、元参、麦冬、石斛、桔梗、牛蒡子、大黄。

方例：化斑解毒汤（《医宗金鉴》）、银翘散加减。

银翘散：薄荷10g（后下）、牛蒡子6g、豆豉6g、生甘草10g、连翘10g、金银花10g、桔梗10g、竹叶10g、荆芥10g、芦根10g。

化斑解毒汤：元参15g、知母6g、生石膏15g、黄连6g、连翘10g、生地12g、凌霄花10g、生甘草6g。

外用药：冰硼散、锡类散、溃疡散。

3. 脾胃虚弱

证属：脾胃虚弱、虚火上炎、蒸灼于口。

主证：口腔溃疡，形状不规则，大小不等，数较少，溃疡边缘水肿，周围红晕不明显，发展慢，但愈合也差。伴面黄食欲缺乏、口淡乏味，胃脘胀满、头晕乏力，便秘，有时便溏。舌胖、苔白腻、脉细缓。

治则：益气健脾、和胃清热。

常用药：黄芪、党参、白术、山药、茯苓、薏苡仁、炙甘草、陈皮、木香、黄精、石斛、黄芩、知母。

方例：香砂参苓术草汤加减。

木香、砂仁、陈皮、半夏、党参、茯苓、白术、炙甘草加黄芩、知母。

其他：

（1）补中益气汤：

黄芪、党参、白术、炙甘草、陈皮、当归、柴胡、升麻。

（2）参苓白术散：

人参、白术、茯苓、炙甘草，可酌加陈皮、山药、莲子肉、桔梗等。

4. 阴虚火旺

证属：肾阴不足，虚火上炎，灼伤黏膜。

主证：口腔溃疡，数不多，中央凹陷，基底灰黄色，渗出物不多，边线稍隆起，境界清楚，周围有红晕，伴口燥咽干，唇红、颧红、头晕、耳鸣、失眠、多梦、心悸健忘、腰酸痛、手足心热。舌淡或红，舌尖红，苔薄黄、脉沉细弦或细数。

治则：滋阴清热。

常用药：二地、枸杞子、麦冬、石斛、旱莲草、金银花、黄芩、黄柏、知母、栀子、生地、丹皮、元参、紫草、菊花、白芍、生龙牡、决明子。

方例：杞菊地黄汤。

枸杞子 10g、菊花 10g、熟地 25g、山萸肉 12g、山药 12g、丹皮 6g、茯苓 10g、泽泻 10g。

加减：

（1）阴虚肝旺：加清肝平肝药，大青叶、黄芩、栀子、生龙牡、决明子、菊花。

（2）伴大便干燥、口臭：加黄连、知母、大黄。

（3）失眠、多梦、健忘：当归、白芍、熟地、麦冬、丹参、茯神、远志、柏子仁。

（4）伴气虚：黄芪、党参、白术、五味子。

其他：养阴清肺汤：

麦冬 10g、生地 15g、元参 10g、生甘草 6g、贝母 10g、白芍 10g、薄荷 10g（后下）、丹皮 10g。

外用药：养阴生肌散。

复发性阿弗他口炎，中医治疗有较好效果。

（郭　亮）

第二节　女阴溃疡

本病多发生于青年妇女之阴部。尤其以小阴唇内侧为多。临床上分为坏疽型及单纯型两种。前者常有高热及其他不适，后者全身症状不显，局部常感疼痛。可伴有下肢结节及阿弗他口炎，溃疡分泌物中可能查到肥大杆菌。现代一些医生对此病是否为一独立疾病怀疑，考虑可能为白塞病或复发性疱疹。

一、西医治疗

1. 局部

（1）1 ∶ 10 000 高锰酸钾溶液清洗。或 0.1% 依沙吖啶溶液清洗。

（2）外用2%莫匹罗星软膏。

2. 内用

（1）泼尼松30～40mg/d。

（2）大量维生素B、C。

（3）抗生素如罗红霉素、阿奇霉素、氧氟沙星、青霉素等。

有人认为本病大多为严重的外阴单纯疱疹或白塞病，故需加以鉴别，酌情处理。

二、中医治疗

中医称为“阴蚀”。

（一）病因病机

（1）脾失健运，蕴湿化热，湿热下注。

（2）肝郁气滞，郁久化火。

（二）辨证施治

1. 坏疽型

证属：蕴湿化热，湿毒下注。

主证：发病急，伴高热，溃疡数目少而深，愈后留有萎缩性瘢痕。

治则：清热解毒、祛湿。

方例：阴蚀第一煎剂。

白藓皮15g、金银花15g、连翘12g、胆草6g、栀子6g、丹皮6g、白芍6g、山药10g、生薏苡仁10g、生黄柏10g、滑石15g、生甘草6g。

2. 单纯型

证属：肝郁气滞、郁久化火。

主证：发病较缓，溃疡数目较多，溃疡较浅，易复发，全身症状轻。

治则：舒肝解郁，健脾除湿。

方例：阴蚀第二煎剂。

柴胡3g、郁金6g、当归10g、白芍12g、生芪10g、黄柏6g、山药10g、薏苡仁10g、连翘10g、白藓皮15g、泽泻6g、甘草6g。

外治：外用紫草油、溃疡散。

（郭　亮）

第三节　龟头炎

本病系因各种原因而致龟头和包皮的炎症，包括包皮龟头炎、糜烂性龟头包皮炎、坏疽性龟头炎、浆细胞性龟头炎、干燥性闭塞性龟头炎。

一、西医治疗

1. 一线

（1）注意卫生。

（2）明确病原菌是念珠菌、衣原体、支原体、滴虫还是淋球菌，并进行针对性治疗。

（3）润滑剂。

（4）外用他克莫司软膏、吡美莫司乳膏。

（5）外用低效糖皮质激素。

（6）念珠菌性龟头炎：伊曲康唑或氟康唑内服，外用抗真菌药，同时治疗性伴侣。

2. 二线

（1）外用高效糖皮质激素。

（2）外用中效糖皮质激素加抗生素。

（3）局部注射糖皮质激素。

3. 三线

（1）切除过长包皮。

（2）CO_2 激光。

（3）Er：YAG 激光。

（4）铜蒸汽激光。

（5）长期系统使用抗生素如青霉素、红霉素。

二、中医治疗

中医称“袖口疳”。

（一）病因病机

肝胆湿热，兼感病邪。

（二）辨证施治

1. 湿热下注

主证：龟头包皮肿胀、红肿、发热，心烦口渴，舌红苔腻，脉弦。

治则：清热解毒，祛湿。

方例：龙胆泻肝汤加减

龙胆草 10g、黄柏 10g、黄芩 10g、栀子 10g、柴胡 10g、郁金 10g、当归 10g、苦参 10g、白鲜皮 10g、茵陈 30g、茯苓 10g、泽泻 10g、车前子 10g。

2. 湿热蕴毒，气血瘀滞

主证：龟头肿烂，脓臭，舌红苔黄，脉弦数。

治则：清热利湿，活血凉血。

方例：黄连解毒汤加八正散加减。

黄连 6g、黄芩 10g、黄柏 10g、栀子 10g、地丁 30g、当归 10g、丹皮 10g、篇蓄 10g、瞿麦 10g、滑石 10g、生薏苡仁 30g、马齿苋 30g。

3. 肝肾阴虚

主证：病久，色暗红或干燥萎缩，或溃疡久不愈合，舌红少苔，脉弦数。

治则：滋阴补肾、清热解毒。

方例：知柏地黄丸加减。

山萸肉 10g、山药 10g、熟地 10g、丹皮 10g、茯苓 10g、知母 10g、黄柏 10g、地丁 30g、金银花 30g、半枝莲 10g。如仅干枯萎缩：左归饮或右归饮加减（据证）。

（郭　亮）

第四节　接触性唇炎

一、概述

接触性唇炎（contact cheilitis）由接触变应原或毒性物质引起，故又称变应性或毒物性口角炎。如某些唇膏、油膏、香脂等化妆品，以及可能引起重度或Ⅳ型变态反应的某些食物药品等。患者常有过敏体质。

二、临床表现

(1) 接触变应原或毒物后急性发作。

(2) 口角局部充血、水肿、糜烂，渗出液增多，皲裂，疼痛剧烈。除口角炎外，可伴有唇红部水肿，口腔黏膜糜烂等其他黏膜过敏反应症状。

(3) 病情严重者，尚可有皮疹、荨麻疹等皮肤表现，以及流涕、喷嚏、哮喘、呼吸困难、恶心、呕吐、腹痛、腹泻等全身症状。

三、诊断要点

(1) 发病迅速，水肿、渗出，疼痛明显。

(2) 仔细追溯病史，有可疑化妆品接触史或食物、药物内服史。既往有过敏史有助于确诊。

(3) 血常规可见有白细胞数增高和嗜酸性粒细胞增高。

四、治疗方案及原则

(1) 去除过敏源，停止服用可疑药物。

(2) 全身反应明显者可给予 H_1 受体阻断药，例如氯苯那敏（氯苯那敏）、特非那定（得敏力）、阿司咪唑（息斯敏）、氯雷他定（克敏能）等。

(3) 中草药芦根、生地、浮萍、防风、竹叶等煎汤代茶，有助于消除过敏体征。

(4) 渗出减少后，可用肤轻松软膏或地塞米松软膏等含有糖皮质激素的药膏局部涂抹。

（郭　亮）

第五节　光线性唇炎

一、概述

光线性唇炎（actinic cheilitis）又名夏季唇炎（summer cheilitis）、日光唇炎，是因日光照射后引起唇黏膜过敏的急性或慢性炎症性皮肤病。本病与日光照射有密切关系，症状轻重与日光照射时间长短成正比，多见于内服或外用含有光感性物质再经日光照射致敏而发病。有的可于血中、尿中或粪中查出卟啉类物质。本病也有家族性发生病例。

二、临床表现

根据临床表现，分为两型。

（一）急性光线性唇炎（acute actinic cheilitis）

(1) 此型较少见，发作前有强烈日光照射史，呈急性经过，下唇为主。

(2) 临床表现为唇部急性肿胀、充血，继而糜烂，表面覆盖以黄棕色血痂，痂下有分泌物聚集。继发感染后有脓性分泌物，并形成浅表溃疡。

(3) 轻者仅于进食或说话时有不适感，重者灼热和刺痛，妨碍进食和说话。一般全身症状较轻，反复不愈的急性患者可过渡成慢性光线性唇炎。

（二）慢性光线性唇炎（chronic actinic cheilitis）

(1) 又称 Ayres 型，系不知不觉发病，或由急性患者过渡而成。一般无全身症状。

(2) 早期以脱屑为主，厚薄不等，鳞屑易撕去，不留溃疡面，也无分泌物。鳞屑脱落后不久又形成新的鳞屑，如此迁延日久，致使唇部组织增厚、变硬，失去正常弹性，口唇表面出现皱褶和皲裂。自觉口唇干燥、发紧。

（3）长期不愈的患者，下唇黏膜失去正常红色，呈半透明象牙色，表面有光泽。进一步发展时表面粗糙，角化过度，并出现数处大小不等、形态不一的浸润性乳白色斑块，组织学上若表皮细胞有异形性改变，应考虑为光线性白斑病，或光线性唇炎的白斑病型，最终可发展成疣状结节。部分黏膜白斑病可进一步发展成鳞状上皮细胞癌。

三、诊断要点

1. 发病特点　多在暴晒后发病。有明显的季节因素，春末起病，夏天加重，秋天减轻或消退。

2. 典型损害　损害发生于唇部，尤其容易发生于下唇部。表现为肿胀、糜烂、结痂或干燥、脱屑、皲裂等湿疹性改变及浸润性乳白色斑块。

3. 组织病理　表皮变化不一，常表现为角化过度、颗粒层变薄、棘层肥厚，表皮突延长。真皮乳头血管扩张，真皮带状炎症细胞浸润。白斑期除上述病变外，可见细胞异形和假性上皮瘤样增生。

四、鉴别诊断

需与唇部慢性盘状红斑狼疮、扁平苔藓等鉴别。

（1）慢性盘状红斑狼疮为局限性病变，境界清楚，边缘浸润，中央萎缩有鳞屑附着，毛细血管扩张。皮疹除见于唇部外，鼻背、颊部、耳郭也常见到典型皮疹而可以区别。

（2）扁平苔藓以颊黏膜为主，为多角形扁平丘疹，可相互融合成斑块。

五、治疗方案及原则

（1）避免日光照射。

（2）局部应用奎宁软膏或皮质类固醇软膏或霜剂。

（3）内服氯喹、复合维生素 B、对氨苯甲酸片（PABA）或静脉注射硫代硫酸钠等。

（4）肥厚性病变伴有白斑病改变者可考虑手术切除或冷冻治疗。

（郭　亮）

第六节　剥脱性唇炎

一、概述

剥脱性唇炎（exfoliative cheilitis）指一种原因不明的口唇慢性脱屑性炎症。本病与慢性光线性唇炎和慢性接触性唇炎有时难以区别，有人认为是同一疾病。目前倾向于将光线性唇炎看成独立疾病，而将原因不明、不能进行分类的慢性脱屑为主的唇炎列入剥脱性唇炎。

二、临床表现

（1）多见于女孩和青年妇女。

（2）皮疹常常开始于下唇的中部，而后逐渐扩展到整个下唇或上、下唇，有时结痂、裂口、干燥和疼痛，反复脱屑，黏膜浸润肥厚。多数局部有刺感或烧灼感。

（3）经过缓慢，病情持续数月到数年不等。

（4）有的患者有咬唇或用舌舐唇等不良习惯。不少患者有异位性体质。可能伴有情绪方面的变化。

三、诊断要点

（1）多见于青年女性。

（2）常先累及下唇中部，严重时扩展至整个下唇和上唇，反复脱屑，黏膜浸润肥厚。自觉疼痛，灼热。

（3）慢性过程。

（4）可有舔唇习惯。

（5）斑贴试验阴性。

四、鉴别诊断

本病需与接触性唇炎、光线性唇炎、腺性唇炎等区别。

（1）接触性唇炎有明确接触史，症状轻重与接触物的性质、浓度和频率有关，斑贴试验一般阳性。

（2）光线性唇炎与日光有直接关系，以下唇为主，夏季和户外工作者多见。腺性唇炎可看到肥大的腺体和扩张的腺管开口部，有时可摸到囊肿形成的结节，病理上黏液腺增生肥大，导管扩张，伴炎症性改变。

（3）慢性剥脱性唇炎有时伴有念珠菌感染，少数患者可伴有上皮瘤样增生。此外还应和盘状红斑狼疮、扁平苔藓等病鉴别。

五、治疗方案及原则

（1）外用皮质类固醇软膏。

（2）伴有上皮瘤样增生者可考虑外科手术、激光或冷冻治疗，浅层X线有时可试用。

（郭　亮）

第七节　口角唇炎

一、概述

口角唇炎（angular cheilitis）是口角部位的皮肤及邻近黏膜的急性或慢性炎症性皮肤病。可由机械刺激、营养缺乏及感染等因素所致。

二、临床表现

（1）口角部位起红斑、水肿、渗液和结痂。通常对称分布，少数为单侧性，张口时裂痛。慢性期该处皮肤粗糙、浸润、皲裂、脱屑，可见从口角向外向下的辐射状皱纹。

（2）营养缺乏引起者常伴有光面舌，脂溢性皮炎或异位性皮炎引起者除口角唇炎外，具有相应疾病的其他表现。有假牙者皮损处及假牙下常有念珠菌感染。

三、诊断要点

（1）口角部位的红斑、水肿、渗液和结痂。慢性期皮肤粗糙、皲裂、脱屑。

（2）张口时裂痛。

四、鉴别诊断

1. 维生素 B_2 缺乏症　由于维生素 B_2 缺乏导致口角炎、舌炎、阴囊炎、面部皮肤干燥综合征。口角有乳白色糜烂面，常伴针头大小脓疱及结痂。

2. 单纯疱疹　发生于皮肤、黏膜交界处的密集成群的针帽头大至绿豆大小水疱，疱破糜烂面易干燥结痂，易反复发作。

五、治疗方案及原则

（1）应先去掉引起刺激的不利因素和不良习惯。

（2）多补充维生素 B_2、铁剂及高蛋白饮食，加强身体锻炼。

（3）治疗可口服抗念珠菌类药，或抗生素，配合外用咪康唑软膏或抗生素软膏治疗。

（郭　亮）

第九章

角化性皮肤病

第一节　毛周角化病

毛周角化病（keratosis pilaris），又称毛发角化病、毛发苔藓（lichen pilaris），是一种常见的常染色体显性遗传皮肤病，特征为成群的毛囊出现微小角栓和不同程度的红斑。Mevoran 等发现 44 岁正常个体可患本病。

一、病因与发病机制

可能与角化细胞黏附障碍有关。组织学未能证实角化异常，凝集素（leetin）染色模式不支持异常角化。多认为与常染色体显性遗传有关。发病与 18 号染色体短臂上一个基因易位和缺失有关。儿童期至青春期发病率最高，以后随年龄增长皮疹逐渐消退，属生理性。偶尔伴发霍奇金淋巴瘤、维生素 B_{12} 和维生素 C 缺乏、甲状腺功能低下、库欣病或见于接受肾上腺皮质激素治疗的患者。

二、临床表现

1. 皮肤损害　基本损害为针头至针帽大小（1~2mm）正常皮色或淡红色毛囊性丘疹，坚硬、丘疹顶端有淡灰色圆锥状角栓，是由浓缩的皮脂分泌物与毛囊上皮细胞聚集在毛孔周围而构成，毳毛在中心穿出或蜷曲在内。剥掉角栓，可见微小杯状凹窝，不久角栓又可长出。成人泛发性角化丘疹周围有红晕。

2. 发病特征　本病常见，好发于青少年，特应性皮炎患者更易发生，且皮疹更广泛。青春期发病率达到高峰。皮损好发于两上臂外侧及大腿伸侧，孤立互不融合，呈“鸡皮”样外观，有时可扩展至腹部，毛囊性丘疹也可发生在面部，可有微痒。冬季皮损加重，皮损随年龄增长而改善。

3. 临床亚型　①面部萎缩性毛发角化症（keratosis pilaris atrophicans faciei），好发于面部，耳前方的颊部、甚至额部，可伴网状萎缩。②眉部瘢痕性红斑。

4. 伴发疾病　特应性皮炎、寻常鱼鳞病、Nooman 综合征、Down 综合征。

三、诊断与鉴别诊断

根据上臂外侧及大腿伸侧有散在性毛囊角化性丘疹，可见角栓，孤立散在不融合，无自觉症状，易于诊断。应与下列各疾病鉴别。

1. 维生素 A 缺乏症　皮疹为干燥而坚实的圆锥形角化性丘疹，类似蟾皮。重者有眼干燥、夜盲、角膜软化或溃疡等。

2. 毛发红糠疹　早期见膝、肘关节伸侧，手指的第 1~2 指节伸侧起毛囊性丘疹，可融合成片，上覆糠状鳞屑，炎症明显，伴有掌跖角化。

3. 小棘苔藓　为针帽样毛囊性丘疹。每个丘疹顶端有一根丝状角质小棘，密集成片，但不融合。

四、治疗

一般无须治疗，维A酸霜可使病情缓解，有效减轻皮肤粗糙，短期外用糖皮质激素制剂可减轻红斑皮损，其他可外用5%水杨酸软膏、聚酯海绵摩擦除去毛囊角栓，或使用润肤剂、15%~20%尿素霜、卡泊三醇软膏、12%乳酸铵、30%鱼肝油软膏、间苯二酚、甘油等。

五、循证治疗选择

聚酯海绵，尿素水杨酸，局部用糖皮质激素，局部外用维A酸，异维A酸，四环素类（米诺环素、土霉素），非Q开关长脉冲、Ruby激光（用于脱发性小棘毛周角化病）。

六、预后

即使不治疗，此病也随年龄增长，逐渐变得不明显。本病常在儿童发病，青春期达高峰，成年期好转，皮损冬季加重，夏季减轻，一般预后良好。

（张　伟）

第二节　毛囊角化病

毛囊角化病（keratosis follicularis）又称Darier病（Darier's disease）。是一种少见的常染色体显性遗传性角化不良性疾病。其特征是棕色的角化丘疹，在脂溢性分布区易融合成斑片。

一、病因与发病机制

Darier（毛囊角化病）以异常的角质形成细胞黏合为特征，是一种罕见的常染色体显性遗传性疾病。通过对不同家系的定位克隆研究，揭示毛囊角化病基因位于12q23－p24。ATP2A2突变，一种编码SERCA2（肌浆内质网的一种在细胞内信号传导中起重要作用的钙泵）的基因，导致了这种疾病。

二、临床表现

1. 局部损害

（1）皮肤损害：开始为散在炎性丘疹，以后呈乳头状增生，覆有硬的褐色鳞屑或油腻性痂皮，剥去痂皮，中央可见漏斗状小凹窝，伴恶臭。可见疣状肢端角化病样扁平隆起性丘疹。掌跖有点状角化。赘生物主要见于腋窝、臀缝、腹股沟和耳后，头皮上满布细腻性痂，面部以鼻旁严重。

（2）黏膜损害：口腔、结膜、食管和阴道黏膜可出现白色丘疹。牙龈增生。

（3）甲损害：甲可受累，表现为一到数条灰白色或粉红色纵向条纹，穿过甲半月直达游离缘，末端呈角形裂缺（图9－1）。

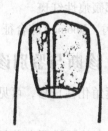

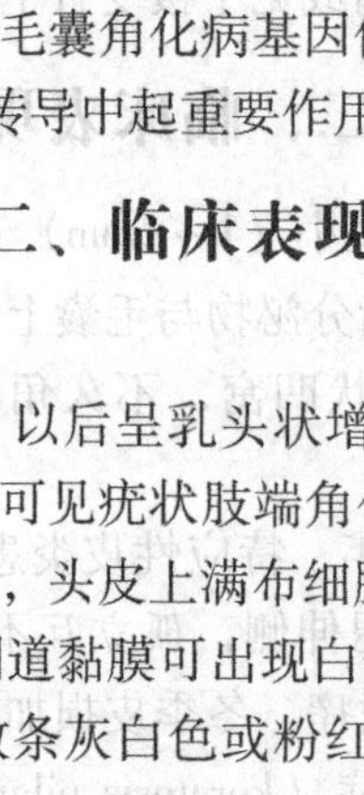

图9－1　毛囊角化病的甲改变（纵向条纹末端呈角形裂缺）

2. 发病特征　通常小于20岁发病，男女比例相仿。皮损对称性泛发性分布，亦可见单侧性或节段性分布。节段性分布的病例可能提示后接合子的突变，好发于面、鼻唇沟、耳后、头皮、腋窝、胸部及腹部。手背及足背部。

3. 全身损害 智力低下，癫痫、骨囊肿、涎腺炎、肺部损害。本病通常夏季加重，发病可开始于严重的日晒后，UVB 亚红斑量照射可诱发皮损，碳酸锂在某些人中能诱发本病。

三、组织病理

为角化过度，棘层肥厚，呈乳头瘤样增生，有特征性角化不良细胞（“圆体”和“谷粒”），圆体是圆的嗜酸粒细胞或嗜碱粒细胞，在核的周围有一苍白晕。谷粒是一种扁平的、深嗜碱性的角化不良细胞，最常见于颗粒层和角质层。基底层和棘层间裂隙形成。真皮乳头呈绒毛样突向裂隙。

四、诊断与鉴别诊断

依据褐色油腻性结痂性丘疹，特征性组织病理变化可诊断。应与黑棘皮病、脂溢性皮炎、暂时性棘层松解性皮病、家族性慢性良性天疱疮、疣状角化不良鉴别。

五、治疗

1. 一般治疗 紫外线加重本病，应避免日晒，局部用遮光剂及维生素 C 可阻止某些患者发作。

2. 系统治疗 口服异维 A 酸或阿维 A 可用于严重病例，环孢素可用于控制严重的发作。发作期口服抗生素有效。试用氯喹或羟氯喹。

3. 局部治疗 外用 0.1% 维 A 酸软膏、尿素软膏、他扎罗汀、阿达帕林、5% 氟尿嘧啶软膏、皮质激素霜；对肥厚型损害可用激光、皮肤磨削术。

六、循证治疗选择

穿凉爽棉料衣服[E]，润肤剂[D]，局部外用维 A 酸类药物[D]，口服维 A 酸类药物[B]，局部氟尿嘧啶[E]，阿维[Ac]，阿达帕林[D]，角质松解剂[D]，他扎罗汀[D]，环孢素（只用于湿疹样变）[E]，口服避孕药[E]，饮食补充脂肪酸[E]，口服泼尼松龙（只用于有大疱性水疱皮损时）[E]，激光（CO_2 激光及铒 YAG）[E]，皮肤磨削术[E]，清创术[E]。

七、预后

常在 8～16 岁发病，到成年期加重，最后病情稳定。紫外线可加重，因而皮损夏季加重，有些病例冬季可缓解。损害可局限持续数年不变或进行性泛发全身。

（张 伟）

第三节 掌跖角化病

掌跖角化病（keratosis plamaris et plantaris）又称掌跖角皮病，或角胼胝（tylosis），由于掌跖部位蛋白的过度形成而产生弥漫性或局限性掌跖增厚，而发生的一组慢性角化性皮肤病，可分为：①先天性；②获得性，如绝经期皮肤角化病；③症状性，如鱼鳞病、毛发红糠疹等常伴有掌跖角化；④一些综合征中的掌跖角化。

一、病因与发病机制

1. 遗传性掌跖角化病 可为常染色体显性、隐性或性联遗传，如斑状或纹状掌跖角化病为常染色体显性遗传，致病基因位于 18 号染色体长臂上。表皮松解性掌跖角化病是由编码角蛋白 9 的基因突变造成的。弥漫性掌跖角皮病（又称 Thost－Unna 综合征、胼胝症）为常染色体显性遗传。常染色体遗传也有报道。弥漫性掌跖角化病的致病基因定位于 12q11－13，即角蛋白Ⅱ基因的位置。本病具有遗传异质性。患病家族中已证实有角蛋白Ⅰ基因突变，而在其他家族未发现。

2. 获得性掌跖角化病　通常成年人发病，无明显家族易感性，如更年期角皮病（图9-2），发生于绝经期妇女，可能与雌激素有关。

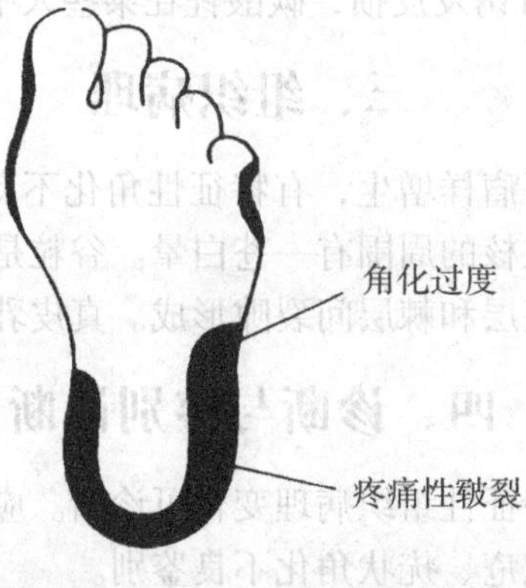

图9-2　更年期角皮病（跖部角化过度及疼痛性皲裂）

二、临床表现

1. 遗传性掌跖角化病　见病因与发病机制。

2. 获得性掌跖角化病　见病因与发病机制。

3. 弥漫型掌跖角化病　为常染色体显性遗传。自婴儿时期第3~12个月开始发病，损害最初见于双侧掌跖部，皮肤粗糙，1岁后发展为弥漫性淡黄色角质增厚（图9-3），质硬，表面光滑或有点状角质剥蚀。重者角化过度可扩延至掌、跖侧缘及手、足背，甚至累及肘、膝、踝部。毛发、牙齿通常正常，损害持续终身。患者可伴有掌跖多汗，指、趾甲甲板增厚，浑浊。

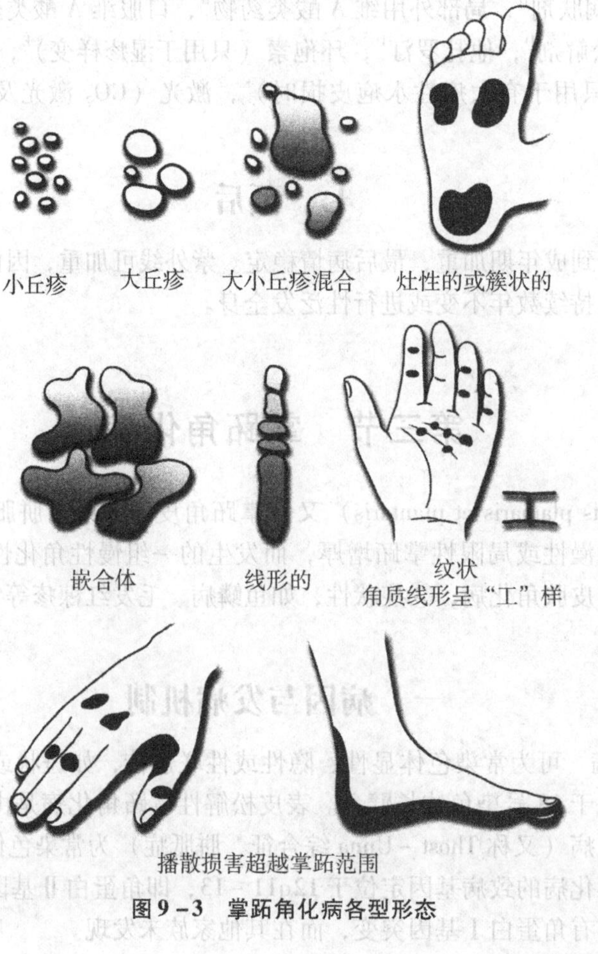

图9-3　掌跖角化病各型形态

4. 斑点状角化病　本病为常染色体显性遗传，大多数病例为散发性，可能涉及环境因素，遗传过敏性发生率增高。斑点状角化病为 1 ~ 3mm 角化性丘疹分布于掌跖上；跖部损害可能较大，单发或多发，位于受压部位，可有疼痛。本型可伴有膀胱癌、肺癌和胃肠道恶性肿瘤。本病需与砷剂角化症鉴别。

掌跖角化病的分型见表 9 - 1。

表 9 - 1　掌跖角化病的分型

遗传性	
单纯型：仅有掌跖受累	①弥漫型，表皮松解性掌跖角化病；②局灶型，纹状角化病；③斑点型，斑点状掌跖角化病
复杂型：累及非掌跖皮肤、毛发、甲、汗腺	①弥漫型，可变性红斑角化病，Sybert 掌跖角化病，Olmsted 综合征；②局灶型，Ⅰ型、Ⅱ型先天性厚甲症，Papillon - Lefevre 综合征，局灶性掌跖角化病伴口腔黏膜增生；③外胚层发育不良
综合征型：伴有其他器官病变，包括耳聋和癌症	Vohwinkel 综合征，掌跖角化病伴食管癌，掌跖角化病伴痉挛性截瘫，Huriez 综合征，KID 综合征（角膜炎、鱼鳞病、耳聋综合征）
获得性	更年期角化病、砷剂角化病、沟状跖部角化瘤
症状性	毛发红糠疹、湿疹、银屑病、鱼鳞病、副肿瘤综合征、基底细胞痣综合征

5. 掌跖角皮病与恶性肿瘤　有报道常染色体显性遗传性弥漫性蜡样掌跖角化病，伴有食管癌。其他相关有胼胝性皮肤病的鳞状细胞癌、喉癌及胃癌。获得性掌跖角皮病也可与食管癌、胃癌、肺癌、乳腺癌伴发。

三、组织病理

大部分掌跖角化症的组织象为非特异性，表现为显著的角化过度，颗粒层增厚，棘层肥厚，真皮上部轻度炎症浸润。点状掌跖角化病为大片界限清楚的角化过度，压迫其下的生发层使其呈杯状凹陷，颗粒层肥厚，真皮无炎症。

四、诊断与鉴别诊断

依据掌跖部位角化过度性损害，及其遗传性、获得性、症状性的不同类型表现诊断。鉴别诊断应依不同类型分别鉴别，如弥漫性掌跖角化症，应与胼胝性湿疹鉴别；斑点型掌跖角化病应与病毒疣鉴别。

五、治疗

1. 局部治疗　局部避免损伤。机械去除增厚的角质层可减轻症状，先浸泡皮肤，使皮肤角质层局部变软，再用刀片削去厚的角质层。用卡泊三醇、5% ~10% 水杨酸软膏、12% 乳酸铵液、30% 尿素液浸泡或 30% 尿素霜、0.1% ~0.3% 维 A 酸霜。斑点状角化病外用氟尿嘧啶疗效良好。有人用地塞米松 5mg 加入 0.5% 普鲁卡因 40 ~50mL 局部注射或外用加渗透剂的皮质激素封包疗法，对抑制过度角化有一定疗效。

2. 物理治疗　PUWA 或与口服维 A 酸联用（Re - PUVA）。小量 X 线多次照射有暂时疗效。

3. 系统治疗　口服维 A 酸类，如阿维 A、阿维 A 酯，可有一定疗效，但因骨毒性而不能长期使用，或 β - 胡萝卜素可抑制角化细胞增生，使症状改善，但停药后复发。

4. 其他　恶性肿瘤相关病例，应及时治疗恶性肿瘤。

六、循证治疗选择

局部角质剥脱剂外用[B]，局部维 A 酸外用[B]，系统应用维 A 酸类药物[A]，切除整个角化皮肤再移植皮肤的重建手术[C]，局部钙泊三醇外用[E]，口服维生素 D_3 类似物[A]，局部糖皮质激素联用或不联用角质剥脱剂[E]，PUVA 或 Re - PUVA[D]，皮肤磨削术[D]，CO_2 激光[B]，氟尿嘧啶[E]，眼皮肤角皮病限制酪氨酸饮食[E]。

七、预后

对症处理，可能改善局部症状。这组疾病的临床特征、遗传方法、伴有的缺陷和预后等方面有很大的差异。

（张　伟）

第四节　汗孔角化症

汗孔角化症（porokeratosis）是一种常染色体显性遗传角化病，皮损边缘呈嵴状隆起，中央萎缩，组织学上有独特的鸡眼样板层，电子束辐射、日光诱发、感染、创伤、免疫抑制均可能为其病因。

一、病因与发病机制

遗传因素、免疫抑制、药物反应和光损伤与本病有关。局部的角化不良表现可能与表现为角质形成细胞局灶性、不正常的扩增性克隆增生，伴以圆锥样板层形成的疾病有关。

Mibelli 型汗孔角化、浅表播散性汗孔角化和光化性浅表播散性汗孔角化的发生可能是机体对抗器官移植或输血的反应。在圆锥形板层下面的角质形成细胞中，p53 和 pRb 蛋白过度表达，mdm－2 和 $p^{2lwaf-1}$表达减少。汗孔角化皮损出现恶性变可能与细胞周期控制机制紊乱有关。最近，在一个大的中国家族中，浅表播散性汗孔角化的致病基因被定位到了 12q23.2－24.1 染色体上。

二、临床表现

基本损害为扩展性角化损害、中心萎缩、周围呈嵴状隆起并有微小角化棘（keratotic spine），组织学上有独特的角样板层是其特征。

1. 典型损害　Mibelli 汗孔角化症，质硬、无炎症损害（图 9－4）。无自觉症状。皮疹好发于暴露部位，如面部及四肢，也可发生于任何部位皮肤，偶可发生于黏膜。暴露及易受摩擦部位皮疹典型而明显。皮疹为单发，也可广泛分布。中老年患者皮损处偶见恶变发生鳞状细胞癌或原位癌。

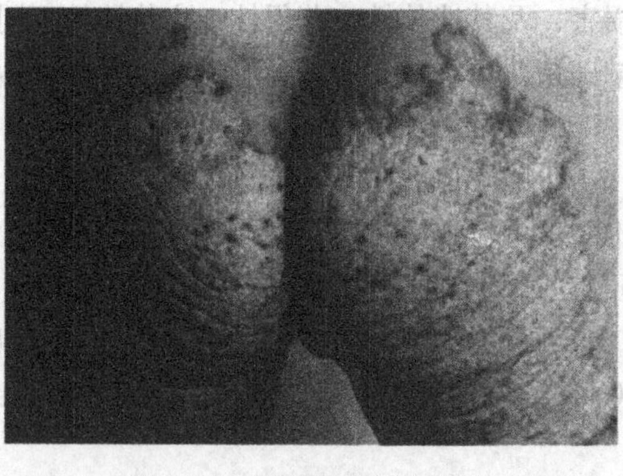

图 9－4　Mibelli 汗孔角化症

2. 特殊类型　①播散型汗孔角化症（图 9－5）（DSP），分为播散型浅表型（DSP）和播散型光化性浅表型（DSAP），前者对称分布，后者半数见于曝光部位；②线性汗孔角化症（LP），似线性疣状痣；③播散性掌跖汗孔角化症（PPPD）；④点状掌跖汗孔角化症（PP）；⑤巨大汗孔角化症；⑥伴有汗孔角化症的综合征（表 9－2）。

表 9－2　各型汗孔角化症临床特点

	Mibelli	DSAP	PPPD	线状汗孔角化症
发病率	罕见	较多见	罕见	不明，罕见
皮损大小（直径）	不定，可达 20cm	一致，0.5～1cm	一致，0.5～1cm	不定，0.5～1cm

续　表

	Mibelli	DSAP	PPPD	线状汗孔角化症
边缘高度	1~10mm	<1mm	<1mm	<1mm
边缘上沟槽	有	散在	散在	可能存在
皮损隆起	明显	表浅，不明显	表浅，不明显	表浅，明显
皮损数量	几个	大量	大量	不定
皮损分布	局限，任何部位	泛发或曝光部位	泛发，掌跖	局限、线状、单侧
掌跖/黏膜受累	可能/有	无	可能	可能/无
鸡眼样板层	明显	发育较差	发育较差	明显

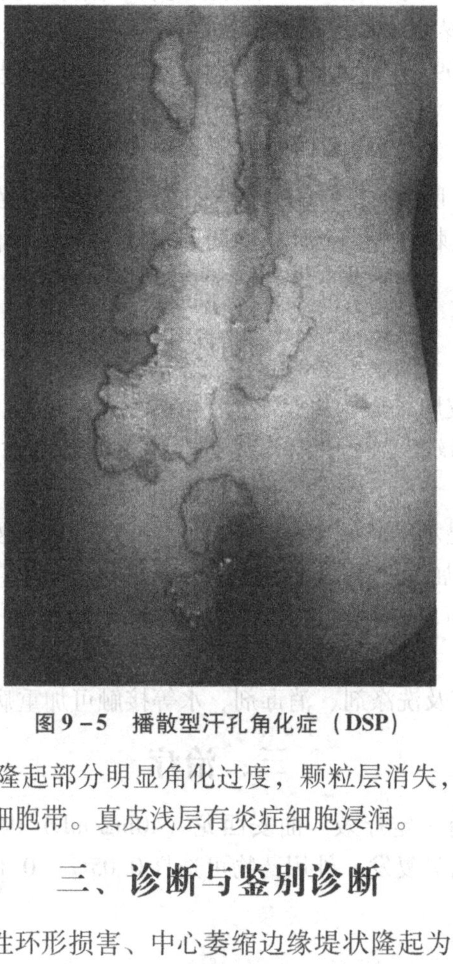

图 9-5　播散型汗孔角化症（DSP）

3. 组织病理　可见边缘角化隆起部分明显角化过度，颗粒层消失，棘层增厚，有裂沟，沟内有角栓，内有呈柱状排列的角化不全细胞带。真皮浅层有炎症细胞浸润。

三、诊断与鉴别诊断

依据本病的基本损害、角化性环形损害、中心萎缩边缘堤状隆起为特征，组织病理有角化不全柱，易于诊断。本病需与环状扁平苔藓、疣状痣、光线角化症、迂回线状鱼鳞病等鉴别。

四、治疗

可口服阿维A酯、阿维A。抑制细胞角化，Sander应用异维A酸口服，20mg/d，外涂5%氟尿嘧啶软膏，21d，治愈27例DSAP患者。但用维A酸类，停药后可复发。对发病与日光有关者应避免曝晒，可口服氯喹或羟氯喹、烟酰胺等。损害小、数目少者可选择电灼、激光、冷冻或手术切除，或曲安西龙做损害部位内注射。局部用5%~10%水杨酸软膏或氟尿嘧啶软膏、卡泊三醇软膏。

五、循证治疗选择

冷冻治疗^{D}，氟尿嘧啶^{D}，CO_2激光/皮肤磨削术^{D}，维A酸类（异维A酸，阿维A，阿维A脂）^{D}，地塞米松^{E}，维生素D_3类似物^{E}，系统性糖皮质激素治疗^{E}，脉冲染料激光治疗^{E}。

六、预后

良性经过，亦有发生皮肤癌的报道。免疫抑制、免疫抑制性疾病，如 AIDS、紫外线暴露和辐射治疗都可能加重汗管角化症和促使皮肤癌的发生。皮肤恶性肿瘤发生率为 7.5%，线型患者发生率更高。

（张 伟）

第五节 进行性指掌角皮症

进行性指掌角皮症（keratodemaia tylodes palmaris progressiva）是一种以角化紊乱为特征的手部皮炎，由日本的土肥庆三等于 1924 年首次报道并命名。此后，国外一些学者又以不同名称予以报道，如新加坡的 Lim 等于 1986 年以干燥性掌部皮炎（dermatitis palmaris sicca）为名报道了 57 例，但欧美文献记载极少；王侠生和杜荣昌于 1991 年在国内首次报道了 62 例进行性指掌角皮症。

一、病因与发病机制

由于本病多见于年轻女性，且少数患者的病情与妊娠有关，推测发病可能与内分泌功能紊乱有关。部分患者的雌二醇、睾酮及卵泡刺激素（FSH）均明显低于对照组，似说明雌激素降低与发病有一定联系。

二、临床表现

1. 皮肤损害　主要表现为皮肤干燥、皮纹不清或消失，色泽淡红并有光泽，伴有碎玻璃样浅表裂纹及少量干性细薄鳞屑，重者指端变细、指关节弯曲。常无明显自觉症状，少数有疼痛、瘙痒及绷紧感。病程为慢性进行性。

2. 发病特征　目前的资料显示本病似多见于亚洲人，好发于年轻女性（女：男 =9 ：1，25 岁前发病者约占 65%）。皮损好发于指屈面及掌前部 1/3，几乎均为双侧性，仅 6% 合并跖部受累。皮损起自右手和（或）左手的末节指腹面，按易发顺序依次为拇指、示指、中指及环指，于末节可波及伸侧及甲周。

少数可出现缓解。秋冬季节及洗涤剂、消毒剂、水等接触可加重病情，有报道在孕期皮损消退。

三、治疗

维生素 A、维生素 E 口服有一定疗效。曲安西龙（40mg/mL）内关穴或腕部皮下注射（每 2 周 1 次）的近期疗效良好，但停药后易复发。外用药物可选择 0.05% ~0.1% 维 A 酸霜、适确得、喜疗妥或 5% 水杨酸硫黄软膏等。

（张 伟）

第六节 剥脱性角质松解症

剥脱性角质松解症（keratolysis exfoliativa）又称层板状出汗不良（lamellar dyshidrosis），为掌跖部的角质剥脱性皮肤病。常伴出汗不良，有人认为是一种遗传缺陷。多汗症可能是一种诱因。

一、临床表现

皮损初起为针头大的白点，系部分表皮角质层与其下组织松解而形成小环或气泡状，直径 2 ~ 10mm，中央易自然破裂，呈圈状脱屑，皮损逐渐扩大、互相融合成大片状脱屑，外观无炎症，不痒。通常见于双手掌，亦可累及足跖、手足背部，分布对称。2 ~ 3 周自然消失，但常复发，夏季加剧。可能伴有多汗，本病是最轻微的掌跖汗疱疹，但从不发生真正的水疱。

二、诊断与鉴别诊断

依据病史、特征性的剥脱性鳞屑易于诊断。本病应与汗疱疹、皮肤癣菌病、掌跖湿疹相鉴别。

三、治疗

外用5%水杨酸软膏，12%乳酸胺洗剂，20%尿素软膏，或小量X线照射。

（张　伟）

第七节　进行性对称性红斑角皮症

进行性对称性红斑角皮症（progressive symmetric erythrokeratodermia，又称 Gottron's syndrome），是一种常染色体显性遗传病，但有50%病例为散发病例。非遗传性损害常于青春期消退，有人认为是毛发红糠疹的亚型。

一、病因与发病机制

病因不明，常有家族史，可能与常染色体显性遗传有关。但50%病例为散发性。对一个家族的研究显示位于1q21上的兜甲蛋白基因突变。

二、临床表现

1. 皮肤损害　表现为边缘锐利的红色角化性斑块，略带橙黄色，有鳞屑附着，腕、踝部皮损为略带橙黄色的局限性斑块，表面覆盖干燥白色鳞屑，皮损边缘常有棕褐色色素沉着，四肢、臀部和面部，躯干部稀少，甲可增厚失去光泽，黏膜与毛发一般不受累。

2. 发病特征　生后数月内发病，也有延迟至17岁发病者。皮损先发生于远端，皮损先从掌跖、手背、手指出现，于掌跖部出现弥漫性红斑基础上的角化过度（图9-6），之后皮损进行性累及肢体近端，自觉轻度瘙痒。多对称分布，四肢、臀部和面部、躯干部稀少，但也可不规则、非对称分布或仅局限于某部位，如胫前、肘膝。

儿童期皮损呈进行性发展，至青春期皮损波及范围最广，此后趋于稳定或部分消退。部分患者存在同形反应。散发病例的皮损可在持续数年后逐渐自行消退，而遗传性病例的皮损则持续存在。

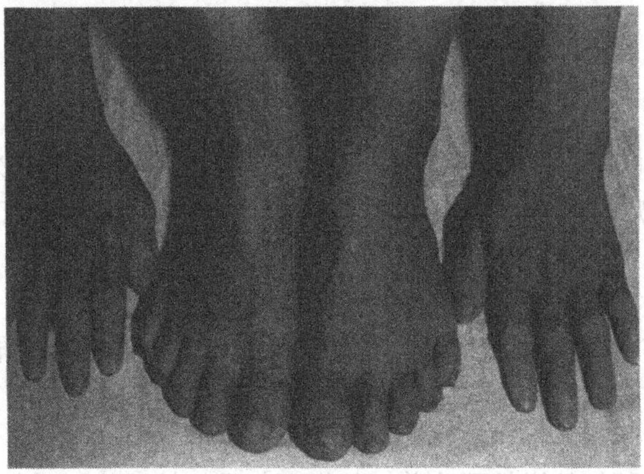

图9-6　进行性对称性红斑角皮症

三、诊断与鉴别诊断

早年发病及损害特点，诊断不难。但应与毛发红糠疹相鉴别。后者范围较广，有毛囊角化性丘疹，以手部第一、第二指节背面显著。

四、治疗

外用5%~10%水杨酸软膏、20%鱼肝油软膏、20%~30%尿素软膏或0.1%维A酸软膏、糖皮质激素软膏。X线照射、PUVA有一定疗效。维A酸类维持正常角化，可试服阿维A酯（1~2mg/kg）或阿维A（0.5mg/kg）。

（张　伟）

第八节　可变性红斑角化病

可变性红斑角化性皮病（erythrokeratodermia variabilis）系一种表现度不一的常染色体显性遗传病，亦名Mendes da Costa综合征（Mendes da Costa syndrome）。其特征为片状红斑和角化过度性斑块。

一、病因与发病机制

本病基因GJB3定位于染色体1p34-p35，它编码缝隙连结蛋白α4（连结蛋白31），为基因的种系突变。表皮动力学正常，鳞屑形成系潴留性角化过度所致。

二、临床表现

1. 发病特征　大多在婴儿期发病，皮损常终生存在，强烈日晒可使之改善；妊娠可加重病情，绝经时部分患者的皮损可消退。

2. 临床类型　皮损有两种类型：①相对固定的深红色角化性斑块，边界清楚，周围的皮肤正常或呈弥漫性皮革样角化过度，好发于面部及肢体伸侧；斑块的数量及大小在青春期前常进行性增加，此后趋向稳定。②多环形或逗点形红斑可发生于任何部位，一般持续数天或数周，其大小、形状、数量和位置可在数小时或数天内不断变化。可逐渐消退或缓慢移动，并出现细鳞屑；其可为冷、热、风或情绪应激所促发。偶有掌跖角化，未见毛发和甲异常。Giroux和Barbeau于1972年报道在一个法国—加拿大的大家庭中，出现本病的典型显性遗传性皮肤表现和神经异常，包括腱反射减弱、眼球震颤、构音不良和共济失调步态。

三、组织病理

角化过度、中度的乳头瘤样增生和棘层肥厚，有时在角层下部出现类似于谷粒（Darier病）的棘突松解性角化不良细胞。

四、治疗

异维A酸或阿维A酯［0.5~1.0mg/（kg·d）］治疗可取得良好的疗效，角化过度斑块几乎完全消失；在停用维A酸类药物后约2周，皮损可复发。

五、循证治疗选择

滑肤剂，外用角质松解剂，外用维A酸类，内服阿维A，阿维A酯，异维A酸，PUVA。

六、预后

皮损常终身存在，症状随年龄增长而改善，妊娠可加重病情，绝经时部分患者的皮损可消退。

（张　伟）

第九节　乳头乳晕角化过度症

乳头乳晕角化过度症（hyperkeratosis of the nipple and areola），是一种罕见的良性无症状的获得性疾病，病因不明。临床上和组织学上类似黑棘皮病，80%见于青年或中年女性。男性发病年龄不固定。

一、临床表现

多为双侧乳头乳晕，亦可见单侧发病者，仅累及乳晕或乳头，但乳晕更多见。为乳晕扩大，皮肤肥厚、粗糙，呈乳头状增生，色素明显加深，皮肤沟纹加深加宽。无自觉症状或有微痒。临床上可分为3型：Ⅰ型是由表皮痣延伸至乳晕乳头所致；Ⅱ型伴有鱼鳞病，可双侧对称发生；Ⅲ型为痣样型，不伴有鱼鳞病或表皮痣，约80%为女性，双侧性。组织病理为表皮角化过度，可有角栓，棘层肥厚，呈乳头瘤样增生，基底层色素增多。

二、治疗

仅对症处理，软化剥脱皮损，如维A酸软膏、12%乳酸霜、卡泊三醇软膏等。

（张　伟）

第十节　指节垫

指节垫（knuckle pad）系手指关节伸面局限性增厚，往往有家族史，属显性遗传。

一、临床表现

本病常发生在近侧指间关节伸面，其他部位发生者罕见，呈扁平或隆起的局限性角化过度性丘疹损害，多见于第2指至第5指，拇指较少见。表面光滑，呈一个或多个（图9－7），发展缓慢，经数月或数年才明显，有时伴发掌挛缩病，发病年龄15～30岁。病理变化示表皮角化过度，棘层肥厚，真皮结缔组织增生，并伴有单个胶原纤维增粗。

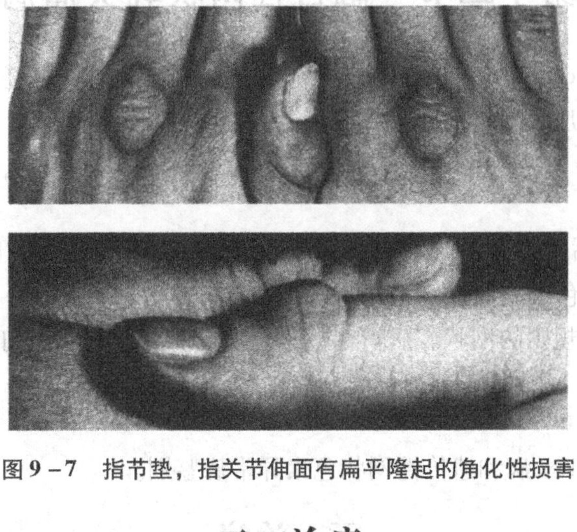

图9－7　指节垫，指关节伸面有扁平隆起的角化性损害

二、治疗

尚无满意治疗方法，切除可发生瘢痕疙瘩。损害内注射皮质激素可能有效，试用液氮冷冻或X线照射。

（张　伟）

第十一节　鳞状毛囊角化病

鳞状毛囊角化病（keratosis follicularis squamosa）可能是一种与鱼鳞病同类的罕见病，但未予证实。病因不明，由土肥（Dohi）于1903年首次报道。

一、临床表现

1. 基本损害　为圆形或椭圆形、淡灰色或褐色鳞屑性斑疹，直径数毫米至1～2cm，边界清楚。鳞屑中央紧贴皮肤，有与毛囊孔一致的黑色小点；边缘游离，周围有色素减退晕。鳞屑去除或脱落后中央黑点仍存在，数天后又出现同样鳞屑。

2. 发病特征　好发于20～30岁青壮年，男女之比1∶1.6。常对称分布于腹、腰、臀、股外侧及腋窝附近，皮疹散在分布，偶尔融合成片。无自觉症状或有轻度瘙痒。病情发展缓慢，常冬重夏轻；数年后鳞屑可完全脱落，遗留暂时性色素减退。亦有病期可长达15年不变者。

二、组织病理

角层增厚，毛囊口角化过度，伴有角栓，血管周围及真皮浅层毛囊周围少量淋巴细胞浸润。

三、诊断

根据皮疹特点，褐色圆形片状鳞屑斑疹，中央黑色毛囊角栓及好发部位即可诊断，需与鱼鳞病、连圈状糠秕疹、花斑癣及副银屑病鉴别。

四、治疗

无特效疗法。可试用维生素A、维生素E、维生素D，口服红霉素或米诺环素有效，外用0.1%维A酸软膏、10%尿素软膏或5%水杨酸软膏、卡泊三醇软膏。

（张　伟）

第十二节　融合性网状乳头瘤病

融合性网状乳头瘤病（confluent and reticulate papillomatosis），特点是轻度角化的色素性乳头瘤样丘疹，呈网状排列，好发于乳房间及背中部。少数可能为遗传性角化缺陷。

一、临床表现

多在青春期或青春期后不久发病，女孩多见。初期损害为淡红色扁平丘疹，表面干燥，直径达5mm；以后变成红褐色或灰色，表面轻度角化，有纤细鳞屑，呈乳头瘤样。病变区域中央的丘疹相互融合，而周围的丘疹排列成不规则的网状。病情在数年内缓慢发展，此后倾向于稳定。

二、鉴别诊断

本病应与黑棘皮病、Darier病和遗传性网状色素异常病鉴别。

三、治疗

咪唑类抗真菌药外用或口服部分有效，米诺环素（0.1～0.2g/d）、阿维A酯或异维A酸口服、0.1%维A酸外用也有效。

（张　伟）

第十三节　腋窝颗粒状角化不全症

腋窝颗粒状角化不全症（axillary granular parakeratosis）成人型几乎只发生在女性。发病机制为纤丝聚集蛋白原到角质纤丝聚集蛋白过程的缺陷。

一、临床表现

主要皮损是红褐色、圆锥形的丘疹。可融合成较大、边界清楚的斑块，伴有不同程度的浸渍。皮损持续数月或更长，并可复发。瘙痒在温度升高或出汗时症状可加重。一侧或双侧腋窝是最常受累的部位，腹股沟和乳房下皱褶也可受累。婴儿型在腹股沟或与尿片区出现红斑块。

组织病理学上，在角质层角化不全部位可见特征性残留的嗜碱性透明角质颗粒。

二、鉴别诊断

脂溢性皮炎、念珠菌病、反向型银屑病、红癣和家族性良性天疱疮（Hailey – Hailey 病）、毛囊角化病（Darier 病）及增殖性天疱疮相鉴别。

三、治疗

外用皮质激素、维生素 D 衍生物、维 A 酸、乳酸铵和抗真菌药可取得满意疗效。口服异维 A 酸和口服抗真菌药。

（张　伟）

第十章

遗传性皮肤病

第一节　鱼鳞病

鳞病是一组以皮肤干燥伴片状黏着性鱼鳞状皮屑为主要临床表现的遗传性角化异常性皮肤病。根据遗传方式、组织学表现和皮损形态，将其分为寻常型鱼鳞病、性联隐性鱼鳞病、大疱性鱼鳞病样红皮病、板层状鱼鳞病、火棉胶婴儿和非大疱性先天性鱼鳞病样红皮病等多种类型。

寻常型鱼鳞病为常染色体显性遗传；性连锁鱼鳞病为性连锁遗传；板层状鱼鳞病为常染色体隐性遗传；大疱性先天性鱼鳞病样红皮病由K1/K10基因突变引起；非大疱性先天性鱼鳞病样红皮病可能与鳞屑脂质中烷属烃增多有关；火棉胶婴儿的发病可能为几种遗传型鱼鳞病的混合病因所致。

一、诊断要点

1. 寻常型鱼鳞病

（1）好发年龄：皮损一般于出生后3个月~5岁发生，男女均可发病。

（2）好发部位：好发于四肢伸侧及背部，尤以两小腿伸侧为著，对称性分布，很少累及四肢屈侧及褶皱部位。

（3）典型损害：皮肤干燥粗糙，伴有灰白色至淡棕色鱼鳞状鳞屑，周边微翘起。中央黏着较紧，有时鳞屑间可出现网状白色沟纹，跖部皮肤可增厚，臀及股部常有毛囊角化性丘疹。患儿可伴有湿疹、过敏性鼻炎或支气管哮喘等特应性疾病。

（4）自觉症状：一般无自觉症状，冬季皮肤干燥时可有轻微瘙痒。

（5）病程：皮损冬重夏轻，青春期后症状可有所缓解，但很难完全消退，常伴随终生。

（6）实验室检查：鱼鳞状损害活检组织病理示：表皮变薄，颗粒层减少或缺乏，毛囊孔和汗腺可有角质栓塞，皮脂腺数量减少，真皮血管周围有散在淋巴细胞。

2. 性联隐性鱼鳞病

（1）好发年龄：出生时或出生后不久发病，患者仅为男性。

（2）好发部位：皮损好发于四肢伸侧，头皮、面、耳后、颈、腹及皱褶等部位也常受累，但不累及掌跖、毛发和指（趾）甲。

（3）典型损害：皮损为干燥性鱼鳞状黑棕色大而显著的鳞屑，与皮肤附着较紧，不易剥脱和擦洗掉。患者常伴有角膜混浊和/或隐睾，部分可伴支气管哮喘、过敏性鼻炎、变态反应性结膜炎、异位性皮炎等疾病，老年患者常有雄激素性脱发。携带致病基因的女性胫前可有轻度鱼鳞病样改变。

（4）自觉症状：一般无自觉症状，少数可有轻微瘙痒。

（5）病程：皮损无明显季节变化，症状也不随年龄增长而改善，常伴随终生。

（6）实验室检查：脂蛋白电泳显示β低密度脂蛋白增加，皮肤成纤维细胞中类固醇硫酸酯酶缺乏或含量明显降低。

皮损组织病理与寻常型鱼鳞病相似。

3. 板层状鱼鳞病

（1）好发年龄：皮损出生时即已发生，男女均可发病。

（2）好发部位：出生时皮损包绕全身皮肤，包括头皮及四肢屈侧。

（3）典型损害：出生时全身覆有类似胶样的角质膜，2 周后膜状物逐渐脱落，皮肤弥漫性潮红，逐渐出现大片四方形灰棕色鳞屑，中央固着，边缘游离，重者犹如铠甲，常伴掌跖角化、皲裂和指（趾）甲改变，多数患者的毛囊开口似火山口样，约 1/3 患者伴有睑外翻。

（4）自觉症状：无自觉症状或皮肤有紧缩感。

（5）病程：皮损在幼儿期可完全消退恢复正常，也可持久存在。

（6）实验室检查：板层状损害活检组织病理改变为非特异性，主要为中度角化过度，灶性角化不全，中度棘层增厚，真皮上部慢性炎症细胞浸润。

4. 大疱性先天性鱼鳞病样红皮病

（1）好发年龄：出生时或生后 1 周内发病，男女均可发病。

（2）好发部位：皮损泛发周身，以四肢屈侧及皱褶处为重。

（3）典型损害：出生时皮肤覆有较厚的大小不等似鳞屑的角质片，重者似铠甲样覆盖全身，出生后不久鳞屑脱落，留有潮红斑，并陆续出现水疱和大疱，一般红斑和水疱可在数周或数月后消退，出现广泛鳞屑及局限性角化性疣状条纹，类似“豪猪”样外观。

（4）自觉症状：潮红斑可有疼痛，疣状损害和鳞屑一般无明显自觉症状。

（5）病程：皮损随年龄增大可自行缓解。

（6）实验室检查：早期损害活检组织病理示：表皮松解性角化过度，表现为致密的角化过度，内含粗大颗粒，棘层肥厚，颗粒层及棘层上部网状空泡化，可有松解形成表皮内水疱或大疱，真皮上部中度慢性炎症细胞浸润。

5. 非大疱性先天性鱼鳞病样红皮病

（1）好发年龄：皮损出生时即已发生，男女均可发病。

（2）好发部位：全身皮肤均可受累。

（3）典型损害：90% 以上患者出生时表现为火棉胶样婴儿，胶膜脱落后出现鳞屑性红皮病样损害，以后出现灰白色浅表性黏着的光亮鳞屑；面、手臂和躯干部的鳞屑较为细薄，双下肢鳞屑则呈板层样，可在 2 ~4 周内反复脱落和再发，约 70% 患者伴有掌跖角化。

（4）自觉症状：皮损角化明显者可有轻微瘙痒。

（5）病程：大多数患者的皮损常在青春期自行缓解。

（6）实验室检查：板层状损害组织病理示：表皮角化过度，伴有轻度角化不全和棘层肥厚，真皮浅层少量淋巴细胞浸润。

6. 火棉胶婴儿

（1）好发年龄：多见于早产儿，出生时即已发病。

（2）好发部位：损害覆盖全身皮肤。

（3）典型损害：出生时皮肤光亮紧张，被覆紧束干燥的一层棕黄色火棉胶样薄膜，致使婴儿肢体限定于某一特殊的体位，常伴有双侧眼睑及口唇外翻。火棉胶样膜常在出生后 24 小时内破裂，破裂处边缘翘起，膜下潮湿发红，高低不平，15 ~30 天火棉胶样膜全部脱落，皮肤轻微红肿伴糠秕样脱屑，以后演变成其他不同类型鱼鳞病。一般无系统损害和永久性器官畸形。

（4）自觉症状：触摸皮损时患儿可能因疼痛哭闹。

（5）病程：一般 2 ~4 周糠秕样脱屑累及全身，以后演变成其他不同类型鱼鳞病。眼睑及口唇外翻可逐渐恢复正常。

二、治疗

1. 一般治疗　皮肤尽量避免使用碱性清洁剂清洗，以防皮肤过度干燥。沐浴后涂搽保湿润肤膏或油剂，以减少水分经皮肤丢失，保持皮肤湿润。年龄较小的患儿应避免过热环境，伴有眼睑损害者应加强眼睛保护。

2. 全身治疗

（1）寻常型和性联隐性鱼鳞病：维生素 A 可改善皮肤角化过度，常用量为小儿2.5 万 ~5 万 U/d、婴幼儿0.5 万 ~2.5 万 U/d、新生儿0.1 万 ~0.15 万 U/d，分次口服，可同时口服维生素 E，一般儿童用量为 1mg/d，单次或分次口服。

（2）先天性鱼鳞病样红皮病：12 岁以上患儿可口服异维 A 酸，开始用量为0.5mg/(kg · d)，4 周后增加至1mg/（kg · d），耐受性较差者初始用量为0.1mg/（kg · d），12 周为一个疗程。亦可选用阿维A 酸，常用量为0.5 ~1mg/（kg · d），分2 ~3 次口服，逐渐增加剂量，疗程4 ~8 周。此类药物可明显缓解症状，但不能根治。

3. 局部治疗

（1）寻常型鱼鳞病：轻症者可涂搽10% 鱼肝油、10% 尿素霜、肝素软膏等润滑和保湿剂；重症者可外用3% ~6% 水杨酸软膏、5% 乳酸铵或羟丁二酸霜或乳膏、0.005% 卡泊三醇软膏、40% ~60% 丙二醇水溶液等，每周 2 ~3 次，对多数患者有较好疗效。

（2）性联隐性遗传性鱼鳞病：该病由于角质层类固醇硫酸酯酶缺乏，使胆固醇硫酸盐含量相对增加，游离胆固醇相对减少，外用10% 胆固醇霜、6% 水杨酸丙烯乙二醇，以及40% ~60% 丙二醇封包等，可提高细胞间水合能力、减少胆固醇硫酸盐浓度而起到祛除鳞屑的作用。

（3）先天性鱼鳞病样红皮病：皮损较湿润者可外涂 10% 甘油、3% 乳酸水溶液等，每日 3 次。干燥性皮损外用0.025% 维A 酸乳膏、10% 尿素霜等，可促进角质溶解，减少鳞屑。

4. 中医治疗　可选用三油合剂（由蛋黄油、大枫子油、甘草油等量混匀而成）或杏仁油膏（杏仁30g，猪油 60g，捣烂如泥）涂擦患处，每日 2 次。也可选用大黄汤（桂枝、桃仁各 30g，大黄 15g，共研细末，用纱布包裹，加水 1 000mL，煎至 500mL）温洗患处。

（张　伟）

第二节　色素失禁症

一、概述

色素失禁症（incontinentia pigmenti）是一种罕见的先天性疾病，特点是四肢及躯干出现红斑、水疱、疣状增殖及奇形怪状的色素斑，常合并眼、骨骼和中枢神经系统发育缺陷。

本病为 X 连锁显性遗传。因男性性染色体只含一个 X，如系致病基因则为致死基因，胎儿难以成活，多于妊娠期死亡。女性染色体为 XX，其中一个致病基因可被另一正常 X 所保护，因而可以出生成活，故临床所见绝大多数为女性患者。少数男性患者被认为是基因突变的结果。

二、临床表现

患本病多数见于女性，于出生后一周左右发病。皮肤发疹分三期。

1. 红斑、丘疹、水疱期　开始在躯干和四肢伸侧皮肤反复出现红斑、丘疹、风团、水疱或大疱，尼氏征阴性。迁延数周或数月。

2. 疣状增殖期　水疱性损害转变为疣状损害，呈结节状、斑块状或条索状，有时形成溃疡，此期损害多见于手、足背及趾、跖部，持续数月。

3. 色素沉着期　在躯干和四肢出现溅水状、树枝状、地图状、蛛网状、涡纹状等多种形态的由浅灰到青褐色色素斑。色素性皮损不一定发生在原有红斑、水疱或增殖部位，也不沿血管和神经走向分布。约有 2/5 患儿未经过一、二期即直接出现色素沉着斑。

患儿一般情况良好，部分患儿可出现瘢痕性脱发，有的合并指（趾）甲发育不良。在红斑水疱期，患儿外周血及皮肤损害内嗜酸性粒细胞增多。

有时患者伴有其他系统或器官疾病，如智力缺陷、小头畸形、四肢强直性瘫痪及癫痫、白内障、斜视、视神经萎缩、渗出性脉络视网膜炎；不少患儿有出牙迟、缺齿及齿畸形；骨骼改变如四肢短小、多指、并指等亦偶可见。

三、诊断要点

1. 主要诊断依据　婴儿期发病，几乎全系女婴，初起为红斑、水疱、大疱性损害，尼氏征阴性；继之出现疣状损害，多呈条索状分布在躯干和四肢伸侧；最后为色素沉着期，损害为奇异的色素斑，数年后可减轻，乃至完全消退。

2. 病理改变　炎症期表皮有角质层下水疱和海绵形成，疱内及周围有大量嗜酸性粒细胞。疱间表皮内有角化不良细胞。真皮呈非特异性炎症改变，有单核细胞及嗜酸性粒细胞浸润。增殖期表皮角化过度，棘层肥厚，基底层水肿，棘层内散在角化不良细胞。色素性损害表皮正常或棘层轻度肥厚，基底细胞液化变性，色素失禁，真皮浅层噬黑素细胞增多，内含大量黑素颗粒。

3. 电镜观察　一、二、三期表皮内都有角化不良细胞，巨噬细胞对黑素颗粒及角化不良细胞的吞噬作用增强。真皮浅层噬黑素细胞增多。

四、鉴别诊断

1. 本病大疱期应与下列疾病区别

（1）儿童型线状 IgA 大疱性皮病：系单一性大疱，炎症不明显，多发生在手、足及生殖器部位，愈后色素沉着轻微，病理改变为表皮下水疱。

（2）大疱性表皮松解症：膝、肘伸侧等压迫摩擦部位反复发生大疱，尼氏征阳性，愈后留有萎缩性瘢痕，无明显色素沉着。

（3）色素性荨麻疹：有色素性风团，可出现水疱。病理检查水疱下组织内有大量肥大细胞浸润。

（4）肠病性肢端皮炎：水疱多发生在口、鼻、眼、肛门周围，常伴有腹泻及脱发，对硫酸锌治疗反应良好。

2. 本病增殖期应与线形疣状痣鉴别　线形疣状痣一般发病较晚，皮损多局限于一侧肢体。

五、治疗方案及原则

（1）无特殊疗法，主要是对症处理。

（2）炎症期发疹严重者可用抗组胺药或糖皮质激素。

（3）预防感染。

（4）色素斑多在 30 岁以前自行消失，故不必急于治疗。

（张　伟）

第三节　神经纤维瘤病

神经纤维瘤病是一种遗传性神经外胚叶异常性疾病。属常染色体显性遗传，发病为神经纤维瘤蛋白基因或神经纤维瘤蛋白 -2 基因突变导致神经外胚叶发育异常所致。

一、诊断要点

1. 好发年龄　多自幼年发病，男性较为多见。

2. 好发部位　皮肤损害多发生于面部及躯干，口腔黏膜及内脏多器官也可受累。

3. 皮肤黏膜损害

（1）皮肤色素斑：多自幼儿期发生或出生时即有，可为本病首发皮肤损害，除掌跖外，可发生于身体任何部位。皮损为境界清楚的圆形、卵圆形和不规则形棕黄色至暗褐色斑点斑片，称之为牛奶咖啡色斑，数目多少不等，直径数毫米至数厘米，本病患者此斑直径在1.5厘米以上者常超过6片。约20%患者的腋窝及会阴部有雀斑样点状色素沉着斑，称之为Crowe征。

（2）皮肤软纤维瘤：迟发于皮肤色素斑，一般在童年晚期至青春期早期发生，多见于躯干部。损害为有蒂或无蒂的圆锥形、半球形或球形质软的肿块或扁平隆起的包块，直径数毫米至数厘米或更大，肤色、粉红色或紫红色，表面平坦或突起于皮面，触之有疝囊感，可将肿瘤推入底部，压力移除后恢复原状。数目多少不等，数个至数百个或更多。结节偶可破溃引起出血，甚至大出血。

（3）丛状神经纤维瘤：为沿周围神经分布大小不等的结节及包块，可因整个神经及其分支被侵犯而形成绳索样、串珠样或丛状肿块。瘤体生长缓慢，可形成组织弥漫增生性象皮肿样损害，偶可恶变。

（4）口腔损害：口腔受累见于5%～10%的患者，为大小不等的乳头瘤样损害，主要发生于舌、上腭、唇和颊黏膜，较常见的损害为单侧性巨舌。

4. 皮肤外损害　约60%患者伴有智力障碍；约40%患者有神经系统病变，主要为神经系统肿瘤，以视神经胶质瘤、星形细胞瘤和末梢神经胶质瘤最为多见，可引起癫痫发作；约10%的患者有脊柱畸形、脊柱后凸与后侧凸；多数患者伴有内分泌障碍，如肢端肥大症、爱狄森病、性早熟、甲状旁腺机能亢进、男子乳房发育和肾上腺嗜铬细胞瘤等；发生于胃肠道的神经瘤可引起消化道出血和梗阻等，但内脏受累与皮肤损害的严重程度并不平行。

5. 自觉症状　丛状损害常有刺痛、瘙痒和压痛。系统损害出现各自相应的受累症状。

6. 病程　皮肤、黏膜及内脏损害持续终生。

7. 实验室检查　皮肤色素斑活检组织病理示：表皮内黑素细胞增加，角质形成细胞和黑素细胞内可见巨大的球形色素颗粒。皮肤神经纤维瘤活检组织病理示：瘤体位于表皮下，无包膜，但界限分明，由神经鞘细胞、成纤维细胞、内皮细胞、神经束膜成纤维细胞和轴索等组成，杂乱地分布于含有胶原和黏液样物质的基质内口。头颅CT、MRI和脊髓MRI检查可发现神经纤维瘤。

二、治疗

1. 一般治疗　本病为常染色体显性遗传疾病，神经纤维瘤可遍布全身，甚至可侵入中枢神经引起智力发育障碍或头痛头晕，应禁止近亲结婚，必要时可考虑绝育。加强皮肤保护，避免用力挤压瘤体和外伤，防止瘤体破溃出血。系统受累者应定期体检，并加强对严重和可能发生癌变的损害进行监测，若出现癫痫、消化道出血和癌变，应及时进行处理。

2. 全身治疗　癫痫发作给予苯妥英钠等抗惊厥药物治疗，但效果不理想。肥大细胞阻滞剂酮替芬，可抑制皮肤神经纤维瘤体内的肥大细胞分泌功能。使瘤体的瘙痒、疼痛等症状得以缓解，甚至可使肿瘤生长速度减缓，以及全身症状得以好转，一般间断性试用，常用量为酮替芬2～4mg/d，分次口服。

3. 物理治疗　面部及影响美容的色素斑，可选用脉冲染料激光、YAG激光、红宝石激光等去除，但复发率较高。位置表浅较小的纤维瘤，可采用液氮冷冻、电灼、微波、CO_2激光、Nd：YAG激光等方法去除。

4. 手术治疗　面部数量较多且位置表浅较小的纤维瘤，可行皮肤磨削术较大或影响肢体功能的瘤体和丛状纤维瘤，可行外科手术切除，切除深度达皮下组织，分层封闭切口；较小的瘤体也可使用环钻去除，伤口封闭或开放；中枢神经肿瘤可考虑行神经外科手术切除。

5. 中医治疗

（1）痰湿凝结证：发病初期，咖啡斑大小不等，纤维瘤小而少，质地柔软，色白不赤，舌质红，脉滑数或细数。治宜理气化痰，活血散结，方选内销瘰疬丸加减，药用车前子、连翘各15g，地骨皮、桔梗各12g，夏枯草、海藻、贝母、杏仁、陈皮、瓜蒌各10g，甘草5g，每日1剂，水煎取汁分次服。

（2）正虚气郁证：病程日久，全身散在回密集分布大小不等的疝囊状肿瘤，可有随喜怒消长的现象，伴有大小不等的咖啡斑，形体虚弱，气短倦怠，夜眠不安，舌红，苔少，脉细。治宜益气活血，行气散结，方选血府逐瘀汤加减，药用生黄芪、丹参各15g，全当归、枳壳各12g，穿山甲、丝瓜络、党参、茯苓、桃仁、红花、陈皮、川芎各10g，每日1剂，水煎取汁分次服。

（张 伟）

第四节 结节性硬化症

结节性硬化症是一种以面部血管纤维瘤、癫痫和智力障碍为主要临床表现的复合型发育不良性疾病。属外显不完全的常染色体显性遗传，损害起源于外胚叶或中胚叶，可能与胚胎细胞分化障碍有关。

一、诊断要点

1. 好发年龄 皮肤损害常在3~10岁发生，癫痫可与皮损同时或先后发生。

2. 好发部位 皮肤、黏膜及内脏多器官均可受累。

3. 皮肤损害

（1）面部血管纤维瘤：见于70%~75%的患者，常在3~10岁发生，青春期加重。损害为黄红色、褐红色或肤色质硬且韧的扁平丘疹、结节和斑块，大小不一，直径1~10mm或更大，表面光滑亮泽，可见扩张的毛细血管，压之褪色，损害与皮肤粘连，但与皮下组织不粘连，可活动。数量多少不定，散在或密集成群，主要发生于鼻唇沟、颊和鼻部，有时颏、耳郭、颈、额及眼睑等处也可发生。

（2）甲周纤维瘤：见于19%~55%的患者，常在青春期后发生，儿童少见。损害为发生于甲皱襞、甲根或甲下的赘生物，鲜红色、淡红色或肤色，质坚韧，表面较光滑，可为指状突起或更大，少数表面角化结痂。瘤体数量一般较多，分布常不对称，齿龈也可出现类似损害。

（3）纤维瘤样斑块：为主要发生于头皮及额部的皮色或黄褐色斑块，表面光滑，隆起于皮面，形状不规则，质如橡皮样硬。斑块大小不等，单发或多发。

（4）色素减退斑：发生率94%~97%，主要发生于躯干和臀部，尤多见于臀部。该斑形态多样，可为条索状、卵圆形、柳叶状、多角形或碎纸屑样的白色或乳白色斑，直径数毫米至数厘米不等，境界较清楚，在滤过紫外线灯下显现更为清楚，表面光滑无鳞屑，不隆起于皮面，数量一般较多，散在分布或密集成片，互不融合。该色素减退斑可为本病的首发或唯一皮肤损害。

（5）鲨鱼皮样斑：发生率为21%~80%，一般在青春期前出现，随年龄增长该斑发生率也常增高。损害为不规则形隆起于皮面质较软的斑块，皮色、淡棕色或粉红色，境界清楚，边缘整齐无浸润，表面常皱缩呈橘皮样，直径数毫米至数厘米不等，数量多少不定，多发或单发。主要发生于躯干和腰骶部，尤多见于腰骶部。

（6）其他损害：部分患者尚可伴发咖啡牛奶斑、软纤维瘤、痣、白发等。

4. 皮肤以外损害

（1）神经系统病变：约2/3患者伴有不同程度智力障碍，其中约75%患者的癫痫发生于1岁以内，几乎有智力障碍者均发生癫痫，而智力正常患者也约有2/3发生癫痫，且可有不同程度瘫痪、小脑共济失调等表现，少数患者脑部发生错构瘤样结节或室管膜下结节，以及颅内恶性肿瘤等。

（2）眼部症状：约40%患者发生视网膜星形细胞瘤，约50%患者发生视网膜色素脱失斑。少数可发生原发或继发性视神经萎缩、斜视、白内障、视乳头水肿等。

（3）肾脏病变：有报道约53%儿童患者有肾脏损害，平均发生年龄约为6.9岁，女性多于男性，绝大多数为双侧肾脏受累。主要为肾血管肌脂肪瘤、肾囊肿、肾细胞癌、嗜酸粒细胞癌等，其中肾血管肌脂肪瘤与智力障碍有一定的相关性，如智力障碍的患者100%患有肾血管肌脂肪瘤，而智力正常的患者仅约38%患有肾血管肌脂肪瘤。

（4）肺部病变：主要为淋巴管平滑肌瘤病，其特征为肺组织囊泡被高弹性的平滑肌细胞扭曲。常出现干咳、咯血、呼吸困难或自发性气胸，严重者可出现呼吸衰竭。

（5）心血管病变：心脏病变主要表现为心横纹肌瘤，一般发生于多个腔室，常出现心律失常，若瘤体巨大而横贯心脏的传导通路，则易发生房室折返性心动过速，可致突发性死亡。偶可形成动脉瘤，主要发生于主动脉、颈动脉、腋动脉、肾动脉或颅内动脉。

5. 一般症状　皮肤纤维瘤可伴有阵发性刺痛，皮肤以外损害可出现相应受累器官的症状。

6. 病程　皮肤及其他脏器损害呈慢性经过，病程漫长。

7. 实验室检查　头颅X线摄片及CT、MRI可见多灶性结节和钙化。

二、治疗

1. 一般治疗　本病无特效治疗方法，主要治疗癫痫、并发症及系统性损害。智力严重障碍者应加强监护，防止发生意外，伴有内脏器官损害者应定期体检，若病情发生变化应及时进行相应处理。

2. 全身治疗　癫痫发作给予苯妥英钠等抗惊厥药物治疗，但疗效多不理想。其他内脏损害应用药物治疗效果也较差。

3. 物理治疗　面部血管纤维瘤及甲周纤维瘤，可采用液氮冷冻、电灼、微波、CO_2激光、Q铒激光等方法治疗，但容易复发。

4. 手术治疗　如面部血管纤维瘤可采用皮肤磨削术祛除；癫痫药物治疗不能控制者，可考虑行神经外科手术治疗；心脏横纹肌瘤及甲下纤维瘤直接将瘤体切除等。

（张　伟）

第五节　遗传性大疱性表皮松解症

一、概述

遗传性大疱性表皮松解症是一组大疱性非炎症性慢性疾病。属于常染色体显性或隐性遗传，临床依据其遗传方式、临床表现、病理特点等，分为单纯性大疱性表皮松解症、显性遗传营养不良性大疱性表皮松解症、隐性遗传营养不良性大疱性表皮松解症、交界性大疱性表皮松解症四类。

二、诊断要点

1. 单纯性大疱性表皮松解症

（1）好发年龄：多在婴儿期或儿童早期发病。

（2）好发部位：皮损好发于手、足、肘、膝等容易受外伤部位，偶可泛发全身。

（3）典型损害：皮损为数量多少不定的水疱和大疱，疱壁紧张，不易破溃，疱液透明，尼氏征阴性，愈后不形成瘢痕，不累及黏膜和指（趾）甲。临床可见手足大疱性、泛发性单纯型大疱性、疱疹样大疱性、Ogna变异型大疱性、大疱伴无牙或少牙、大疱伴斑点状色素沉着、大疱伴神经肌肉病变等多种亚型。

（4）自觉症状：一般无自觉症状或有轻微瘙痒，发生于关节部位可有疼痛。

（5）病程：皮损反复发生，持续多年，青春期后症状可自然缓解。

（6）实验室检查：早期损害活检组织病理示：基底细胞内可见空泡形成和变性，形成表皮下大疱。免疫病理检查无IgG、C3沉积。

2. 显性遗传营养不良型大疱性表皮松解症

（1）好发年龄：多数在婴儿至青春期发病，少数青春期后发病。

（2）好发部位：好发于四肢伸侧尤其是关节处，可伴有指（趾）甲损害。

（3）典型损害：皮肤受摩擦或压迫后出现疱壁紧张的大疱和水疱，疱液透明，尼氏征阴性，偶可阳性，水疱消退后遗留萎缩性或增殖性瘢痕。耳轮、手背、臂及小腿伸侧可见粟丘疹，为白色或象牙色坚实丘疹，直径2～15mm，表面粗糙，散在分布或融合成轻度苔藓样斑块，或呈紫红色扁平苔藓样损害。

患者常伴有指（趾）甲营养不良、甲萎缩或甲畸形、秃发、爪形手、指骨萎缩、假性并指（趾）

等，偶有黏膜受累和皮损发生恶变。

（4）自觉症状：皮损常有不同程度瘙痒，有时瘙痒剧烈。

（5）病程：病情呈慢性进行性发展倾向，常于青春期后加重，持续多年。

（6）实验室检查：早期损害活检组织病理示：基底膜上发生裂隙形成大疱，常有乳头毛细血管扩张。

3. 隐性遗传营养不良性大疱性表皮松解症

（1）好发年龄：出生时或婴幼儿期发病。

（2）好发部位：全身各处皮肤、黏膜均可受累。

（3）典型损害：损害为疱壁松弛的大疱和血疱，尼氏征阳性，可累及唇、口腔、咽喉、食管、鼻、气管、生殖器、肛周等，愈后留有萎缩性瘢痕，偶可在瘢痕基础上发生侵袭性鳞癌。

（4）自觉症状：皮肤损害一般无自觉症状，口腔损害可有疼痛，关节及腔口部位瘢痕可影响肢体活动。

（5）病程：水疱反复发生，婴儿继发感染、败血症、肺炎等可引起死亡。

（6）实验室检查：活检组织病理示：水疱发生于表皮与真皮交界处，真皮乳头毛细血管扩张。

4. 交界性大疱性表皮松解症

（1）好发年龄：常在出生时或婴儿期发病，少数可在幼儿期发病。

（2）好发部位：损害可发生于全身各处皮肤、黏膜，但掌跖极少受累。

（3）典型损害：损害为严重而广泛的大疱和大面积表皮剥脱，大疱可为血性，破溃后形成糜烂面或痂皮，极难愈合，愈后可形成萎缩性瘢痕和留有色素沉着，可伴有甲营养不良、甲脱落、甲床被瘢痕组织覆盖等。

口腔、食管、气管、喉、眼、鼻腔、肠管等受累，可引起小口畸形、舌系带短缩、食道狭窄、气管闭塞、小肠营养吸收障碍等。

（4）自觉症状：皮肤黏膜损害可有疼痛，内脏器官受累可出现相应症状。

（5）病程：病情呈慢性进行性发展趋势，少数可在婴儿早期死亡。

（6）实验室检查：皮损处组织病理示：水疱发生于表皮与真皮交界处，底部为基底膜，基底膜细胞可发生空泡变性。

三、治疗

1. 一般治疗　加强皮肤和黏膜保护，防止搓擦、压迫和外伤，着柔软宽松的棉质内衣和鞋袜。大疱疱壁尽量保持完整，用无菌注射器抽吸疱液后的疱壁和已破溃的水疱用非粘连性合成敷料或无菌纱布敷盖。加强皮肤和口腔卫生，预防继发感染。

加强支持疗法，隐性遗传营养不良性大疱性表皮松解症的患者，应给予高能量、高蛋白、高维生素饮食，避免食用坚硬和含骨刺的食物，药片应溶化后服用，避免损伤口腔及食道黏膜。

显性和隐性遗传营养不良性大疱性表皮松解症患者，应定期进行体检，及早发现瘢痕处的恶性病变。

2. 全身治疗

（1）维生素 E：大剂量维生素 E 对各类大疱性表皮松解症的症状改善均有帮助，常用量为 10～20mg/（kg・d），分次口服，若与维生素 C 10mg/（kg・d）合用，可增强其疗效。

（2）苯妥英钠：初始常用量为 2～3mg/（kg・d），分 2～3 次服用，根据症状缓解情况逐渐增加剂量，但用药过程中应将血药浓度控制在 5～12μg/mL，以免出现严重的不良反应。

（3）糖皮质激素：适用于损害广泛且严重者，常选用醋酸泼尼松 1～2mg/（kg・d），分次口服，起效后逐渐减量。有食管损害者可考虑大剂量糖皮质激素冲击疗法，如甲泼尼松龙 10～20mg/（kg・d），静脉滴注，连续应用 3 天后改用醋酸泼尼松 1mg/（kg・d）口服。

（4）抗生素：合并感染者给予罗红霉素 5～10mg/（kg・d）、头孢唑林钠 20～40mg/（kg・d）或头孢噻肟钠 50～100mg/（kg·d），分次口服或静注，或根据细菌培养和药敏结果选用敏感抗生素。

（5）支持疗法：皮损面积广泛或病情较重者，可静脉补充足量的蛋白质、维生素和微量元素，必要时输新鲜血浆或人免疫球蛋白。

3. 局部治疗　水疱破溃后的糜烂面可先用 0.1% 雷佛奴尔溶液或 1 ∶ 8 000 高锰酸钾溶液湿敷后，涂搽 2% 莫匹罗星软膏、2% 夫西地酸乳膏、0.5% ～1% 新霉素软膏或 3% 磷霉素软膏等抗生素制剂，每日 2 或 3 次，预防继发感染。

无感染征象的创面可外用 1% 醋酸氢化可的松软膏、0.1% 丁酸氢化可的松霜、0.1% 糠酸莫米松乳膏或 0.1% 哈西奈德软膏等糖皮质激素制剂，损害面积较广者可进行 1 ∶ 5 000 高锰酸钾溶液或次氯酸钠溶液浸浴，每日 1 次。

4. 外科疗法　发生食管、腔口部位狭窄及瘢痕影响功能者，可行狭窄扩张术、挛缩或粘连松解术、瘢痕切除术。长期不愈的糜烂和溃疡性损害，可进行皮片移植、采用同种或自体角质形成细胞培养移植物覆盖。继发鳞癌者，手术将癌肿完全切除。致死性大疱表皮松解症发生气道梗阻者，应及时行气管切开术，维持自主呼吸。牙釉质发育不全者行牙齿修复术。

5. 中医治疗

（1）脾虚湿盛证：相当于单纯大疱性表皮松解症，损害为大小不等、疱壁紧张的水疱，破溃后浸淫糜烂，渗液不止，大便溏泄；舌质淡红，苔白，脉沉。治宜健脾除湿，利水消肿，方选健脾除湿汤加减，药用生扁豆、生薏米各 30g，茯苓、山药、芡实各 15g，大豆黄卷、枳壳、萆薢、黄柏、白术各 9g；或茯苓 15g，党参、白术、泽泻、甘草各 10g，冬瓜皮、茵陈、竹叶各 6g，灯芯草 2g，继发感染者加公英、银花。每日 1 剂，水煎取汁分次服。

（2）脾肾阳虚证：相当于营养不良大疱性表皮松解症，皮损以大疱为主，患者身体瘦弱，毛发稀疏，牙齿不健，甲板软或脱落，手足发凉，五更泻泄；舌胖质淡，苔白，脉沉细。治宜温补脾肾，益气养血，药用黄芪 15g，巴戟天、菟丝子、党参、茯苓、白术、阿胶（烊化服）、熟地、当归、炙甘草各 10g，桂枝 1g（冲服），每日 1 剂，水煎取汁分次服。幼儿用量酌减。

（3）外治法：局部可选用马齿苋煎剂外洗和湿敷，每次 10 分钟，每日 2 次。有糜烂渗液者可选用湿疹散油剂涂敷，每日 3 次。

（张　伟）

第六节　着色性干皮病

一、概述

着色性干皮病是一种早年发生在曝光部位皮肤的色素改变、萎缩、角化和癌变为主要临床表现的遗传性疾病。属常染色体隐性遗传，部分为性连锁遗传。因皮肤缺乏核酸内切酶造成紫外线损伤的脱氧核糖核酸（DNA）修复功能异常所致。

二、诊断要点

1. 发病年龄　约 75% 的患者在出生后 6 个月至 3 岁间发病，其家族中常有近亲结婚史。

2. 好发部位　损害主要发生于面颈、手背、眼睑、口唇等曝光部位皮肤和黏膜，口腔黏膜及非曝光部位皮肤偶有受累。毛发和甲通常正常。

3. 典型损害

（1）皮肤黏膜损害：早期损害为曝光部位皮肤、黏膜日晒后发生急性晒伤或持久性红斑，以后出现雀斑样损害，皮肤干燥脱屑。一般雀斑样损害最初出现在面部和双手，以后颈部、小腿、唇和球结膜，甚至躯干部也可发生，其颜色深浅不一，淡褐色至深棕色，针帽至手指盖或更大，可相互融合成不规则形较大的斑片。

最初雀斑样损害在冬季可消退或颜色变淡，以后持久不退且数量逐渐增多，并在其间出现毛细血管扩张和较小的血管瘤，以及圆形或不规则形白色萎缩性斑点、斑片等，其中血管性损害也可发生于非曝光部位、舌和口腔黏膜。有时可见水疱、大疱和结痂性损害，若发生溃疡则极难愈合，并留有毁形性瘢痕。

疣状角化性损害多继发于其他皮损基础上，表面粗糙干燥，少数基底可有轻微浸润，3～4年后可恶变，主要为基底细胞癌、鳞癌和黑素瘤，且常为多发性，可因广泛转移导致死亡。

（2）眼睛损害：约80%患者有眼损害，多为眼睑外翻和下眼睑挛缩，以及睑缘炎、角膜炎、睑球结膜粘连和溃疡。其他如结合膜色素斑、血管翼状胬肉、角膜混浊和上皮瘤等也较常见。

（3）其他损害：多数患者发育迟缓、身材矮小、智力低下、反应迟钝，最严重的一型称为De Sanctis－Cacchione综合征，即着色性干皮病、侏儒、痴愚综合征，患者表现为着色性干皮病伴小头、语言障碍、智力低下、侏儒症及生殖腺发育迟缓等。部分患者可有牙齿缺损。

4. 自觉症状　早期畏光和流泪，日晒后皮肤有瘙痒和灼痛感，溃疡性损害可有疼痛。

5. 病程　患者病情常呈进行性发展趋势，约2/3患者在20岁之前死亡。

6. 实验室检查　皮肤损害活检组织病理示，表皮角化过度，马尔匹基层变薄，部分皮突萎缩与伸长相互交织，基底层黑素细胞数量增加，可见不规则积聚的黑素颗粒，真皮上部慢性炎症细胞浸润，胶原纤维嗜碱性变。

三、治疗

1. 一般治疗　早期明确诊断，终身避免紫外线照射，患者家属应进行详细体检，并给予生育指导，严禁近亲结婚。外出时着长袖衫和长裤，戴长檐帽和墨镜，暴露部位涂搽高指数防晒霜，照明光源应进行紫外线滤过处理。避免食用含光敏物质的植物、药物和接触化学致癌物，定期进行皮肤检查，监测皮损癌变。

2. 全身治疗　可间断性给予维生素A 5万～20万U/d、维生素B_2 10～20mg/d、维生素C 0.2～0.6g/d、烟酰胺100～600mg/d、硫酸锌0.2～0.5g/d或甘草锌0.25～0.75g/d等，分次或1次服用。维A酸类药物可降低皮肤癌的发、生率，常选用异维A酸1～2mg/kg·d，分次日服，为避免长期应用产生的药物不良反应，可采用间断性服药法。

3. 局部治疗　暴露部位皮肤可涂搽10%氧化锌霜、25%氧化钛霜、5%对氨基苯甲酸液、T_4核酶V脂质软膏等，每日数次，室内室外均应使用。角化性或疣状损害可外用5% 5－氟尿嘧啶软膏，每日1或2次，应注意保护周围正常皮肤。

4. 物理治疗　角化性及疣状损害可选用液氮冷冻、微波、CO_2激光等方法治疗。

5. 手术治疗　疣状损害及肿瘤可手术切除，必要时植皮。

（张　伟）

第十一章

皮肤病的外科治疗

第一节 皮肤磨削术

一、概述

皮肤磨削术是医学美容换肤技术在临床上最为常用的一种方法，磨削术是对表皮和真皮浅层进行可控制的机械性磨削。磨削后的创面愈合时，皮肤表面的组织结构发生改变，真皮的胶原纤维和弹性纤维重新排布，残存的皮肤附属器（毛囊、皮脂腺、汗腺）上皮增生迅速形成新的表皮，原有的皮肤变得光滑、细腻，创面几乎不留有瘢痕。

二、适应证

1. 瘢痕、皮肤粗糙、皱纹等

（1）疾病、手术、外伤留下的线状、浅表性、凹凸不平的瘢痕。

（2）痤疮凹陷性瘢痕。

（3）水痘、天花的后遗瘢痕。

（4）面部粗大的毛孔或细小的皱纹。

2. 色素性皮肤病

（1）雀斑、雀斑样痣：磨削可以取得满意的效果，但有复发可能。术后避光非常重要，可减少复发。

（2）白癜风：对稳定期、局限性皮损结合药物，采用单纯皮肤磨削（面积小于$2cm^2$）或磨削结合自身表皮移植（面积较大）治疗，治愈率可达90%以上。

（3）咖啡斑：大多数可取得良好效果，也有个别有复发现象。

（4）太田痣：磨削可使其褐色变淡，对于色素分布较深的不可能完全满意，磨削结合皮肤冷冻可提高疗效。

（5）文身：人工文身或是外伤性色素异常沉着，只要色素分布在皮肤内比较浅表，采用磨削术均可有良好的效果。

3. 其他皮肤病　脂溢性角化、毛发上皮瘤、表皮痣、汗孔角化症、汗管瘤、皮肤淀粉样变、毛囊角化病等疾病。另外，酒渣鼻和毛细血管扩张，采用皮肤磨削或磨削结合多刃刀切割治疗也有很好的效果。

三、禁忌证

（1）血友病或出血异常者。

（2）传染性肝炎活动期患者。

（3）情绪不稳定，对美容要求过高者。

（4）瘢痕疙瘩体质，尤其是好发部位应避免施术。

（5）瘢痕较大较深者。

（6）增生性瘢痕。

（7）萎缩性瘢痕。

（8）皮肤损害疑有恶变或已确诊为皮肤恶性肿瘤的患者。

（9）皮肤局部有明显感染者。

（10）半年内有放射治疗史，或有放射性皮炎者。

（11）着色性干皮病。

四、磨削手术方法

1. 砂纸磨削　采用各种规格的碳化硅砂纸，经消毒灭菌后，裹以纱布呈卷，对皮肤进行磨削。其优点：操作技术简单，使用安全，与动力靶驱动磨削相比更易于控制，特别是磨到困难的眼周部位，甚至到睑板缘和口唇的结合部，磨削边缘易于处理并使其柔和。

2. 金属刷磨削术　使用电动设备－金属刷通过固定的手柄而快速旋转。金属刷除去组织的破坏性小于锯齿轮，但比砂石钻的破坏性强。用电动机金属刷磨皮，手术者毫不费力，这个设备产生的转力矩需要医生牢固地控制。操作时，提高设备末端使之与皮肤呈一个角度，很像电动表面抛光机。

3. 磨头磨皮术　高速旋转磨削机以砂石或钻石磨头替代金属刷磨头，可以是“梨形”或“子弹头形”，适合于不同状态的瘢痕损害，较细小的适用于深瘢痕的底部及皮肤皱褶处。使用磨头磨皮时，手术中手的压力要比使用金属刷稍大一些。目前该法在临床上较广泛使用，磨削速度快，可适合于大面积操作，使用较简便。

4. 微晶磨削术　微晶磨削机的作用原理是利用经过真空密闭的机内系统引导，一方面经正压出口喷出微晶砂（三氧化二铝多棱晶体），另一方面又经过负压吸口将微晶砂及组织细胞碎片吸走。两个开口均在同一磨头手柄的顶端，喷出的微晶砂撞击凹凸不平的瘢痕皮肤，达到磨削皮肤的作用。微晶砂的砂流量及负压均可调控，使用十分方便。一般无须麻醉，由于此法磨削的深度较浅，常需要更多次磨削，但术中无明显出血，不影响正常工作，故目前临床上也较广泛使用。微晶磨削术常与磨头磨皮结合使用，作为磨头磨皮后期的精细磨削。

5. 激光磨削术　激光磨削的治疗机制为：①气化消除不平整的表皮层或部分真皮，可去除凹陷或非真增生性瘢痕及位于真皮浅层以上的皮损；②真皮胶原再生、重塑：激光产生的热对真皮的作用，使Ⅰ型胶原纤维在55℃～62℃时能迅速收缩，长度可缩小60%。这可使创面在愈合过程中，新生胶原以缩短的胶原纤维为支架，形成新的提紧的组织结构，达到修复光老化皮肤和皱纹的目的。

五、磨削的深度

Burks将磨削的深度分为4级：①Ⅰ级磨除表皮和真皮乳头层，术中表现为弥漫性渗血；②Ⅱ级磨除表皮和真皮上1/3，术中表现为针尖样出血；③Ⅲ级磨除表皮和真皮中上1/2，表现为颗粒状的出血；④Ⅳ级磨除表皮及真皮2/3厚度，表现为有广泛的较大出血点。一般磨削只限于Ⅰ～Ⅱ级，Ⅲ～Ⅳ级仅适合于局限性点磨，否则有可能出现瘢痕。

六、术后处理

（1）术后创面以庆大霉素生理盐水冲洗，涂以表皮生长因子液或直接敷以消毒的凡士林油纱布，外层采用7～8层的无菌细纱布加压包扎。微晶磨削创面处理，仅涂以抗生素凝胶或软膏即可。

（2）术后1～3天由于创面的血清渗出，外层纱布可能被浸湿，可更换外层纱布，但内层凡士林纱布不需处理。

（3）术后可口服抗生素3～5天，预防感染。

（4）术后5天左右去除外层敷料，内层凡士林纱布一般于10～14天自行脱落。

（5）3～6个月后可行第二次磨削。

（6）术后创面愈合后，皮面平滑、潮红，2周后逐渐出现褐色色素沉着，一般在2～6个月后可恢复正常色泽，为了预防面部出现色素沉着，术后可服用大剂量维生素C，每日1.5～2.0g；同时，外用氢醌霜，避免日晒，外出时可使用防晒霜。

七、磨削方法的选择及注意事项

面部磨削需根据损害的部位、形态大小、范围及要求，选用不同的磨削方法。目前主要选择磨头磨削和微晶磨削。砂纸磨削和金属刷磨削，只偶尔在某种特定的情况下选择，如眼睑、口唇缘等，必要时可采用砂纸磨削，既准确又避免了磨头磨皮对周边器官的损伤，对于磨头的选择是先选用磨削较强的钢齿轮将皮肤表皮磨削，削平高起的组织，再以砂齿轮细磨。以后根据前期治疗效果情况，可于半年后进行第二次磨削。对于只需要细磨的可采用微晶磨削。

磨削的具体方式有平磨、斜磨、点磨、圈磨。磨削时从边缘开始向内移动，往返磨削，力度均匀，磨削深度以达到真皮乳头层为止。若达到网状层深度，术后多留有瘢痕。在眼、口周围磨削时，轮轴应与眼裂、口裂垂直，同时必须轻磨，以避免误伤。

八、并发症

1. 疼痛　多数患者术后无疼痛或仅有轻微疼痛，可给予一般的止痛剂。

2. 水肿　磨削后，有时会发生轻度水肿现象，一般3～6周可消失。

3. 皮肤发红　这是磨削后最先出现的并发症，其存在时间的长短因人而异，通常可在1～3个月内消失。

4. 粟丘疹　常在术后2～6周发生，可用消毒的注射针头将其刺破，挤出内容物即可。

5. 切割伤　术中若不慎，磨头将皮肤切割损伤，应立即缝合，一般不留瘢痕。

6. 瘢痕化　磨削较深、达真皮深层时，可能会产生瘢痕，术中应严格掌握磨削深度。

7. 感染　发生率较低，主要是创面污染过重及术后处理不当引起。

8. 色素沉着　发生率90%以上，因人而异，是暂时性的，一般在术后3～6个月即可慢慢消退。防晒和服用维生素C有减轻色素的作用。

在实施皮肤磨削术时，应避免留有瘢痕。术后患处发红及色素沉着是受术者较大的思想负担，为解决这一问题，可试验性地先磨削病变的一部分，观察3～6个月后再做较大范围的磨削。

（郭　亮）

第二节　脱毛术

脱毛（depilation）是将体表不雅观的毛发暂时或永久去除。传统的方法有剃除、拔除、蜡脱、黏除和用化学试剂脱去等，这些都是暂时性的脱毛方法。阻止毛发再生的关键是破坏毛发的毛乳头和毛球。用激光等高科技设备脱毛的效果永久，治疗时的痛觉也明显减少；因为这些设备都是有选择性地破坏毛囊，而不影响或很少影响其周围的组织。

一、适应证

主要用于局限性多毛症、女性面部、须部、腋部、四肢等部位体毛过多而影响美观者，激光脱毛对那些毛发黑而粗者效果相对较好。由内分泌异常、药物等引起的全身性多毛症或毛发很细而颜色很淡的体毛不适合做激光脱毛。瘢痕体质和易出现色素沉着者，是激光脱毛的禁忌证。

二、脱毛方法

1. 剃除法　是最常用而方便的脱毛方法。优点：可以自己操作完成。缺点：只是暂时将皮肤表面外的毛发剃除，毛根仍完好无损，所以1～2周后毛发又可再生。

2. 机械拔除法　可用镊子拔除或用石蜡或胶布等黏除。拔毛的缺点是只拔除毛干和毛根，而毛囊和毛母质仍保留，数周后毛发再生，是暂时性脱毛。

3. 化学脱毛　用某些化学物质破坏毛干和毛囊之间的连接，使毛发脱落。优点：可自己完成。缺点：脱毛剂对皮肤可能有刺激或引起过敏。因毛囊和毛母质未破坏，毛发在数周后再生，也是暂时性脱毛。

4. 电解脱毛　将针刺入毛囊深处，通电后将其破坏。需根据毛发生长方向和深浅逐根治疗，对操作技术有一定要求，成功率和效率均较低，需多次治疗且疼痛明显。可引起毛囊炎或瘢痕。

5. 激光脱毛　原理是一定纳米波长的激光可穿过表皮并进入到真皮内，选择性地被毛发和毛囊中的黑色素颗粒吸收，产生光热效应，毛发内的热能可向周围传导，将毛囊及干细胞等彻底破坏，产生永久性脱毛。而毛囊周围正常组织因不含黑色素颗粒，不吸收这种激光，因而受影响很小，一般不会造成瘢痕。接触式冷却激光头紧贴皮肤，使局部表皮冷却至5℃，既有效地保护了正常皮肤不受热损伤，减轻疼痛，又可增加治疗能量，提高疗效。

（郭　亮）

第三节　毛发移植术

良好的头发是一个人健康、年轻和有活力的象征，秃发常给患者带来一定的形象损害以及较大的精神压力，所以其治疗愿望迫切。秃发可由多种原因引起，但毛发移植术的对象主要是雄激素性秃发（男性型秃发）、瘢痕性秃发和头皮缺损等。

毛发移植的常用方法有皮瓣修复、组织扩张器修复和游离的毛发移植术。前两种方法目前主要用于头皮缺损或瘢痕性秃发的修复，已很少用于男性型秃发的治疗。而游离毛发移植目前主要应用于男性型秃发的治疗以及其他相应情况。关于皮瓣修复和皮肤组织扩张器修复的原则与其他部位的组织修复基本相同，但特别要提出的是，组织控制器在头部的扩张效果是最佳的，也是头部瘢痕性秃发的常用手术方法。本节将着重介绍游离的毛发移植术。

一、适应证

各种类型的脱发和眉毛、睫毛（尤其是上睑睫毛）或胡须的缺损，均可进行毛发移植。对于男性型秃发的局部治疗，也是毛发移植的主要适应证。当然，对其他（如不完全性瘢痕性秃发或眉毛缺失等）患者也是很适合的。

二、禁忌证

（1）对原因不清、非永久性斑状秃发，多可通过药物治疗，无须进行毛发移植。

（2）对于感染性疾病，如真菌感染所致头癣的秃发，首先应治疗原发疾病，对那些治疗后所留下的永久性秃发，方可考虑毛发移植。

（3）受区有感染存在或局部血供不佳，不宜进行毛发移植。

三、供区的选择

一般多选择在后枕部和部分顶部，尤其以靠近发际处为佳，此处毛囊对雄激素不敏感，移植后成活率高，不再脱落。切取头皮片时应注意毛流方向，避免切取时损伤毛囊，切取后创面直接缝合，瘢痕在发际内多不明显。眉毛缺损面积不大者，可用同侧眉毛皮下蒂皮瓣，或取对侧眉全厚皮片修复。睫毛缺损适宜用眉毛或全厚皮片修复。

四、手术方法

1. 移植物的制备　切取的头皮皮片，如准备以皮条移植时，应仔细修剪皮片，去除过厚的脂肪和毛囊球之间的脂肪，注意勿损伤毛囊，处理完毕，置生理盐水纱布中以备用。如为簇状毛发移植，则将皮片切成小片，修剪形成以1~3根毛囊为一毛囊单位的小皮片，每一单位均含有皮脂腺、立毛肌、毛囊周围血管神经丛。修剪时为了方便操作及准确，可配戴手术放大镜，以避免操作损伤毛囊，这一过程通常较费时间。

2. 移植的方法

（1）游离移植法：将已修剪好带有毛囊的游离移植片置于受区创面上，并间断缝合，以不损伤毛囊为原则，并适当加压、敷料包扎固定，术后9天拆线。

对于秃发范围较广、不适合游离皮片移植时，可用环钻簇植法，其方法与种稻插秧相似，用环钻在秃发区间隔打孔，然后植以用环钻切取的同样大小的带毛囊的移植片，环钻取毛囊时应注意需顺毛发方向，以免损伤毛囊，术后供区拉拢缝合，受区用纱布轻轻加压包扎，1周以后去除敷料。

（2）带蒂移植法：带蒂移植法植毛是将头皮分一部分至秃发区。常用的方法有局部旋转、推进或易位，可用单蒂皮瓣也可用双蒂皮瓣，常用于女性头发移植，而不适于蓄短发且秃发面积较大的男性。对于眉毛缺失的修复，可用带颞浅血管蒂的岛状头皮移植，男性多用于颞浅动脉后支支配的头皮，而女性用颞浅动脉前支支配的所含毛发稀疏的头皮。

（3）吻合血管的游离移植法：可以用吻合血管的头皮游离移植法来修复头皮秃发，优点是可以减少手术次数，缩短治疗总时间。但由于此方法操作复杂，手术要求高，适应证甚少，而并发症较易发生，故很少为临床采用。

五、注意事项

1. 患者的选择　首先符合毛发移植术的适应证，且秃发达到一定程度而影响发型外观，并有治疗要求者。对手术疗效存在不切实际幻想的患者不应作为手术对象。

2. 移植区的确定　前额部位的毛发移植常需优先考虑，因为这比较影响患者的面部轮廓，移植后可迅速改善患者的形象。其他部位可根据需求有计划地进行移植。

3. 多次手术问题　毛发移植一般都需要多次（2~4次）手术，每次手术间隔时间约3个月，首次手术所获的毛发密度较稀，最后可经多次手术以达到患者的要求。

（郭　亮）

第四节　化学剥脱术

化学剥脱术（chemical peeling）是用腐蚀性药物涂于皮肤表面，使皮肤浅层发生角蛋白凝固变性，细胞坏死，皮肤剥脱，待表皮剥脱或表皮坏死结痂脱落，色素性损害或老化皮肤也随之消失，临床上主要用于去除某些浅表皮肤病变和面部衰老而产生的细小皱纹，该法也常被人们称为“化学换肤术”。

常用化学剥脱剂多为酸性物质，其腐蚀强度不完全相同，临床应用时应注意，目前主要应用的种类如下。

1. 浅表性剥脱剂　10%~25%三氯脂酸、果酸，其剥脱深度可达真皮乳头浅层。

2. 中度剥脱剂　主要有88%石碳酸，35%~50%三氯脂酸，剥脱深度达真皮网状层浅部。

3. 深度剥脱剂　主要有Baker的处方：88%石碳酸3mL，巴豆油2滴，蒸馏水2mL，皂液8滴。

一、适应证和禁忌证

1. 适应证　化学剥脱术在临床上主要用来治疗角化性疾病、色素异常症、浅表瘢痕及皮肤细小皱纹，如雀斑、雀斑样痣、黄褐斑、粉尘染色、疣状痣、睑黄瘤、汗管瘤、痤疮小瘢痕、颜面细小皱纹、皮肤日光性角化、鱼鳞病、炎症后色素沉着等。

2. 禁忌证　有严重心、肝、肾肾疾病者，精神异常，瘢痕体质，局部皮肤有感染者，光敏性皮肤者，从事光较多的职业者。本法仅对细小皱纹有效，较重的皮肤老化皱纹仍需美容整形和外科手术治疗。施术前要向患者详细说明，以免因期望过高而产生不满。近期进行过整容术或皮肤磨削术者均不适合施行本术。文献记载，大多数黄种人因术后色素沉着明显而不适宜用本法治疗。

二、操作方法

1. 剥脱剂选择　根据皮损的情况选择适合于不同深度的剥脱剂及药液浓度，有肾疾病及肾功能损害者应禁止使用石碳酸及苯酚制剂，因药效可经皮肤吸收对肾有严重影响。

2. 术前处理　为了将面部的脂类全部除去，在抹药前应先用肥皂清洗，再用乙醚擦洗皮肤，75%乙醇常规消毒术区。

3. 麻醉　一般手术无需麻醉，可于手术前30分钟使用一些镇痛、镇静药物或皮肤表面麻醉制剂，如利多卡因凝胶。

4. 手术方法　用棉签蘸上药液，均匀涂于皮损处或整个面部，注意防止药液流入眼、唇、鼻孔及毛发内，使皮肤变为霜白色为止，此时可伴有灼热感，可采用风扇吹向术区以降温。如果采用果酸治疗，可用4%碳酸氢钠缓冲液加以中和并反复喷洒，以减轻灼热及疼痛感，术中如药液过多可及时用消毒棉球吸除。术后1小时后局部形成褐色结痂，经10天左右，痂皮逐渐脱落，新生表皮形成，损害随之消失。治疗不彻底者可于1～2个月后再次治疗，一般可连续进行2～3次。

三、注意事项

1. 术时　施术者操作时一定要准确规范、涂抹均匀，并严格控制涂敷时间，防止药液潴留而产生腐蚀剥脱过深引起灼伤。如不慎将药液渗入眼中，应立即用生理盐水冲洗干净，并滴眼药水加以保护。

2. 术后　术后2周，创面痂皮自行脱落愈合后方可洗脸。4周后可进行普通化妆。

3. 色素沉着　色素沉着是术后最大的问题，6个月内应避免阳光直接照射，可适当外用防晒霜。

4. 粟丘疹形成　术后部分受术者可出现粟丘疹，可能是由于毛囊皮脂腺口闭塞造成的，可由医护人员以痤疮挤压器或针挑除后，外搽抗生素制剂即可。

5. 瘢痕形成　术后出现瘢痕常见于瘢痕素质者及术中、术后操作不当，其药液腐蚀的深度控制精确不够准确。

化学剥脱术是一种医疗行为，所以必须由医务人员操作。另外，其药液腐蚀的深度很难精确控制，术后色素沉着常常难以避免，因此有必要使受术者和施术者都认识到这种方法目前仍有许多不可控制性，存在一定风险，选择该法需特别谨慎。

（郭　亮）

第五节　皮肤软组织扩张器的应用

皮肤软组织扩张术常应用皮肤软组织扩张器（skin soft tissue expander），经手术埋置于正常皮肤软组织下，通过定期向扩张器囊内注入液体，使扩张囊不断扩张膨胀，从而使其表面的皮肤软组织也随之逐渐地被扩张伸展，产生“额外”的皮肤与皮下组织，用于修复皮肤软组织缺损，或器官再造，或形成一定的腔隙以适应自体组织及组织代用品的充填、置入。

由于皮肤软组织扩张术能提供与缺损区组织色泽、质地、厚度相似的充裕皮肤，既可修复组织缺损，又不产生新的供区瘢痕，且有正常的神经分布其中，因此这项技术得以迅速发展。张涤生教授于1985年将这一技术引进国内并用于临床。这是近年来在皮肤外科领域开展的一项新技术。

一、皮肤软组织扩张器的构造与类型

皮肤软组织扩张器由对机体无害的医用硅橡胶制成，分为可控制型和自行膨胀型两类。

（一）可控制型扩张器

可控制型扩张器（controlled soft tissue expander）临床常用，主要由扩张囊、连接导管和注射壶三部分组成。优点是可根据需要控制扩张量和扩张时间。

1. 扩张囊（bag 或 envelope） 是扩张器的主体部分，主要功能是接受充注液，完成对皮肤软组织的扩张。囊壁具有较好的伸缩性和密闭性，有较强的抗撕拉和抗爆破能力，可接受额定容量数倍以上的注液量的扩张。按形状和容量可分为多种规格。常见的有圆形、方形、肾形、长方形及特殊类型（指为特殊部位、特殊需要而设计的扩张器），容量30～500mL不等。

2. 注射壶（injection reservoir） 又称注射阀门，是接受穿刺并由此向扩张囊内注射扩张液的主要部件。有半球状、乳头状、圆盘状等。直径1.0～2.0cm，厚0.7～1.7cm。由穿刺阀门顶盖、底盘、防刺穿的不锈钢片或硬塑片，以及特殊的防渗漏装置等组成。壶内有特制的单向或双向活瓣。

3. 连接导管 即连接注射壶和扩张囊之间的硅胶管。直径2.0～3.5，长度5.0～15cm。管壁有一定厚度，不易被压瘪、扭曲或折叠。

（二）自行膨胀型扩张器

自行膨胀型扩张器（self－inflatingsofttissue expander）采用具有半渗透膜性的密闭硅胶膜囊，内含有一定量的高渗盐水，利用囊壁内外的渗透压差，使扩张囊自行扩张。该型扩张器没有注射壶及导管装置，埋置后，由于体内组织液渗透压远低于囊内，通过扩张囊的半透膜作用，囊外的组织液慢慢地渗透到囊内，随着时间的延长，扩张囊逐渐充盈、膨胀，达到自行扩张的目的。优点是不需要定期向囊内注液，操作方便；缺点是扩张的速度及时间不易控制。另外，一旦扩张囊密闭性遭到破坏，囊内的高渗盐水渗漏到组织间，可导致周围组织的坏死，目前临床上很少使用。

二、使用方法

（一）术前一般准备

（1）了解患者的要求及目的，制定完善的治疗计划。

（2）完善必要的检查和医学摄影。

（3）备皮：对有残留创面或慢性炎症病灶者术前应给予敏感抗生素治疗。

（4）备血：对儿童及埋置2个以上扩张器者，因手术区域多，范围广，失血可能较多，应配血备用，按每个扩张区失血100～150mL估算准备。

（5）术前1日晚一般应用镇静、安眠药，对凝血机制较差者，术前应给予维生素K、酚磺乙胺等药物。

（二）扩张器置入前准备

1. 扩张区域的选择与设计 原则上应选与修复缺损区相邻近的部位，使供区与受区皮肤色泽、质地相近似。严禁选择可能损伤重要组织器官或影响功能的区域。

2. 扩张器的选择 根据需要修复缺损区的位置、范围、面积以及周围组织提供扩张区的条件，选择适宜的扩张器。如头部多选用椭圆形、肾形扩张器，四肢多选用长方形扩张器等。

3. 扩张容量的计算 依据缺损区域的面积大小和可行扩张的情况决定，如头皮区可按每1.0cm^{2}缺损面积需3.0～3.5mL扩张容量计算。但在颈部、腹部等深层有软组织的区域，由于扩张器扩张时除向外扩张外，尚有部分向内扩张，按1.0cm^{2}缺损面积需4.0～5.0mL扩张容量计算。

在扩张组织转移之前，一般要求其面积应为缺损区的2倍以上，或大于扩张器基底与缺损面积之和；也可按2：1基本面积规则：即在扩张前先按常规画出用于修复的组织瓣面积，扩张达到画出的组织瓣面积的2倍时进行转移手术。各种文献报道的数学公式精确计算法与临床实际应用差距很大，一般较少应用。

三、禁忌证

（1）全身或局部有化脓性感染、皮疹患者。

（2）有出血性疾病或有出血倾向、凝血机制障碍者。

(3) 严重肝、肾功能不全，或其他内脏器官功能严重代偿不全者。

(4) 恶性肿瘤，或良性肿瘤、溃疡疑有恶变者。精神异常，或儿童（尤其是3岁以下的婴幼儿）等不能配合治疗者。特殊感染（如梅毒、麻风、结核、深部真菌病等）尚未治愈者。

四、手术方法

除术中即时扩张修复外，皮肤软组织扩张术一般需分两期进行。一期手术为扩张器的置入，二期手术为扩张器的取出、扩张后皮瓣形成、病变部位的切除及缺损的修复，两期手术之间为扩张器的注射扩张期。

（一）埋置扩张器

以亚甲蓝标绘出扩张区域和剥离范围，剥离范围一般略大于扩张囊基底面积，并标出切口线及注射壶埋置部位。切口位置应相对隐蔽，且便于操作，多选在扩张区域与修复区域交界处，或在皮损边缘，或置于二期手术时即将形成皮瓣的游离缘，与第二期切口基本一致，绝不可在皮瓣的蒂部。扩张器埋置的深度可视供区条件及受区需要而定。一般头皮扩张时应置于帽状健膜深层；颈部可置于颈阔肌浅层或深层；耳郭再造时则仅埋置于皮下。注射壶多埋置在皮下较浅的部位，也可外置。

埋置腔隙的剥离是一期手术的关键。术者要了解局部的解剖层次、组织结构及主要血管神经的分布情况。剥离时一般采用潜行钝性分离，操作要轻柔，层次要清楚。分离过程中，术者可将左手放在拟剥离处皮肤表面，右手持剪刀进行分离，靠触摸感觉判断并指导分高层次的深浅，沿途止血要彻底。剥离腔隙要足够大，一般要超过标记扩张囊周边1cm左右，以便于置入的扩张器囊展平，否则将影响扩张效果，并可因扩张囊折叠形成锐角刺破皮肤，致扩张囊外露。扩张囊置入时不可用锐器夹持扩张器。

注射壶若埋置皮下，可在扩张囊周围适当的部位分离出一个较小的腔隙放置注射壶，不可过大，以免注射壶置入后易致滑出。注射壶与扩张囊之间必须有一定距离，以利于以后注液的操作，若距离太近，穿刺注液时容易误伤扩张囊。放置时注射壶穿刺面应朝向皮面，切勿放反，连接导管勿成角折叠或锐性扭转，以免影响注液。

术中可向扩张器内注入一定量（额定容量的10% ~20%）的生理盐水，可起一定的扩张器展平、压迫止血作用。缝合前在腔隙深部放置负压引流管，以防腔隙积血，切口要分层缝合，以防扩张囊从切口突出，缝合时可将皮下、皮肤缝合线留置，一并打结，以避免刺伤扩张囊和导管。

（二）注液扩张

1. 常规扩张　术后5 ~7天开始注液扩张，1次/2 ~3d。每次注入量视扩张囊大小和扩张部位而定，皮肤张力较大或深部有重要器官（如颈部）部位，一次注入量不可过多。一般每次注入扩张器额定容量的10% ~15%。平均所需扩张时间为6 ~8周，液体总量可达扩张器规格容积的2倍。优点是扩张效果确切，皮肤回缩率低；缺点是扩张时间长。

2. 其他　除了常规扩张还有术中即时扩张、间隔快速扩张、连续快速扩张、亚速扩张等。

扩张液多选用生理盐水。为预防感染、缓解扩张时产生的胀痛、减轻扩张囊壁周围的瘢痕包膜增生，可加入有效浓度的抗生素、地塞米松、利多卡因等药。

注液扩张前先扪及并确定注射壶位置，消毒后，持4.5针头注射器垂直准确刺入注射壶，到有抵触感的防穿刺钢片为止，缓慢推注扩张液。每次注入量不可过多，皮肤张力不能过大。扩张囊内压以不超过5.3kPa为宜。如出现注液后局部皮肤张力过大、苍白、无充血反应，停止注液5分钟左右仍不恢复者，则要通过注射壶抽出适量的液体以利减压，缓解上述症状。

（三）二期手术

当皮肤软组织扩张达到预期目的、常规“养皮”后（养皮指达到预期扩张目的后，停止扩张并维持2周时间，以改善皮瓣局部循环、皮瓣充分延展、减少皮瓣回缩，增加皮瓣组织量），即可以施行第二期手术：取出扩张器、利用扩张后皮肤形成的皮瓣对受区及供区同时进行修复。应遵循先形成皮瓣、后处理缺损区的原则，以避免扩张面积的不足。

常见的皮瓣有滑行推进皮瓣、旋转皮瓣、易位皮瓣。其他类型的皮瓣还有：以扩张后皮肤组织包含知名血管在内并沿其轴线设计形成的轴型皮瓣；以轴型皮瓣（又称皮管）携带形成的远位扩张皮瓣；以扩张后形成皮下蒂的岛状皮瓣等。

五、术后处理

（1）一期术后需放置负压引流并保持通畅，并观察记录引流量及引出液体情况。一般术后1~3天渗血明显减少或停止时去除。

（2）一期术后7~10天拆线后开始注液扩张。

（3）注意皮肤的保护，防止注射壶等处包扎过紧引起血液供应障碍或活动时磨破。注液后如发现局部皮肤过度紧张、苍白持续不退等缺血现象，或胀痛持续不减，应回抽液体减压，至皮肤表面血管充盈反应恢复为止，以免发生血液供应障碍。

（4）扩张过程中一旦发现皮肤坏死和扩张囊外露、破损等情况，应停止扩张，必要时取出扩张器，提前进行二期修复手术。

（5）二期手术后的处理与一般皮瓣转移后的处理相同，可酌情放置负压引流管或引流条。注意观察皮瓣血供情况，防止皮瓣蒂部受压等。

六、并发症及防治

皮肤软组织扩张术自引入皮肤外科领域以来，日益受到关注和推广应用，成为皮肤外科的又一强有力的治疗手段。但也存在着或多或少的并发症，其发生率约10%~40%，各部位不尽相同。并发症的发生与术者操作熟练程度、患者的素质及扩张器的质量等有关。

常见的并发症及防治措施如下。

（一）血肿

血肿是早期常见的并发症，大多发生在一期手术后72小时以内，以面颈部发生率较高，表现为术区肿胀、疼痛、皮肤发紧。

1. 原因　①解剖层次不清，术中损伤了较多的穿支血管而止血又不彻底；②切口过小，盲视下操作，出血点未被发现，未能彻底止血，或仅靠压迫止血；③引流不畅或未放置引流；④术后加压包扎不牢固；⑤全身有出血倾向。

2. 防治　关键措施是术中止血彻底和术后引流充分。

（二）感染

感染多指一期术后组织扩张过程中的感染。可为原发性，也可为继发于血肿、扩张器外露后。表现为扩张区红、肿、热、痛，全身发热，白细胞计数升高等。也见于二期手术皮瓣转移术后皮瓣血液供应障碍、坏死后继发感染。

1. 原因　①术前术区有毛囊炎、痤疮等感染病灶，②术中无菌操作不严格，③切口处愈合不良、感染并向内扩散，④扩张囊或注射壶处表面皮肤破溃、感染并向内扩散，⑤注射扩张液操作时消毒不严格。

2. 防治　术前彻底清洗术区，术中严格无菌操作，尽可能不采用注射壶外置的方法。若已发生感染而上述措施无效，应及时切开引流或取出扩张器，待感染治愈后再考虑下一步治疗。

（三）扩张器外露

扩张器外露是比较常见且最为严重的并发症，防治措施包括：①切口尽量选择在与病损保持一定距离的正常部位；②剥离层次不可深浅不一，不可强力牵拉皮瓣边缘，以免日后出现破溃或表皮破损，剥离腔隙要充分，以利于扩张囊埋置时能舒展平整；③缝合时先将皮瓣与切口下深部组织缝合，以保证扩张囊不发生移位，如未能阻止扩张囊移位到切口下，须延缓首次注液时间及减少注液量；④一旦出现外露，应取出扩张器，抽出囊内液体，扩大剥离腔隙后再次回置，重新缝合，多可望取得预期效果。若外露并发感染或由于感染而破溃，则应取出扩张器，于3个月后再考虑手术。

（四）扩张囊不扩张

扩张囊不扩张指扩张器置入后，注液时不扩张或出现渗漏无法继续进行扩张者。

1. 原因　①扩张器注射壶密封性不好，或经注射针反复穿刺后，在囊内压增高时出现渗漏；导管与扩张囊或注射壶交接处胶粘不牢；扩张囊厚薄不一或接缝处薄弱易破。②操作过程中扩张器被刺伤。③扩张器导管呈直角折叠或交叉受压无法完成注液扩张操作。④扩张囊周围纤维包膜增生而限制扩张。

2. 防治　①选用优质扩张器，做好术前、术中检查，发现可疑立即更换；扩张器尽量不重复使用。②操作要认真仔细，避免损坏扩张器。③发现扩张器已不能扩张或渗漏破坏时，应立即再次手术更换扩张器。④应用药物或增加扩张速度，以减少纤维包膜的形成。

（五）皮瓣坏死

皮瓣坏死常见于二期手术皮瓣转移后，也可发生在扩张过程中的扩张部位。

1. 原因　①一期手术分离腔隙时，层次掌握不当或操作中损伤了皮瓣的主要血管；②扩张器埋置过浅或扩张器在腔隙内折叠扭转；③皮瓣转移时，设计长宽比例过大，转移后有较大的张力，或皮瓣蒂部扭转；④皮瓣远端携带未扩张组织过多。

2. 防治　①一期形成埋置腔隙时，分离层次要准确，腔隙要足够大，尽量选用不带棱角的扩张器；②遵循皮瓣设计的一般原则和皮瓣切取中的无创伤操作原则；③皮瓣远端携带的未扩张皮瓣仅能在1.0cm的比例范围内，一般应在0.5cm以内。

（六）排斥反应

皮肤软组织扩张术极少发生排斥反应。手术后局部持续红、肿、发热，但无疼痛。负压引流管有大量的浆液性液体流出时，应停止扩张，将扩张器取出。

（七）注射壶找不到

常发生在扩张囊与注射壶距离过近，扩张后皮肤隆起导致注射壶位置、方向变化所致。若扩张目的未达到，可在X线透视下继续注射扩张；反之，可施行局部手术，将注射壶外置。

还有局部疼痛、局部水肿、神经暂时性麻痹、骨吸收、暂时性秃发、皮肤萎缩纹等各种不同的并发症。治疗时应针对各自不同的发生原因，采取必要的措施。原则上能维持扩张的应继续扩张，尽量减小对手术效果的影响。

（郭　亮）

第六节　匙刮术

匙刮术（spoon scraping）是利用大小不同的刮匙破坏和刮除皮肤病变组织的一种治疗方法。此法简便易行，适用于浅表组织的治疗，愈后一般不留瘢痕。临床上也可以与其他手术方式相结合应用，如切开加搔刮、搔刮加电灼等。

一、适应证

适应证包括：各种疣、化脓性肉芽肿、外伤性囊肿、皮脂性囊肿、脂溢性角化、甲下血管球瘤、角化棘皮瘤、肛瘘及慢性炎症窦道、腋臭等。

二、禁忌证

恶性黑色素瘤及病变已有恶性变倾向的皮肤损害。面部皮损深度超过真皮网状层一般不宜采用匙刮术，否则将会形成瘢痕。

三、术后处理

小的创面可以直接涂以抗生素软膏，暴露，保持干燥即可，大的创面用凡士林油纱及敷料包扎，深度开放性的创面应充分引流。刮除后创面愈合前不可弄湿，以防止继发感染。大的创面术后隔日更换敷料至干燥，保留内层凡士林油纱，直到伤口愈合油纱自行脱落。

（郭　亮）

第七节　腋臭手术

一、外科手术

1. 适应证

（1）18 周岁以上已发育成熟男女。

（2）无活动性肺结核，无腋下淋巴结肿大。

（3）无湿疹或局部化脓性感染。

（4）血常规、出凝血时间在正常范围。

2. 手术方法

（1）局部皮肤切除术：在局部麻醉下，将腋毛分布区皮肤切除，切缘直接缝合。此方法疗效确切，但缝合时皮肤张力大，瘢痕明显，部分患者瘢痕有挛缩现象，影响美观及功能。此方法是最初的手术方式，不符合美容要求，目前不常用。

（2）局部皮肤切除、修剪、“Z”形皮瓣缝合术：局部麻醉下，将腋毛分布区中央皮肤部分切除，同时修剪去周边未切除腋毛分布区的皮下组织及毛囊，作 1～2 对辅助切口，“Z”形缝合。此方法疗效确切，缝合时皮肤张力较小，但瘢痕仍较明显。腋毛分布区面积较大的少数患者瘢痕有挛缩现象，影响美观及功能。

（3）小切口匙刮术：在腋毛分布区后缘作约 3.0cm 长的“W”形切口，或于腋中线作顺皮纹切口。在皮下浅层用柳叶刀分离皮肤，范围为腋毛分布区外缘 0.5cm，用刮匙刮除附着于皮瓣的脂肪、汗腺及毛囊等组织，术毕皮瓣呈淡紫红色。术后缝合切口，置橡皮条引流，加压包扎，24～48 小时拔除皮片，继续加压包扎，7～9 天拆线。此法技术要求高，既要去除皮瓣的脂肪、汗腺及毛囊等组织，又不能过度破坏皮瓣，效果尚好，术后瘢痕也较小，但由于破坏皮瓣的营养血管，部分患者术后有皮瓣血供不良、坏死等并发症，目前已被小切口修剪术替代。

（4）小切口修剪术：在腋毛分布区后缘作约 3.0cm 长的“W”形切口，或于腋中线作顺皮纹切口；在皮下浅层用柳叶刀分离皮肤，范围为腋毛分布区外缘 0.5cm，手指翻开皮瓣；修剪去附着于皮瓣的脂肪、汗腺及毛囊等组织，不易修剪处可用刮匙刮除。术后缝合切口，置橡皮条引流，加压包扎，24～48 小时拔除皮片，继续加压包扎，10～12 天拆线。此法技术要求高，操作复杂，但由于是在直视条件下手术，效果肯定，术后瘢痕也较小，目前较常用。

（5）抽吸术：将肿胀液（配方见吸脂术）注入腋毛分布区至皮肤呈白色，待疼痛消失后在皮肤边缘用穿刺针穿 1～3 个小孔，将细的吸管插入皮下脂肪浅层，通过负压均匀地将腋毛分布区及外缘 0.5cm 内脆化的脂肪、汗腺等组织吸出体外，术后加压包扎。此方法简单并易于操作，瘢痕小，但应注意抽吸过浅易伤及皮肤，过深则伤及深部组织。另外，抽吸应均匀、彻底，以免脂肪、汗腺等残留。缺点是不易抽吸彻底。

3. 注意事项及术后处理

（1）手术分离范围要超出腋毛区范围外缘 0.5cm 以上，修剪、刮除皮瓣内面脂肪层时要彻底。

（2）腋窝三角区内有腋动脉、腋静脉、臂丛神经等重要组织，故手术不宜过深，以免造成损伤。

（3）术后腋窝部敷料用肩关节“8”字绷带加压包扎、制动，以利于固定和伤口的愈合。

（4）注意防止伤口污染及感染，可给予抗生素3～5天。

（5）术后10～14天拆线。

二、激光治疗

以毛囊口为标志，将激光束对准毛囊口，利用激光的热能使组织蛋白凝固，破坏毛囊、大汗腺及其导管等组织。优点是操作简单、副作用小，缺点是治疗不彻底，毛囊口常留有点状瘢痕。

三、高频电针

在局部麻醉下，以毛囊口为标志，将细的针状电极沿毛干方向由毛囊口插入约3.0mm，通电1～3秒（视电流大小而定），利用高频电在组织中产生的热能使组织蛋白凝固，破坏毛囊、大汗腺及其导管等组织。优、缺点同激光治疗。

激光、高频电针方法作为手术后残留部分的补充治疗较妥。

（郭　亮）

第八节　足病修治术

足病修治术主要是指采用手术剪、刀、铲、刮匙及锉等器械对足部病变进行修治的疗法。修脚疗法在我国民间流传久远，是广大群众所熟悉和欢迎的治疗足部皮肤病的一种方法。

主要适应证包括鸡眼、胼胝、跖疣、甲癣、嵌甲症、手足深度皲裂、掌跖角化病和神经性溃疡。

主要治疗方法包括匙刮、削除、拔甲、磨削、电灼或激光、化学剥脱等。

（郭　亮）

第九节　皮肤良性肿瘤切除术

皮肤良性肿瘤大多数不会危及生命，部分由于部位的特殊而会影响身体的功能及容貌。肿瘤大多数有完整的包膜，境界比较清楚，与周围组织没有粘连。皮肤良性肿瘤的治疗原则是：通过单纯的手术切除或剥离，部分连同包膜完整地摘除肿瘤，部分没有包膜的应尽可能地在保证生理结构不被破坏或最大地保持容貌的前提下广泛的切除以减少残留。术后留下的创面大多数可以直接缝合，少数需要通过皮瓣转移或植皮处理。

一、适应证

适应证包括色素痣、脂肪瘤、脂囊瘤、黄瘤、血管瘤、皮肤平滑肌瘤、结缔组织痣、皮样囊肿、表皮囊肿、皮脂腺囊肿、皮肤纤维瘤、疣状痣、脂溢性角化、皮脂腺痣、木村病等。

二、术后处理及注意事项

（1）与普通外科手术术后处理及注意事项相类似。

（2）如为囊肿囊壁与周围粘连很紧、难以切除的，可用刮匙先刮除内容物，然后用纯石碳酸或2%碘酊涂擦囊壁，刺激囊壁产生炎症，使肉芽组织生长、囊壁粘连，以减少复发机会。如囊肿感染，则应切开排脓后再以上法处理。

（郭　亮）

第十节　皮肤恶性肿瘤切除术

皮肤恶性肿瘤的早期诊断和彻底治疗是十分重要的。一旦确诊为皮肤恶性肿瘤，应首先选择疗效确切的手术进行治疗。

一、手术治疗原则

对于恶性度不是很高的皮肤癌，一般采取切除范围在病变外缘0.5~1.0cm，深度到达深筋膜即可。对恶性度较高者，手术切除的范围及深度则要足够，多在病变外缘3.0cm，深度达深筋膜或更深。对于颜面部位的皮肤恶性肿瘤，由于五官的存在可用组织比较有限，为了既要保证肿瘤切除干净而又尽可能地不破坏容貌，往往采用Mohs外科技术，其根本原理是手术切除肿瘤到临床所见边缘后，术中即时进行水平向连续病理切片，以确定肿瘤组织是否切除干净，如没有切净则继续有限地逐步向外扩切，至病理证实切除干净为止。

根据有无远处转移，考虑行区域性淋巴结清扫，甚至截肢。对于过大的病灶切除区所遗留的创面修复多采用皮肤移植手术。

二、适应证

适应证包括皮肤原位癌、隆突性皮肤纤维肉瘤、基底细胞癌、鳞状细胞癌（包括瘢痕癌）、湿疹样癌、恶性黑色素瘤等。

三、术后处理及注意事项

（1）与普通外科手术术后处理及注意事项相类似。

（2）做好定期随访工作，发现可疑皮肤损害及时取病理，以防止复发及残留病变组织。

（3）对于难以切除干净及姑息性去除损害的患者，可以结合放射及光动力等治疗。

（郭　亮）

第十一节　皮肤移植

一、皮肤移植的分类

皮肤移植是指把人体或动物的皮肤从其原来生长的部位移植到另一个部位或机体。被移植的皮肤叫作移植体，供给组织的机体称为供体，接受移植的机体称为受体，常见的皮肤移植分类主要有以下几种。

按遗传学分类可分为自体移植、双生移植、同种移植和异体移植。

按移植方法分类可分为游离移植、带蒂移植和吻合移植。

二、皮肤的游离移植

皮肤的游离移植就是通常讲的植皮，是皮肤外科治疗中的一种主要的治疗手段，如各种外伤、烧伤、肿瘤切除等遗留的各种创面，需皮肤的游离移植，才能恢复体表的完整。皮片的游离移植通常分刃厚皮片、中厚皮片（又分薄中厚、一般中厚、厚中厚）、全厚皮片和含真皮下血管网的皮片移植。

（一）手术方法

皮肤移植有取皮与植皮两个过程。皮片切取的常用方法有徒手取皮和器械取皮两种。

1. 取皮

（1）徒手取皮：一般是指所取面积不大的皮片，主要有表皮皮片、中厚、全厚及含真皮下血管网皮片的切取。

（2）器械取皮：常用的器械有滚轴式取皮刀、鼓式取皮机和电动取皮机，此三种器械取皮的厚度可调节，切取表层皮片或中厚皮片。

2. 植皮　临床常用的方法为缝线包扎法，又叫打包法、缝扎法等。如中厚、全厚或含真皮下血管网皮片的移植用于溃疡、外伤或肿瘤切除后的创面时，首先彻底止血后把整张皮片按受区形状大小贴紧创面，在皮片四周缝合固定几针；然后，间断缝合皮肤，预留长线。缝合完毕后，用庆大霉素生理盐水冲洗皮片下腔隙，清除残留的积血、积液，压迫挤出冲洗液，皮片上敷一层油纱后，其上放置大小不等的条纱或碎纱布。周围长线给予对应加压包扎，周边先用凡士林纱布缠绕一圈，然后再加压包扎。若受压部位位于颈、四肢、关节，则需给予石膏固定，以防活动引起皮片移位，影响成活。

3. 术后处理

（1）抗生素和镇静止痛剂的应用以及补充营养等，与一般手术相同。

（2）植皮区应抬高，保持回流通畅，以防止水肿。

（3）无菌创面植皮后，如无局部疼痛、渗出及异味，一般于10～14天首次更换敷料，观察皮片生长情况。成活者色红润。如有血肿、水疱等，应拆除缝线予以引流。

植皮后如有体温升高、白细胞计数增多、伤口剧痛、局部腐臭、淋巴结肿大等感染症状时，应立即松解绷带进行检查。确有感染时应立即引流，常规换药，严密观察皮片生长情况。

（4）供皮区术后1～2天，如有渗出应及时更换外层敷料，至创面干燥后再去除外层敷料，暴露油纱覆盖的创面。一般在2周创面自行愈合。

（二）手术的主要类型及适应证

1. 刃厚皮片移植术适应证

（1）肉芽创面，如下肢溃疡、大隐静脉及天疱疮形成的肉芽创面等。

（2）非功能及面部的大面积皮肤缺损，如大面积烧伤后的植皮等。

（3）用于修复口腔、鼻腔、阴道部位创面，作为黏膜的替代物。

2. 中厚皮片移植术适应证

（1）面、颈、手、足、关节部位，瘢痕挛缩的畸形修复。

（2）头部大面积的撕脱伤。

（3）体表巨大肿瘤切除后软组织缺损的修复。

（4）新鲜肉芽创面的覆盖。

（5）三度烧伤后早期的切痂植皮术。

3. 全厚皮片移植术适应证

（1）足底、面部、手掌、颈部皮肤缺损的修复。

（2）关节功能部位挛缩瘢痕松解后创面修复。

（3）阴道再造。

（4）利用带毛囊的全厚头皮修复眉缺损。

4. 含真皮下血管网皮片植皮术适应证

（1）额、颈、手、足部位皮肤缺损的修复，如颜面部的色素痣、基底细胞瘤，鳞状细胞癌、毛细血管瘤等。

（2）关节功能部位皮肤缺损的修复，如四肢部位的增生性瘢痕或瘢痕挛缩畸形，瘢痕切除后创面的修复。

（3）截肢残端创面的修复。

（4）外观凹陷的缺损创面，可以起到组织填充的作用。

（5）瘢痕疙瘩及增生性瘢痕切除后创面修复。

（6）器官再造或洞穴的衬里，如眼窝再造、尿道再造、外耳道再造、阴道再造等。

三、皮肤的带蒂移植

皮肤的带蒂移植又称皮瓣移植，是指由具有血液供应的皮肤及其附着的皮下组织所构成，在皮瓣形成的过程中，有一块组织与机体是相连的，这个相连的部分叫作蒂。皮瓣的血液供应初期是靠蒂部提供，后期皮瓣与受区重新建立血液循环之后，蒂部血液供应就逐渐减弱了。

皮瓣的种类繁多，传统的分类按皮瓣的形态分为扁平皮瓣和管形皮瓣，按血液供应分为随意形皮瓣和轴形皮瓣，按皮瓣转移部位的远近分为局部皮瓣、邻位皮瓣及远位皮瓣。目前皮瓣的分类多采用综合性分类。

适应证为一般较深的畸形无法用皮片修复者，或损伤深达肌腱、神经、骨骼和大血管者，需用带蒂皮瓣移植修复。

临床常用的皮瓣修复术包括旋转皮瓣、滑行皮瓣（单蒂滑行皮瓣、双蒂滑行皮瓣）、皮下组织蒂滑行皮瓣、“Z”形皮瓣、“V－Y”成形与“Y－V”成形术。

（郭　亮）

第十二章

球菌性皮肤病的中医治疗

第一节 单纯性毛囊炎（坐板疮或发际疮）

单纯性毛囊炎，中医根据发病部位的不同称之为“坐板疮”或“发际疮”发际疮是发于项后发际间的化脓性皮肤病，因其好发于项后发际处而得名。以项后发际处起丘疹，色红坚实，并迅速化脓为临床特征。多见于成年人。本病相当西医所指的项后部的毛囊炎。发际疮病名首见于《疡科会粹》。然早在公元5世纪，就有关于“发际疮”的记载。如《刘娟子鬼遗方》云：“发际起如粟米，头白肉赤，痛如锥刺。”明《证治准绳》则谓：“鬼遗云，左右发际起如粟米，头白肉赤，热痛如锥刺" 而清《医宗金鉴·外科心法要诀》中则指出了本病与项后肉龟疮在病因病机上的关联，在临床表现上的异同，并提出了内因与外因相互搏结而发生本病的观点。坐板疮是一种以臀部反复发生疖肿为特征的皮肤病，因其发生部位多在臀部所坐之处而得名。以红肿热痛，迅速成脓，脓出即愈，反复发生为临床特征。一年四季均可发病，多见于成年男性。《外科启玄·坐板疮》较早记载了本病，认为此疮乃脾经湿热，湿毒郁久所致。

一、病因病机

（1）发际疮：本病多因内郁湿热，外受风，毒之邪，风热上壅或风湿热相互搏结而成。若正虚邪实，正不胜邪则迁延日久，郁滞不散，此愈彼起，反复发作。

（2）坐板疮：因湿热内蕴，郁久化毒，凝滞肌膜，坐卧湿地，外感湿热毒邪；或染毒邪，郁于肌肤，发于腠理，臀是至阴之所，脾经血瘀以致脓毒蕴结，皮肤窜空而缠绵瘀滞，则肿块坚硬，此愈彼起。

二、临床表现

（1）发际疮：初起项后发际处起丘疹，形如黍粟，或如豆粒，色红坚实，其顶有脓点，痒痛相兼，热，约经数日，白色脓头干涸结成黄色脓痂或搔破流津水或脓液，结痂后痂脱而愈。自觉疼痒，灼热，可有发热不适等全身症状，初起时为一个或多个皮损，逐渐增多，时破时敛，或此愈彼起，反复发作，日久难愈。如脓液向深处或周围发展，即可演变成疖病。

（2）坐板疮：初起患处如黍如豆，色红作痒，硬肿一般数枚，或孤立散在，或簇如梅如枣，结肿掀痛，软化，内有脓液，渗流黄水，疮周瘙痒，痛痒重者可有发热畏寒，口干便秘，随后结痂而愈，但彼处又发，连绵不断，甚则皮肤窜空，按之脓出，缠绵不愈，或经治但愈数月即又复发，反复经年。

三、类病鉴别

发际疮应与以下疾病鉴别：

1. 水珠疮　起粟粒样小脓疱，周边掀赤，破后肿痛、结痂，痂脱成疤，周边毛发片状脱落，永不复生。

2. 疖　较单个发际疮为大，且局部红肿热痛明显，好发于头部、颜面、臀部、背部。

坐板疮应与臀部粉瘤相鉴别：臀部粉瘤染毒发病前局部有囊性包块，染毒时局部黯红包块范围扩大，溃后有豆渣样物及囊壁排出，不易收口，常为单发。

四、辨证施治

（一）内治法

1. 辨证施治

（1）湿热内阻：主症：病程较短，局部红肿或湿肿，压之外溢脓水，自觉疼痛绵绵不休，愈后遗留肥厚性瘢痕，难以消尽；脉象濡数，舌质红，苔黄或黄微腻。

治法：清化湿热，活血解毒。

方药：蜂房散加减。

露蜂房6g，泽泻、紫花地丁、赤茯苓、赤芍各12g，银花、蒲公英各15g，羌活4.5g，土贝母10～12g，升麻10g。

方解：方中用露蜂房、泽泻、紫花地丁、赤茯苓、羌活清化湿热；赤芍、银花、蒲公英、土贝母、升麻活血解毒。

（2）气阴两虚

主症：病程长，疮形似肿非肿，似溃非溃，脓液清稀；自觉疼痛，夜间尤重，脉象虚细，舌质淡红，苔少。

治法：益气养阴，和营解毒。

方药：黄芪蚤休饮加减。

黄芪12g，玄参、党参、当归、浙贝母各10g，蚤休、银花、赤小豆各15g，丹参、白花蛇舌草各9g，桃仁、升麻各6g。

方解：方中用黄芪、党参、当归益气养阴；玄参、贝母、蚤休、银花、赤小豆、丹参、白花蛇舌草、桃仁、升麻和营解毒。

加减：疮口早封，脓泄未尽加皂刺炭；肿块难化加金头蜈蚣；口干喜饮加山药、花粉；疮面色泽晦黯不红活加鹿角片、肉桂。

2. 成药、验方

（1）三黄片：3片次，口服，3次/d。

（2）六神丸：8粒次，口服，3次/d。

（3）清血解毒合剂：30mL/次，口服，3次/d。

（4）银花15g，杭菊15g，开水泡服，代茶，每日1剂。

（二）外治法

发际疮：初起用金黄散，蜜或水调外敷，或颠倒散洗剂，或3%碘酊外搽；有脓点时，可用提脓丹点盖黄连膏法祛除脓点，盖黄连膏掺拔毒生肌散，继续用安庆膏外贴。

坐板疮：①早期用芫花方外洗，再以黑布化毒软膏外敷；顽固难愈者，以黑色拔毒膏棍外用。②皮下窜空：有脓腔形成、脓液潴留者，宜切开排脓，用提脓丹、五五丹药线等引流，外盖黄连膏。③有瘘管形成者，可用红血药捻插入瘘口内，外盖黄连膏，必要时选用手术扩创。

（三）其他疗法

（1）针刺及放血疗法：常取身柱、灵台、合谷、委中（放血）施泻法，每3日1次。

（2）耳针疗法：取枕、神门、肾上腺穴。针刺后留针30～60min，每日1次。

（3）膀胱经放血疗法：在背部双侧膀胱经上用酒精棉球消毒，医者用右手拇、食指持三棱针针柄，中指自然放于食指下针体下端以固定针体。在膀胱经上轻轻用力挑破皮肤，然后用双手拇、食指按压挑刺处，使其出一滴血，以消毒干棉球擦去血滴。在膀胱经上从大杼穴开始，至关元俞为止，等距离放血

6～7处（单侧膀胱经），每日1次。有出血疾病者禁用。

（4）点刺大椎放血治疗：用碘酒将患者大椎穴皮肤消毒，再以75%酒精脱碘消毒。用消毒后的三棱针快速点刺大椎穴，一般点刺3～5下，点刺深度中等，再在大椎处快速拔罐放血，放血量视发际疮程度而定。每3d1次。

五、名医经验

（一）发际疮

1. 许履和认为发际疮虽屑小恙，但常此起彼伏缠绵难愈　给患者带来了极大痛苦，其病因病机乃温热蕴于阳经，治疗清解之剂内服，以清其源、截其流，使热毒不再上炎。常选用黄芩、川连、牛蒡子、板蓝根、马勃、连翘、陈皮、僵蚕、银花、蒲公英、防风等。外治提出用金黄散、黄柏饼外敷，特别提倡用后者，认为其效果良好，勿因药味平淡而忽视之。黄柏饼制法：黄柏粉、乳香粉各等份，用槐花煎汤调粉成饼。

2. 朱仁康认为发际疮乃湿热内蕴，郁而化火　治宜清火解毒，方用消炎方加减［黄芩9g，丹皮9g，赤芍9g，蚤休9g，银翘9g，生甘草6g。大便干结，加生大黄9g（后下），玄明粉9g（冲），大青叶］。病久体虚毒盛者，宜四妙汤补正托毒，山药15～30g，当归12g，银花或忍冬草6g。外治可用金黄散调成糊状或玉露膏，或用毛疮洗方（苍耳子虫15g，明矾30g）水煎洗，每天洗3～4次，连洗5～10d。洗后用四黄散（大黄末15g，雄黄末15g，黄柏末15g，硫黄末15g，共研细末，清热解毒消肿）香油调成糊状，逐个涂上。

3. 徐宜厚认为内蕴湿热之邪，循足太阳膀胱经，上壅于枕部，督脉阳气被遏，不能温煦，郁而化毒，发为本病　常因病情反复，损气耗阴，正虚毒恋终成痼疾。一般分为两型治疗，其一是湿热内阻，拟清化湿热、活血解毒为法，用蜂房散加减。常用药物：露蜂房6g，泽泻、紫花地丁、赤茯苓、赤芍各12g，银花、蒲公英各15g，羌活4.5g，土贝母10～12g，升麻10g，水煎服，每日1剂，分2次内服。其二是气阴两虚，宜益气养阴，和营解毒，用黄芪蚤休饮加减。常用药物：黄芪12g，玄参、党参、当归、浙贝各10g，蚤休、银花、赤小豆各15g，丹皮、白花蛇舌草各9g，桃仁、升麻各6g。每日1剂，水煎，分2次服。加减法：疮口早封，脓泄未尽，加皂刺炭；肿块难化加金头蜈蚣；口干喜饮加山药、花粉；疮面色泽晦暗不红活，加鹿角片、上肉桂。另提出针刺及放血疗法：常用身柱、灵台、合谷、委中（放血）施泻法，隔2d1次。耳针疗法：取枕、神门、肾上腺穴，针刺后留针30～60min，每天1次。

（二）坐板疮

1. 许履和认为本病乃湿热蕴于脾经所致　在治疗上强调外治的重要性。常用苦参汤外洗，苦参30g，川椒9g，黄柏15g，地肤子15g，蛇床子15g，银花15g，白芷9g，野菊花12g，生甘草9g，石菖蒲9g，煎汤浸洗患处，拭干后再擦解毒软膏，每日2次。或苦参汤洗后，再用解毒散、金黄散各一半，用麻油调敷患处。内服可用黄连解毒丸6g，2次/d，或二妙丸6g，2次/d。若迁延日久，皮肤粗糙，瘙痒不止，用苦参汤无效者，则宜用熏癣药条熏之。

2. 房芝萱指出坐板疮多发生于青壮年，病位在臀部　多因热毒与阴湿之邪凝滞于肌肤，以致气血瘀滞，经络阻隔，久而化热，热盛肉腐而成。常用经验方：茵陈30g，银花、苍术、黄柏各18g，连翘15g，归尾、赤芍、茯苓、车前子各10g。毒热重者，加紫花地丁、野菊花、大黄、黄芩、土茯苓、栀子；湿盛者，加薏苡仁、六一散、云苓、白术、苦参、防己；肿痛明显者，加川楝子、乳香、红花、川芎、丹参。治疗的后期，患者自觉痒重而痛轻，此乃风湿之邪所致，故以利湿为主，清热为辅，佐以活血祛风之剂。

六、预防与调护

（一）发际疮

（1）节制饮食，避免摄食辛辣厚味及过于肥甘的食物，防止体胖。

（2）积极治疗慢性疾病，如消渴病、失眠症、消化不良等。

（3）衣着应柔软、透气、吸汗，头部油脂分泌旺盛者，应适当洗濯、去除油垢，同时配合适当的治疗。

（4）换药时应让药物紧贴疮面。

（5）局部忌挤压，以免演变成疔。

（二）坐板疮

（1）忌食辛辣、鱼腥发物及肥甘厚腻之品。

（2）积极防治消渴病。

（3）保持皮肤清洁，勤洗澡，勤换衣。

（4）尽量少用或不用油膏制剂敷贴患部。

七、临证提要

发际疮是因内郁湿热，外受风、毒之邪，风热上壅或风湿热相互搏结而成。治疗中应分清虚实，因其发病部位在身体的上部，多挟有风邪，故在清热解毒时应佐以祛风之品。对体虚患者，在扶正托毒时应辅以和营之品。轻者仅用外治就能获愈。外治按三期施以消肿散结、祛腐生肌、长皮敛疮之法。现代生活条件的改善，医疗水平的提高，本病的发生有所减少，加之治疗及时，重视伴随症的治疗，大大缩短了病程，病情缠绵者明显减少。今后应在中医内服药剂型的改革及有效药物的实验方面深入研究，使中医药治疗本病的理法方药更臻完善，更适应现代生活的需求。

坐板疮由内生湿热，或外受湿毒，凝滞肌肤，或外伤染毒而成。中医中药治疗仍以内治与外治两方面为主。内治重在分清虚实，邪实者，宜清热利湿解毒，选用五神汤加味；正虚毒恋者，宜扶正清解余毒，选用四妙散。外治以围箍消肿，提脓祛腐，生肌敛疮。数十年来，治疗方法没有大的突破，但许多单方验方进一步充实了治疗的方法，也提高了临床疗效。中西医结合治疗，重视并发症的治疗，大大缩短了病程，减轻了患者的痛苦，今后应在中药剂型及中药治疗的实验研究方面进一步加强，以便进一步提高疗效，方便患者。

八、临证效验

（1）秦国进用收湿解毒汤治疗头皮脓疱性毛囊炎48例。所有病例均依据朱德生《皮肤病学》第2版确诊。方药组成：明矾、黄柏、苦参各30g，蒲公英90g。方法：将草药加水250mL，煎40min，降温至40℃左右，将头部毛发剃净，用干毛巾浸药液反复湿敷患处，每次30min，每日4～6次，复用药液时再加温，每日更换1剂。结果：48例全部治愈。其中2～3d痊愈的18例，4～5d的21例，6～7d的9例。

（2）秦万章，韩塑元用中医中药治疗毛囊炎。采用4组中药与1组西药作对照，治疗毛囊炎患者125例，多为经抗生素、疫苗等治疗无效者，对部分病例进行多种抗生素抑菌试验，均见一定的耐药性125例患者共分为5组。①汤药组（50人）：以清心火、解毒利湿为原则，用银花、莲子心、黄芩、野菊花、山栀、连翘、赤芍、黄柏、紫花地丁、茯苓、绿豆衣、生甘草组成清心解毒利湿汤，每日1剂，煎汤内服。对阴虚内热者，加用天花粉、细生地以养阴清热；皮损硬加大黄或青宁丸包煎；痛痒甚者，加苦参、白鲜皮；热重者，加龙胆草、丹皮、蒲公英。②黄连素组（22人）：为黄柏提炼的小檗碱，配制成黄连素针剂，每支3mL（6mg），肌肉注射，1次/d，另一为市售黄连素片剂，每次50～100mg，口服，3次/d。③梅花点舌丹组（15人）：上海市售之梅花点舌丹，每次1粒，温开水吞服，3次/d。④马齿苋煎剂组（14人）：将马齿苋2kg加水14 000mL，煮沸1h，压榨过滤，再用残渣加水7 000mL，煮沸1h，压榨过滤，将两次煎液合并，浓缩至2 000mL，加0.4‰尼泊金为防腐备用，每次20mL，口服，3次/d。⑤抗生素组（24人）：用青霉素7人，链霉素3人，合霉素4人，四环素3人，土霉素3人，国产苯甲异恶唑青霉素2人，新生霉素、金霉素各1人，均按照常规用量服用。疗效标准：治愈：皮损完全消退，未见新发；进步：皮损显著减少，痛痒减轻，或痊愈后又有小发；无效：经10～14d治疗，未见好转而不断发生新的皮损。治疗结果：汤药组 50 例，治愈 26 例（52%），显效 17 例（34%），疗效明显优于其他组。125 例患者病灶均在有毛部位，其中头部 48 例，颈后及枕部 42 例，7 例为泛发，其余生于腹部、阴部，42 例有不同的并发症，大部分为瘙痒性皮肤病。

（3）施文峰以消肿拔毒散治疗外科感染 182 例：本品含天仙子、远志（去心）、芙蓉花（或叶根）各等量，共研细末，开水调成糊状，并趁热敷于患处。本组病例包括浅组织疖肿、毛囊炎、蜂窝织炎等，均伴有全身症状，共 182 例。结果：痊愈 132 例，好转 50 例。

（郭　亮）

第二节　疖与疖病（疖）

疖，中西医病名相同，是一种发生于皮肤浅表的急性化脓性疾病，即单个毛囊及其所属皮脂腺的急性化脓性感染。炎症常扩大到皮下组织，可以发生在任何有毛囊的皮肤区。临床特点是局部红肿热痛，肿势局限，根浅，脓出即愈。多个疖同时或反复发生在身体各部，称为疖病。常发生于颈、背、臀部，好发于青壮年，多见于皮脂腺代谢旺盛和糖尿病患者，亦可见于抵抗力差、营养不良的婴幼儿。《外科理例·疮名有三》曰：疖者，初生突起，浮赤而无根脚，肿见于皮肤之间，止阔一两寸，有少疼痛，数日后则微软，薄皮剥起，始出清水，后自破……脓出即愈。

一、病因病机

中医认为本病的基本病因为外感火热毒邪，其基本病机为热邪炽盛，正虚染毒，以致湿热毒邪蕴蒸肌肤，气血凝滞，热盛肉腐。

（一）外感暑毒

夏秋季节，气候炎热，感受暑毒；或因天气闷热，汗泄不畅，热不外泄，暑湿热毒蕴蒸肌肤，引起痱子，复经搔抓，破伤染毒。

（二）热毒蕴结

饮食不节，脾胃受损，或情志不畅，肝胆气郁，或膀胱开阖不利等均可导致湿火内蕴，湿火外泛肌肤，肌肤防御能力降低，易外感风邪，内外两邪相搏，热毒蕴结，致经络阻塞，气血凝滞。

（三）正虚染毒

素患消渴，脏腑燥热，阴虚火旺，消灼肾阴，津液不荣肌肤，或脾虚便溏，运化失职，气虚不足以抗邪，均可导致皮毛不固，邪毒侵袭肌肤，正虚邪恋，局部气血凝滞，营气不从。

二、临床表现

初起局部出现红、肿、疼痛的小硬结，2～3d 内逐渐肿大，呈圆锥形隆起，疼痛加重 5d 后，炎症继续发展，结节中央的组织坏死、溶解、形成小脓肿，硬结变软，疼痛减轻，中央出现黄白色脓头。脓头大多能自行破溃，破溃或经切开引流后，炎症消失，脓腔塌陷，逐渐被肉芽组织填充，最后形成瘢痕而愈合。疖一般无全身症状，严重者可引起局部淋巴管炎、淋巴结炎。面部疖，尤其是发生在上唇部、鼻部（即所谓“危险三角区”）者，如被挤压或挑刺，感染容易沿内眦静脉和眼静脉进入颅内的海绵静脉窦，引起化脓性海绵状静脉窦炎，出现延及眼部及其周围组织的进行性红肿和硬结，伴头痛、眼角压痛、寒战、高热，甚至昏迷等症状，病情十分严重，死亡率很高。

三、类病鉴别

1. 小汗腺炎　多见于婴幼儿头皮、颈部、上胸部，产妇亦常发 生；夏季多见；为多个黄豆至蚕豆大紫红色结节，中暑利湿之功。

加减：若热盛，加黄连、黄芩、生山栀清热泻火；若小便短赤，加茯苓、薏苡仁清热利湿；若大便秘结，加生大黄泻热通腑。

2. 热毒蕴结　主症：患处突起如锥，灼热疼痛，皮肤掀红；兼见发热口渴，大便干结，小便短赤；舌质红，苔黄，脉数。

治法：清热解毒。

方药：五味消毒饮加味。

银花 20g，野菊 15g，紫花地丁 15g，天葵子 15g，蒲公英 15g，天花粉 15g，车前子 15g，连翘 15g。

方解：方中银花、野菊、紫花地丁、天葵子、蒲公英清热解毒；天花粉、车前子、连翘加强解毒利湿之功。

加减：气阴两虚加西洋参、沙参；毒邪未净、反复发作者加土茯苓。

3. 正虚毒恋　主症：疖肿散发于全身，色暗红，脓水稀少，此起彼伏，迁延不愈；阴虚者，兼见口渴唇燥，舌质红，苔薄，脉细数；脾虚者，兼见面色萎黄，神疲乏力，纳少便溏，舌质淡或边有齿痕，苔薄，脉濡。

治法：阴虚染毒者，宜养阴清热解毒；脾虚染毒者，宜健脾和胃、清化湿热。

1）阴虚者，予六味地黄汤加减。

生地 30g，山萸肉 15g，淮山药 15g，丹皮 10g，茯苓 10g，泽泻 10g，连翘 15g，黄芩 15g，山栀 15g，当归 10g。

方解：六味地黄汤养阴清热；连翘、黄芩、山栀清热解毒；当归增强补益肝肾之功效。

2）脾虚者，予四君子汤加味。

党参 10g，白术 10g，茯苓 10g，银花 15g，连翘 10g，赤芍 10g，淡竹叶 15g，当归 10g，甘草 6g。

方解：方中用党参、白术、茯苓、甘草健脾和胃；当归、赤芍养血活血；银花、连翘、淡竹叶清热化湿。

中成药：

（1）清解片：每次 5 片，每日 2 次。

（2）牛黄解毒片：每次 2 片，每日 2 次。

（3）六神丸：每次 10 粒，每日 3 次，婴幼儿减量。

（4）人参养营丸：每次 1 丸，每日 2 次，温开水送服。

（5）两仪膏：每日 15 ~30g，开水冲服，体虚时用。

（6）防风通圣丸：每服 6g，每日 2 次。

（7）黄连上清丸：每次 3g，每日 3 次。

（8）三黄丸：每次 5g，每日 2 次。

四、疗法

（一）外治法

（1）初期

1）草药外敷：新鲜蒲公英、紫花地丁、芙蓉叶、马齿苋、丝瓜络等，选用两种捣烂外敷，每日 2 ~3 次。

2）箍围药：阳证选用金黄散或玉露散，用冷开水或金银花露或菊花露调成糊状外敷；阴证选用回阳玉龙膏外敷，以活血行气、祛风解毒、消肿定痛，使疮毒收束，不致扩散。

（2）脓成切开排脓。

（3）溃后用九一丹掺太乙膏盖贴；脓尽改用生肌散收口。

（二）其他疗法

1. 针灸疗法　取灵台穴，针刺后放血少许；疖生面部加刺合谷；疖生背部加刺委中。隔日 1 次。

2. 拔罐法　对已溃破者，可局部消毒后，根据患处硬结大小，取略大于硬结的玻璃火罐，让患者取舒适的体位，采取闪火法拔于患处，注意观察罐内情况，待脓水流尽，开始流出新鲜血液时将罐取下，然后清洁患处、肿块处外敷金黄散，包扎。若1次脓血未拔净者，可隔日再拔，直至脓尽流出新鲜血液，并注意患处恢复情况。

3. 豹文刺加拔火罐法 局部常规消毒，在基底部取穴，将针尖快速刺入皮下0.5cm，然后针尖斜向肿的基底部中央。每个四周扎四针。起针后拔火罐，火罐口径大小视病灶大小而定，一般火罐口径应大于疖痈肿边缘1～2cm。拔罐保留3～5min，出血约1～2mL，起罐后行常规消毒，外敷消毒纱布固定即可。颜面五官部位禁用。

4. 负压抽吸法 局部常规消毒，采用1%丁卡因表面麻醉，在裂隙灯下检查被感染的皮脂腺或睑板腺开口处，如见有一白点或有薄膜覆盖，先用7号注射针头拔除腺管开口处的白点或薄膜，然后在直视下用一次性的5mL注射器（取下针头）对准腺管开口处，用力将腺管内脓液抽吸干净，患者眼睑的胀痛可即刻缓解，1次治疗完成。预约患者第2天随访，如引流不畅再进行第2次治疗，方法同上。

5. 隔姜灸 将鲜姜切成0.5cm厚的薄片，其大小依疖肿大小而定，姜片中心用针穿刺数孔，上置艾炷（中炷），然后置于疖肿上施灸，当患者感到灼痛时可将姜片稍许上提，使之离开皮肤片刻，旋即放下，反复进行。灸完1壮后换艾炷再灸，至患者感到疖肿部位疼痛减轻或局部有凉感为度，一般约需6～8壮，每日1次。

6. 0.75%碘酊治疗方法 ①早期的毛囊炎与疖，用棉棒蘸0.75%碘酊涂搽，每日4次或多次，每次1min左右，也可用胶布将蘸有0.75%碘酊的棉球固定于患处，以延长其作用时间，每日1次，直至痊愈。②已感染化脓的毛囊炎与疖，切开排脓引流并定期换药。每次换药前后用0.75%的碘酊消毒周围皮肤，及时清除坏死组织、脓液，置无菌凡士林油纱条引流，外用无菌纱布敷盖，每日1次或隔日1次，直至痊愈。

7. 放血治疗 取穴：颈、背、腰、臀部疖肿者取委中穴或阴谷穴及病灶局部，胸腹壁取阳交、局部。操作方法：先刺肢体穴位；选取穴位处明显暴涨的血络，消毒后用三棱针直刺出血，血止拔罐，约2～3min去罐，碘酒棉球消毒针孔；再刺红肿局部，消毒后用大三棱针在病灶最高处进针，待脓血溢出，用消毒药棉擦拭，加拔火罐，火罐选用罐口比病灶大一些者为好，拔出脓血后2～3min去罐，消毒针孔，用小纱布盖住针孔，操作完毕。若病灶面积小，或面积虽大、红肿局限、脓已成者，可不刺肢体穴位，只刺局部病灶；若病灶掀热红肿硬痛；肢体穴位一定要针刺。

五、名医经验

（一）姜兆俊认为疖乃内外邪毒搏结所致

山东中医药大学姜兆俊认为疖病发病为内外邪毒相互搏结所致，内因为气虚、阴虚、痰湿、内热，外因为感受风热或暑湿之邪。气阴两虚为本，湿热蕴结为标，辨证须分清标本虚实，正邪盛衰，把握其本质，方能奏效。

气阴两虚是疖病反复发作的内在根源，治病求本，当扶正培本，故治疗应以补气养阴为主，重用生黄芪、党参、山药、麦冬等益气养阴之品，以达扶正祛邪的目的，常用方有四妙汤加味、生脉散加味、玉屏风散加味等。四妙汤加味：生黄芪、金银花各30g，当归、蒲公英各15g，茯苓、赤芍、连翘、白芷、天花粉各9g、苍术、生甘草各6g，水煎服。方中以生黄芪补气为君药；辅当归、天花粉补阴血，生津液；茯苓、苍术健脾祛湿；以金银花、蒲公英、连翘清热解毒；当归、赤芍养血活血；白芷、天花粉用以托毒外出。

湿热蕴蒸为标，治疗宜健脾利湿，清热解毒，以祛邪安正。痰湿内盛者，以健脾化湿为主，常用参苓白术散加味；湿热均盛者，治宜清热利湿，祛风解毒消肿，常用防风通圣散加减：防风、荆芥、栀子、赤芍、黄芩、白术、桔梗、苦参、滑石、连翘、当归各9g，金银花30g，水煎服。方中防风、荆芥祛风解表，发散邪毒；白术健脾化湿，滑石利湿清热，苦参燥湿解毒，共祛湿邪；黄芩清肺胃之热，栀子、连翘、金银花清热解毒，合苦参共清火热邪毒；当归、赤芍凉血活血，兼能养血；桔梗调气，托毒外出。

同时需兼顾血瘀、痰凝。疖病特点为缠绵日久，反复发作，或因阴津匮乏，或因痰湿壅塞，或因气虚无以鼓动，或因湿热搏结，均可致气滞血瘀，痰湿凝结，形成硬结，局部皮肤色黯或紫黯，肌肤失去光泽，故治疗除补气养阴、清热利湿解毒之外，应注意应用活血化瘀、祛痰散结之品。活血药常用当归、赤芍、生地黄、天花粉、穿山甲珠等以凉血活血，既可活血化瘀通络，又可防止助热伤津；化痰药常用制胆南星、浙贝母、土贝母、夏枯草等以化痰通络散结。

加减法：根据疖的发病部位用药。面部疖加牛蒡子、桔梗、薄荷轻清发表散邪；胸背部疖加柴胡、郁金、青皮调理气机；上肢疖加桑枝、川芎调气活血，祛湿通络；下肢疖加川牛膝、黄柏活血燥湿。暑湿热毒较重者，加藿香、佩兰、黄芩、栀子、黄连；血热明显者，加生地黄、牡丹皮；排脓不畅者，加白芷、天花粉、皂角刺、穿山甲珠等；肿痛甚者，加板蓝根、乳香、没药等；便秘者，加生大黄。

（二）陆德铭治疖以扶正祛邪为法

上海中医药大学陆德铭教授从事外科疾病临床和实验研究数十年，对疖病治疗经验极为丰富。他主张辨病与辨证结合，扶正与祛邪结合，治标与治本结合，重视调整整体机能，以提高机体免疫力为转机，临床中取得了良好疗效。

1. 益气养阴，扶正培本　疖病初起多因正气不足，气阴两虚之体，皮毛不同，易于感受邪热之毒；病中又可因邪热耗气伤阴，加重气阴亏损；久病又因正虚邪恋，湿热火毒不易清除，而致疖病反复发作，终致气阴更虚。因此，气阴两虚为疖病最根本、最关键的病机，然而疖病临床表现主要为局部红、肿、热、痛、有脓头等热毒蕴结之象，故认为疖病以正虚为本，尤其是气阴两虚，以热毒蕴结为标。治疗原则首推益气养阴，扶正培本。常用生黄芪、太子参、党参、白术、茯苓、山药等益气培本，生地、玄参、天冬、麦冬、女贞子、枸杞子、天花粉、何首乌、沙参、黄精、山萸肉等养阴培本。临证中陆师尤喜重用生黄芪30～60g，扶正固本，认为生黄芪一可益气托毒，促使毒邪移深就浅，从而达到邪毒清泄，肿痛消退之目的，寓有“扶正达邪”之意；二可益气实卫固表，常与白术、防风同用，以提高机体抵抗力，抵御邪毒入侵；三有化气回津之功。

2. 清热解毒，祛邪安正　疖病主要临床特征为火热之毒蕴结肌肤所致的红、肿、热、痛，有脓头。根据疖病的标本缓急、急则治标及审因论治的原则，祛邪治标着重清热解毒，以清其源，截其流，使内蕴之火热之毒不再蕴结外泛肌肤。常用黄连、黄芩、蒲公英、紫花地丁、野菊花、金银花、连翘、白花蛇舌草等清热泻火解毒，生地、赤芍、丹皮等凉血清热、散瘀消肿。发于下肢、臀部者，常用黄柏、苍术、薏苡仁、土茯苓等清热利湿之品。临证中，陆师尤喜重用白花蛇舌草、鹿衔草，认为其药性甘凉，既有清热解毒之力，又可调节机体免疫功能，寓扶正于祛邪之中。

3. 标本兼治，扶正清泄　疖病的长期不愈或反复发作与正气不足、邪毒乘虚而入或留连不去至为相关。正气不足，则无力振奋以祛邪毒；邪毒留连，久必耗气伤阴。正气与邪毒搏击起伏，这是疖病发病的关键所在，故疖病虽表现为火、热、湿、毒所致的阳证，然而用抗生素及大剂清热解毒之品却无明显疗效，或可取效于一时，也不能解决其复发难题。根源就在于疖病患者正气不足，气阴两亏，阴虚生内热，又热毒蕴结，实火与虚火互助为虐。气阴未复，虚火闪烁，即使用大剂清热解毒之品，实火亦不能平息。当益气养阴与清热解毒同施时，虚实之火才可同制。故陆师立足于整体调治，主张整体与局部兼顾，治标与治本结合。针对气阴两虚及热毒蕴结的相反病理过程，用扶正清泄的双向性复方调治。病之初，益气养阴与清热解毒并重；病之中，疖肿渐消，当清热解毒之品渐减，益气养阴之品渐增；病之末，疖肿消退，予益气养阴之品扶正培本，杜绝复发之虑。如此标本兼治，通过调整整体而调整脏腑、阴阳、气血、寒热、虚实之偏颇，不仅改善了症状，控制和减轻了病情，并可通过增强或调整机体免疫功能，减少和预防复发。

4. 祛邪务尽，生活调摄　正气不足，气阴虚损为疖病发病的重要因素，然虚损难复，疖病缠绵难愈，不易根治。陆师强调，临证治疗不要随便更弦换辙，不可因疖肿暂时消退而停药。一般应坚持服药，只有在疖肿消除后3个月内无疖肿新发，方为痊愈。

（三）预后与转归

疖是以毛囊为中心的急性化脓性感染，本病顽固，极易复发，虽经药物治疗后，皮损不再新发，仍须坚持服药1~3个月，以巩固疗效。若治疗不及时，疖的范围扩大、症状加重者即为痈。生疖后，特别是结节将破溃时，用手搔抓、挤压，使手上的细菌和疖中的脓栓进入血液，严重者可引起菌血症、败血症或脓毒血症，进而诱发脑膜炎或肾小球肾炎等。

（四）预防与调护

（1）注意个人卫生，勤洗澡，勤理发，勤修指甲，勤换衣服。

（2）忌食辛辣、鱼腥发物及肥甘厚腻之品。

（3）及时防治糖尿病。

（4）不宜自行挤压疖肿。

（5）多饮清凉饮料，如绿豆汤等。

（6）头项、臀部的多发性疖肿，尽量少用油膏类药物敷贴。

（五）临证提要

中医的疖病，其主要病因病机是湿热内蕴，外感风热邪毒或暑湿之邪，内外两邪搏结，以致气血被毒邪壅滞于肌肤，导致经络阻塞，气血凝滞，或因阴虚内热，脾虚失司，以致气阴两虚，正虚邪恋发为本病。疖病是指多个疖在一定部位或散在身体各处反复发作的一种疾患。多见于青壮年，尤其是皮脂分泌旺盛、消渴病及体质虚弱之人，好发于头面、项后、背部、臀部等处，数量为几个到数十个，此愈彼起，反复发作，缠绵经年累月不愈。中医临床主要分为暑湿热蕴、热毒蕴结、正虚毒恋三个证型进行治疗，治疗法则分别为清暑化湿，清热解毒，养阴清热，健脾和胃，清化湿热。

西医认为，疖病是在高温、潮湿多汗、摩擦搔抓等因素影响下，金黄色葡萄球菌或白色葡萄球菌侵入皮肤而引起的毛囊周围脓肿。疖病的辅助检查主要是进行糖尿病、免疫功能、微量元素等方面的检测，还可取脓液直接涂片，革兰染色后镜检，同时留取标本做细菌培养和鉴定，并做药敏试验。西医治疗疖病的总原则：消除毛囊内的细菌微生物和炎症，治疗以外用药物为主，较严重的疖病应进行内用药物治疗。外用药物主要有20%鱼石脂软膏，3%碘酊，莫匹罗星软膏或5%新霉素软膏。内服药物可选用青霉素类、头孢类、大环内酯类或喹诺酮类抗生素，也可根据药敏试验选择抗生素。

（六）临证效验

1. 理论研究　发病学研究发现疖与疖病的致病菌多为金黄色葡萄球菌与白色葡萄球菌，本病为病原菌侵入毛囊深部和毛囊周围的急性化脓性感染，常因皮肤不洁、高温、潮湿多汗及局部皮肤擦伤等诱发。身体抵抗力下降，体弱，贫饥，糖尿病，长期使用皮质激素及免疫抑制剂等易并发。蛄蝼疖多为金黄色葡萄球菌或表皮白色葡萄球菌感染后，机体对自身破坏组织的一种特异性免疫反应，系多数聚集的毛囊炎及毛囊在深部融合，相互贯通形成的脓肿，即脓肿性穿凿性头部毛囊周围炎。本病常与聚合性痤疮、化脓性汗腺炎、脓肿性穿凿性头部毛囊周围炎同时发病，因而被称毛囊性闭锁性三联征。

2. 实验研究　周永慧等将枳实生药打碎后，用醋酸乙酯反复回流提取数次，得到乙酸乙酯提取物。取医用凡士林按1∶3的比例调匀后，制成软膏剂，定名枳桐膏，经化学成分预试，主要含黄酮类化合物，对疖疮痈有显著疗效。

周聪和等应用木芙蓉花叶、南天仙子、连钱草按8∶3∶1比例混合研末，过100目筛后，以开水调制成香蓉散，经体外抑菌试验与抗炎试验发现本品具有抑制金黄色葡萄球菌、绿脓杆菌的作用，并能抑制毛细血管通透性，减少炎症渗出，抑制肉芽组织增生，增强小鼠腹腔巨噬细胞的吞噬功能。

3. 临床研究

（1）夏焕德等用疖肿五味饮治疗疖与疖病：药物组成：野菊花、蒲公英各15g，紫花地丁、连翘、石斛各9g。加减变化：红肿加皂刺、天花粉、浙贝；有脓，加当归、穿山甲；脓稀加黄芪；痛甚加乳香、没药；便溏加山楂；便秘加大黄、瓜蒌仁；硬结经久不溃者，合用仙方活命饮；经久不愈，体虚毒甚，续发不断，脓稀不稠者，合用四妙汤；疖肿初起，局部外用三黄膏；脓成或溃破，外用青银膏或九一丹；溃后流水则用九华膏。服用方法：水煎，分2~3次口服，每日1剂。临床疗效：本方药共治疗85例；多于用后约2~3d即明显好转，疗程平均1~3周。治愈率为87.5%，有效率为91%作者以野菊花、蒲公英、紫花地丁、连翘清热解毒，消肿散结；佐以石斛滋养胃阴，防苦寒太过伤胃；结合临床症状，适当配合仙方活命饮、四妙汤等方，并配合外敷药，可适用于各期多发性疖肿的治疗。现代药理研究表明：清热解毒药不仅具有一定的抗菌作用，还对机体的非特异性免疫功能有调节作用，如穿山甲、皂角刺的消肿排脓作用，生黄芪的托毒排脓、益气收敛作用以及外用药的拔毒生肌作用等，更是单用两药抗生素所难以实现的。

（2）杨嘉鑫用麻杏石甘汤加味治疗疖病25例：药物组成：麻黄、杏仁、生甘草、黄芪、白术、防风、当归各10g，生石膏、金银花各20g。加减变化：已有脓者，加皂角刺或山甲片；患于头面部者，加僵蚕；患于腰胁胸背部者，加山栀；臀位以下者，加黄柏；久病者，加全蝎、蜈蚣。使用方法：每日1剂，水煎，分2次服。若未成脓者，可用金黄散外敷；已成脓者，切开排脓后，掺九一丹，以太乙膏盖贴。临床疗效：共治疗25例，治愈22例，其中服药2剂而愈者1例，3剂而愈者9例，6～9剂而愈者12例，无效3例；治愈率为88%。有学者认为本方取麻杏石甘汤以散肺卫之蕴热，合玉屏风散以实卫固表，佐以清热解毒养血之品，从肺论治，使火郁卫虚、外毒内侵之疖肿得消于无形。

（3）蔡文墨等用天仙消肿膏治疗疖肿475例：药用天仙子50g，藤黄、浙贝母、蚤休各10g，赤芍15g，乳香、没药各6g，共研细末，加入研细冰片3g，调匀备用。取适量药粉，加蒸馏水调成糊状，摊于纱布上，面积应大于疖肿，药厚约1～2cm，贴敷患处，并用大黄、黄芩各30g，黄柏15g，黄连5g，加水煎或浓缩液，用纱布吸附药液，盖于本品上，每日数次，保持湿润。结果：痊愈465例，无效11例。

（郭　亮）

第三节　痈（有头疽）

属中医“有头疽”范畴。由于发生的部位不同，而名称各异，生于脑后（项后）部的称“脑疽”或“对口疮”，生于背部的称“发背疽”或“搭手”，生于胸部膻中穴的称“膻中疽”，生于腹部的称“少腹疽”。痈是多个相邻毛囊及其所属皮脂腺或汗腺的急性化脓性感染，或由多个疖融合而成。多见于中老年人，特别是糖尿病患者，常发生在颈项、背部，且发生于项后、背部者，并发全身性化脓性感染者较为多见，故病情较重。临床特点是局部红、肿、热、痛，界限不清，有多个脓栓堆积，破溃后呈蜂窝状，易向周围及深部发展，直径超过9cm。

一、病因病机

中医认为，本病的基本病因为外感热邪，脏腑蕴毒，其基本病机为气血凝滞。或因风热相搏，湿热交蒸，从外感受而发；或因情志内伤，肾水亏损，阴虚火炽，脏腑蕴毒而发。

（一）外感热毒

外感风温湿热之毒，侵入肌肤，毒邪蕴聚，以致经络阻塞，气血运行失常。

（二）脏腑蕴毒

情志内伤，气郁化火，火炽成毒；或劳伤精气，以致肾气亏损，火邪炽盛；或平素恣食膏粱厚味，以致脾胃损伤，湿热火毒内生。以上三者均可导致脏腑蕴毒，凝聚肌肤，以致经络阻隔，营卫不和，气血凝滞。

年老体弱之人及消渴患者因体虚故易伴发本病。气血虚弱之体，每因毒滞难化，不能透毒外出，而致病情加重。因此患者正气之盛衰与本病的转归、内陷与否，有密切关系。

二、临床表现

初起时局部呈一片稍微隆起的紫红色浸润区，质地坚韧，界限不清，明显疼痛，继之在中央部的表面有多个粟粒状脓栓，破溃后呈蜂窝状，以后中央部发生组织坏死、溶解、塌陷，状如“火山口”，其内含有脓液和大量坏死组织。痈易向四周和深部发展，周围呈浸润性水肿，疼痛剧烈。局部淋巴结有肿大和疼痛。患者多有明显的全身症状，如畏寒、发热、全身不适、食欲不振等，易并发全身性化脓性感染。唇痈易引起颅内的海绵状静脉窦炎及急性化脓性脑膜炎，危险性更大。

痈在古代文献中常以疽或发共同命名，由于部位不同，又有多种名称，每种病名又有几种别名，如发生在头部的叫百会疽，又名五项疽、玉顶发、侵脑疽、透脑疽、佛顶疽；生在颈后的脑疽，又名天柱疽、玉枕疽、对口疮、对口发、落头疽，还有项疽、项中疽、脑后发、脑烁；位于侧颈部的称偏脑疽、偏对口、夭疽、锐毒等。生背部的背疽，又称发背，分上发背（脾肚发），中发背（对心发），下发背（对脐发）；把生于背部两侧的叫搭手，又分上搭手、中搭手（龙疽）、下搭手；生在腹部的有少腹疽；生在四肢部的称太阴疽（miu 疽、乐疽）、石榴疽（肘尖）、腕部疽、臀疽、腿疽等。

三、类病鉴别

1. 疖　红肿范围小而多呈高突，界限清楚，虽有个别皮损范围较大，但溃后仅有一个脓头；全身症状轻。

2. 急性蜂窝织炎　起病急骤，皮色潮红，扩展迅速；有时会出现组织坏死，但不会出现多个脓头，溃破后不会呈蜂窝状。

3. 急性脓肿　表浅者局部红肿疼痛明显，且有明显波动感。

4. 化脓性汗腺炎　局部多个痛性硬结，触痛，继之结节增大，红肿热痛，可化脓破溃，不易愈合，病变周围硬结反复出现，增大及破溃后可形成多个脓孔，易和痈混淆，但化脓性汗腺炎多发于炎热的夏季，且多发生于腋窝、肛门、外生殖器周围、腹股沟等处，全身症状较轻。

四、辨证施治

痈是一种急性化脓性疾病，易并发全身性化脓性感染。中医治疗强调内外并治，因发病与热毒、气血凝滞及阴虚、气血亏虚关系最为密切，故治疗实证以清热和营、虚证以滋阴扶正为原则；外治则分别采用箍毒消肿、切开排脓、祛腐生肌之法。

五、疗法

（一）内治法

1. 实证

（1）初期：主症：局部红色隆起，质地坚韧，界限不清，疼痛明显。

治法：清热散风，和营解毒。

方药：银翘散合黄连解毒汤加减。

银花 15g，连翘 15g，桔梗 6g，牛蒡子 10g，甘草 6g，竹叶 8g，荆芥 10g，大青叶 15g，元参 10g，黄连 6g，黄芩 10g，黄柏 10g，生山栀 10g。

方解：方中银花、连翘、牛蒡子、荆芥、竹叶清热散风；桔梗、大青叶、元参、黄连、黄芩、黄柏、山栀和营解毒；甘草调和诸药。

加减：热甚加生石膏；便秘加川军、瓜蒌仁。

（2）成痈期：主症：患部起一肿块，上有粟粒状脓头，肿块渐向周围扩大，脓头增多，色红灼热，高肿疼痛；伴有寒热头痛，食欲不振；舌质淡红或红，苔薄白或黄，脉滑数。

治法：和营解毒，清热利湿。

方药：仙方活命饮加减。

银花 15g，蒲公英 15g，赤芍 10g，丹参 10g，当归 10g，陈皮 8g，象贝母 10g，白芷 10g，连翘 15g，紫花地丁 10g，生甘草 10g。

方解：方中用银花、连翘、紫花地丁、蒲公英清热解毒；赤芍、丹参、当归活血化瘀；陈皮、贝母、白芷消肿散结；甘草调和诸药。

（3）溃脓期：主症：疮面腐烂，形似蜂窝，脓液稠厚；伴高热，口渴，便秘，溲赤；舌红，苔黄或黄腻，脉弦数。

治法：和营托毒，清热泻火。

方药：仙方活命饮合透脓散加减。

银花15g，陈皮8g，当归10g，赤芍10g，蒲公英15g，象贝母6g，连翘15g，紫花地丁10g，川芎10g，皂角刺10g，炮山甲3g。

方解：方中用当归、赤芍、川芎和营托毒；银花、蒲公英、连翘、紫花地丁、陈皮、贝母、皂角刺、山甲清热解毒排脓。

加减：内热未尽、脓出不畅，宜加黄连、牛蒡子、生山栀。

（4）溃后期：主症：腐肉已脱，脓汁已净，肉芽生长，逐渐收口向愈；舌淡，苔薄黄，脉弦或细。

治法：调和气血，清解余毒。

方药：四妙散加减。

生黄芪10g，银花10g，当归10g，茯苓10g，白术10g，连翘10g，甘草6g。

方解：方中用黄芪、当归、茯苓、白术调和气血；银花、连翘、甘草清解余毒。

2. 虚证

（1）阴虚火炽：证候：肿块上有脓头，但疮形平塌，根盘散漫，疮面紫滞，不易化脓，腐肉难脱，溃出脓水稀少或带血水，疼痛剧烈；伴高热，唇燥口干，纳少，大便秘结，小便短赤；舌质红，苔黄，脉细数。

治法：滋阴生津，清热托毒。

方药：竹叶黄芪汤加减。

生黄芪10g，生石膏15g，生地15g，银花15g，黄芩10g，白芍10g，党参10g，白术10g，麦冬10g，石斛10g，当归10g，紫花地丁10g，皂角刺10g，竹叶10g，川芎10g，生甘草10g。

方解：方中用麦冬、石斛、当归、生地、白芍滋阴生津；党参、白术健脾益气；生黄芪、生石膏、银花、黄芩、紫花地丁、皂角刺、竹叶、川芎、生甘草清热托毒。

（2）气血两虚：证候：局部疮形平塌，根盘散漫，疮色灰黯不泽，化脓迟缓，腐肉难脱，脓水稀薄，色带灰绿，闷肿胀痛不显，疮口易成空壳；伴发热，大便溏薄，小便频数，口渴不欲饮，精神不振，面色少华；舌质淡红，苔白腻，脉数无力。

治法：扶正补虚，托毒外出。

方药：托里消毒散加减。

生黄芪10g，银花15g，茯苓15g，白芍10g，当归10g，党参10g，白术10g，桔梗8g，皂角刺10g，川芎10g，生甘草10g。

（二）外治法

（1）初期：实证可用金黄膏或玉露膏，虚证应用冲和膏外敷。

（2）溃脓期：成脓后应及时切开排脓，一般发病后5~7d即可成脓。如有波动感或局部红肿疼痛剧烈，应及时切开排脓，给毒邪以出路，方法可用局部浸润麻醉，沿皮肤纹理做“－”字或“＋”“＋＋”字切开，疮口放置九一丹药线引流。

（3）收口期：脓尽腐去后改用生肌散、生肌橡皮膏换药，直至疮口愈合。

（4）若气血两亏，疮形不起，亦可配合神灯（TDP）或桑柴火烘法。

（三）其他疗法

1. 刺血治疗　取穴：颈、背、腰、臀部疖肿者，取委中穴或阴谷穴及病灶局部，胸腹壁取阳交及病灶局部。先刺肢体穴位。选取穴位处明显暴涨的血络，消毒后用三棱针直刺出血，血止拔罐，约2~3min去罐，碘酒棉球消毒针孔。再刺红肿局部。消毒后用大三棱针在病灶最高处进针，待脓血溢出，用消毒药棉擦拭，加拔火罐。火罐选用罐口比病灶稍大者为好。拔出若干脓血，2~3min后去罐，消毒针孔，用小纱布块盖住针孔，操作完毕。

2. 粗火针烙法治疗　粗火针治疗仪（专利号：8921517.3）为手枪式，通电3s，粗针头即可烧红，粗针头直径为0.3cm。患者俯卧位，引流口选择在脓腔距离体表最薄的部位或最低位，2%普鲁卡因局部浸润麻醉，用10mL注射器抽出脓液，进一步明确诊断和进针的角度及深度，一手固定脓腔，另一手持烧红的粗针头直刺，针头进入脓腔后，转动一下拔出。如果组织较厚，粗火针1次没有穿入脓腔，可再行穿刺，直至引出脓液为止，用纹式钳撑开引流口，使脓液充分流出。

3. 针刺治疗治法

（1）巨刺疗法：取神道、身柱穴，局部常规消毒后，右手持巨针，针尖向下，与皮肤成30°~40°角，快速刺入皮肤，顺脊柱向下沿皮下横刺1.5~2寸。

（2）透天凉刺法：取合谷、外关、足三里、肩井。患者吸气时，针尖迎着经脉方向直刺进针于地部，逆时针方向迅速捻转产生针感后患者鼻呼气，针提到人部，再逆时针方向捻转6次，再提到天部，反复2~3次，至患者肢体发凉后退针，出针时摇大针孔，令邪气外泄。

（3）三棱针在委中穴点刺放血。

（4）有脓液用12号针头注射器抽出，再将鱼腥草注射液2mL注入阿是穴。

4. 隔姜灸治疗方法　取鲜姜切成硬币厚的薄片放置于患处正中（用湿纸满覆患处，先干者即当灸之处），上置艾炷，点火灸之，灼痛者可再垫一姜片，每次约灸3~7壮（每灸3壮更换姜片1次）。以痛者灸至不知痛，不痛者灸至知痛为度。灸后用毫针挑去上面粟粒样的白头，或灸起的小泡，再敷以药膏。起病1~3d者，一般灸1~3次即愈。

六、名医经验

（一）清代外科名医王维德治疽以阴阳为纲

王维德治疗痈疽强调辨证论治，善辨阴阳虚实，重视全身症状在诊断上的意义。在治疗上主张“以消为贵，以托为畏”，并认为痈疽有别，治法当异。王氏在《外科证治全生集》中说：“痈疽二毒，由于心生。心主血而行气，气血凝滞而发毒。患盘逾径寸者，红肿称痈，痈发六腑，无脓宜消散，有脓当攻托，醒消一品，立能消肿止疼，为疗痈之圣药。”又说：“白陷称疽，疽发五脏，故疽根深而痈毒浅”，“诸疽白陷者，乃气血虚寒凝滞所致。其初起毒陷阴分，非阳和通腠，何能解其寒凝；已溃而阴血干枯，非滋阴温畅，何能厚其脓浆”。这种以阴阳为纲的辨治方法，既有理论意义，又切合临床实际。王氏外科善用温通，但治痈仍用清解法，“清凉之剂，仅可施于红肿痈疖”，宜清火解毒，消肿止痛，非溃者不可用托毒之法。治疽则宜开腠理，散寒凝，溃者温补排脓，兼通腠理，颇具指导意义。

（二）唐汉钧以扶正托毒、和营清化法治疗重症有头疽

上海中医药大学附属龙华医院唐汉钧教授认为重证有头疽多因脏腑蕴毒炽盛，外感风温湿热之毒，内外合邪聚于皮肉之间，或邪盛正虚不能托毒外泄，反陷脏腑而成。唐师认为重症有头疽无论有无内陷，治宜扶正托毒、和营清化。“脾胃是气血生化之源，气血是疮疡化毒之本”，故用生黄芪、太子参、白术、茯苓益气健脾、扶正托毒，进而调整阴阳，平衡脏腑，恢复元气。在疾病早期可促使毒邪移深就浅，早日液化成脓，并使扩散的病灶趋于局限化，而邪盛者不致脓毒旁窜深溃，正虚者不致毒邪内陷；后期可促使疮面早日愈合。现代药理研究证明，人参、黄芪等扶正之药能提高机体抗病能力，改善机体的防御能力，同时能增强患者体质；当归、生地黄、赤芍、丹参、穿山甲和营，从而达到疮疡肿消痛止的目的；金银花、连翘、白花蛇舌草清热解毒，可使内蕴之热毒清解。现代药理研究证实此类药物能抑制病原微生物，亦能提高机体免疫功能。

基本方：生黄芪30~60g，太子参15g，白术9g，穿山甲9g，皂角刺9g，生地黄15g，赤芍15g，当归12g，丹参15g，金银花12g，白花蛇舌草30g，连翘9g，陈皮9g，姜半夏9g，生甘草3g。

辨证加减：青壮年正实邪盛者，症见局部色红灼热，高肿疼痛，溃口状如蜂窝，脓出黄稠，伴壮热口渴，便秘溲赤，舌红，苔黄腻，脉弦滑数，佐黄连、黄芩、栀子、蒲公英清热解毒；年迈体虚，气血

不足者，症见疮面灰黯不净，化脓迟缓，腐肉难脱，脓水稀薄，色带灰绿，疮口成空壳，伴面色少华，舌质淡红，苔薄，加重四君子汤、四物汤用量，以益气养荣；阴虚火旺或伴发糖尿病者，症见疮形平坦，疮色紫黯，化脓迟缓，腐肉难脱，伴口干、唇燥，舌红少津，脉细数，加用玄参、麦冬、天花粉、山药、玉米须、石斛、竹叶养阴清热。

合并糖尿病者，可静滴或皮下注射胰岛素，或合内服降糖药，控制空腹血糖在6~8mmol/L。病情危重时，可短期加用有效抗生素，一旦病情稳定，疽毒内陷见转，即停用抗生素，以免毒邪留滞而难以外泄。

（三）蔡炳勤治疗糖尿病合并重症颈痈的经验

第一，祛邪扶正，首辨阴阳。蔡炳勤教授认为糖尿病合并重症颈痈多属半阴半阳证。糖尿病患者消渴日久，阴损阳耗，正气既虚，感受外邪，热毒壅塞局部，血滞为瘀，肉腐为脓，患生大痈，脓血外泄，往往正不胜邪，热毒内陷，内攻脏腑，病情危殆。根据急则治其标的原则，在颈痈的早、中期以祛邪为先，切开排脓、大剂中药清热解毒、抗生素抗菌等皆是首选。本病的发生，本于肝肾不足，气阴两虚，卫外不固，邪毒内侵，属本虚标实证，正气不足，祛邪无力，邪盛正虚则热毒内陷，攻及脏腑，病情危殆；邪衰，正邪相持，亦致病情迁延不愈，故在治疗过程中，扶正固本要贯穿始终。或益气和营、或养阴增液、或气血双补，正气充盛则毒不能留。重用黄芪，托里消毒，早期理气以箍毒，中期益气以透脓，后期补气以固本生肌。同时给予富含维生素的饮食，必要时补充白蛋白、氨基酸、血浆等加强支持疗法。蔡炳勤指出治疗糖尿病合并重症颈痈时必须注意：树立局部与全身结合的整体观念，坚持扶正祛邪两大原则，益气扶正必须顾护阴液，清热祛邪当以清气、清营、凉血、活血相结合。常将生脉散与清营汤合用，用药量需大而猛，直折其势。

第二，内外同治，重在外治。颈痈发生于颈部，皮肤厚韧，难破溃，脓腐难畅泄；因其近头面，脓毒易向深处及周围蔓延，局部外治十分重要。蔡师确立“手术姓西也姓中”的观念，他强调中医要做手术，而且敢于做大手术。对于颈痈，他不仅充分发挥中医特色重用围箍药，而且还根据病情的发展及时选择手术治疗。他灵活运用围箍药，早期在于消散；成脓时促脓肿局限穿溃；溃后余肿不消，可使根盘收缩，截其余毒，防止扩散；收口期用生肌膏，拔脓长肉。糖尿病合并重症颈痈属半阴半阳之证，宜用冲和膏或双柏散水蜜调敷。因皮肤坚韧，宜用厚贴热敷。每日外敷2~3次，换药前应用生理盐水洗净残余药物，酒精消毒，防止继发湿疮、疖肿。痈的范围较大，引流不畅，感染不易控制时应行手术治疗，切口仍选用十字或双十字切口，长度要超出肿块范围少许，深达筋膜或筋膜下。切开后将皮瓣向四周剥离并翻起，清除所有坏死组织。手术操作应轻巧，切勿挤压，以免感染扩散。如出血较多可以用湿纱布稍加压填塞止血。待两日后可取出湿纱，伤口用双氧水、生理盐水冲洗，伤口周围用酒精消毒后，改用消毒凡士林油纱换药，应将油纱填入伤口每个角落，使皮瓣翘起，以利引流。若胬肉突出，新皮不得覆盖，反影响溃疡愈合，则用银针将突起的地方刺破，流出黑血，换药如常。由于糖尿病患者血运障碍，颈痈局部组织阻隔，脓腐难脱，抗生素的全身应用，难在病灶局部达到有效浓度，所以颈痈治疗还要重视局部治疗。颈痈初期，试用0.5%普鲁卡因20~30mL加青霉素钠40万U混合后在病灶周围皮下筋膜作浸润麻醉（均要先做皮试），有止痛抗炎的作用。在使用抗生素的同时，配合中药四黄膏（大黄、黄芩、黄连、黄柏等份研末，水蜜调敷）、金黄膏外敷清热解毒、消痈排脓，达到菌毒并治的目的。

第三，重古尊今，中西结合。蔡炳勤多年来一直坚持“不泥古，不偏信，讲特色必须以疗效为前提”的临床工作原则，对糖尿病合并重症颈痈既重视中医整体观念、辨证施治，又重视现代医学治疗疾病的方法，中西汇通，真正达到不分中西医，疗效为最佳的思想。蔡炳勤提出“治病先治源”，他认为治疗糖尿病合并重症颈痈，首先应控制血糖，稳定糖尿病。糖尿病患者由于糖脂代谢紊乱，抑制了白细胞的吞噬能力，消减网状内皮系统功能，T淋巴细胞和B淋巴细胞数目减少，抗感染能力低下；而局部组织缺血、缺氧、高糖多水又是细菌繁殖生长的培养基。因此血糖控制不好，伤口不仅难以愈合，而且再次感染的概率也会很高。在控制血糖的同时，中医则应根据其症状，审其病程，划分阶段，同时结合部位及其热毒的轻重、气血的盛衰、年龄的大小等具体情况辨证施治。糖尿病合并重症颈痈早期常用黄芪、太子参、白芍、赤芍、天花粉、浙贝母、陈皮、穿山甲等益气养阴、扶正托毒。热毒明显者加入金银花、蒲公英、野菊花以清热解毒；阴虚明显者加玄参、麦门冬、白茅根以养阴清热。中期脓成腐脱，邪正斗争，病情复杂，最易内陷。阴虚明显者重用养阴补血、益气托毒之剂，常用生黄芪、玄参、沙参、生地黄、白芍等，加生脉注射液口服或静滴，另以石斛、冬虫夏草、南沙参煎水代茶饮。颈痈后期，脓腐已净，新肉渐生，此时宜补气健脾，常用药：生黄芪、党参、茯苓、怀山药、白术、炒薏苡仁、陈皮、桔梗等。若见溃面淡白、脓汁清稀、阳气衰微之证，加肉桂、鹿角胶、炮姜以温阳散寒。

第四，预防三陷，衷中参西。颈痈遇消渴者，每因水亏火炽，热毒蕴结深沉，致内陷变证迭起，具有一定危险性。蔡炳勤认为：预防糖尿病合并重症颈痈内陷变证必须注意加强糖尿病及其并发症的诊治意识、正确使用抗生素和重视扶正支持疗法三个方面。①糖尿病合并重症颈痈患者必须常规监测血糖，并预防糖尿病酮症酸中毒、高渗昏迷、低血糖等严重并发症的发生。②糖尿病患者血糖较高，极易出现细菌移位引起全身化脓性感染即中医的内陷。因此运用菌毒并治的方法，以预防内陷。一般认为抗生素以抗菌为主，中药清热解毒剂以解毒见长。仙方活命饮合并黄连解毒汤有清热解毒、疏通腠理的作用。③重视扶正支持疗法，前面已有论述。总之，糖尿病合并重症颈痈患者预防三陷证，要将扶正固本的治则贯穿始终，早期加强监控，预防糖尿病严重急性并发症（即火陷证）的发生；中期合用抗生素配合中医补气托毒法预防干陷证；后期宜加强益气养阴法配合支持疗法预防虚陷证。

七、预后与转归

有头疽是发生于皮肉间的急性化脓性炎症，多发于颈背皮肤坚厚部位，脓腐不易畅泄，而向深部及周围扩散，毒不能外泄，如并发糖尿病则邪毒极易内陷，病情凶险，若治疗不及时，可发生脓毒败血症、中毒性休克，严重者导致死亡。

八、预防与调护

（1）加强体质锻炼，注意个人卫生。

（2）高热时应卧床休息，多饮开水。

（3）忌食鱼腥、辛辣等刺激物，如葱、蒜、韭菜等，以及甜腻食物。

（4）身体虚弱者，可适当增加营养食品，如鸡肉、猪肉等。

（5）积极治疗糖尿病、肾病等全身性疾病。

九、临证提要

本病中医称之为有头疽，认为本病主要是由于外感风温湿热之邪，或七情郁结化火，或膏粱厚味、阳明腑实而火毒内炽，或皮肤外伤成毒。源于火毒，由气滞血瘀、经络阻滞导致热毒壅塞所形成。临床主要表现为初起在皮肤上即有粟粒状脓点，继则灼热、肿胀、疼痛，易向深部及周围扩散，溃后状如蜂窝。中医主要分为实证和虚证，实证又可分为初期、成痈期、溃脓期、溃后期；虚证又可分为阴虚火炽、气血两虚。治疗上应分清虚实，实者清之泻之；虚者补之，并托毒外出。

现代医学认为痈是由多个相邻的毛囊和皮脂腺的急性化脓性感染，或由多个疖肿融合而成，其病原菌多为金黄色葡萄球菌。本病临床表现特殊，故容易诊断。另可采取脓液涂片镜检，也可留取标本做细菌培养加药敏，以确定病原。西医治疗本病，以外用药物为主，严重者可采用内服药物。

有头疽是一种常见病，病程较长，缠绵难愈，给患者造成很大痛苦。以往传统的中医疗法，虽然亦能注重患者的全身状况，但在局部病变部位的处理上多使用膏丹剂外敷，以腐蚀病变组织，使其自行脱落，待腐肉脱尽后，再用生肌收口药生肌收口。单纯使用这些药物虽生肌作用有余，但脱腐作用不足，这样就造成了脱腐时间相对较长，其疗程亦相对延长，给患者带来了一定的痛苦；而单纯的西医治疗方法，又只强调彻底手术清创，或全身应用抗生素，忽视了患者全身状况的调整，忽视了调动患者机体本身的抗病能力，特别是在疾病的后期，当细菌感染已被控制、疾病的主要矛盾由细菌感染、组织坏死转化为机体对创伤的修复过程时，抗生素已无能为力，这时只能依靠机体本身的自然修复功能。临床上常采用中西医结合的治疗方法，其优点在于：

（1）通过内服中药补益气血，调动机体的抗病能力，缩短疾病的治愈时间。

（2）通过生肌收口药的外用，促进局部肉芽组织生长，能促进创面愈合。

（郭　亮）

第四节　蜂窝织炎（发、痈）

本病属中医“发”“痈”的范畴。由于发病部位不同名称各异，如生在脑后的叫“发脑”，生在背后的称“背发”，生在颌下、口底为“锁喉痈”，生在手背部为“手发背”，生在臀部为“臀痈”，生在下肢为“大腿痈”、“腓发”、“足发背”等。蜂窝织炎是皮下、筋膜下、肌间隙或深部蜂窝组织的一种弥漫性化脓性感染。临床特点是局部红肿热痛，边界不清，病变不易局限，扩散迅速，皮肤易坏死形成溃疡。

一、病因病机

中医认为本病的常见病因为风温外袭、情志内伤、饮食不节、外伤染毒，其基本病机为邪毒壅聚，气血凝滞，热盛肉腐。

（一）风温外袭

风温毒邪外袭，客于肺胃，胃中积热，运化失司，痰湿内生，风温挟痰凝结而成。

（二）饮食不节

恣食生冷酒醴肥甘，或饥饱失常，脾胃受损，湿热火毒内生，致经络阻塞、气血凝滞而成。

（三）情志内伤

情志不遂，忧怒伤肝，肝气郁结，郁结化火，肝胆相火内动，风火相乘，营卫不从，蕴毒生痈。

（四）外伤染毒

皮肤外伤破损，毒邪乘隙袭入，或外伤瘀血感染毒邪，或注射时感染毒邪，致气血壅滞，血热肉败而成。

其发于上者，多风温风热；发于中部者，多气郁火郁；发于下者，多湿火湿热。

二、临床表现

常因致病菌的种类、毒性和发病的部位、深浅而不同。表浅的急性蜂窝织炎，局部表现为红肿、剧痛。皮损色黯红，边界局限而不清楚，中央部的颜色较周围为深。病变中央部分常因缺血发生坏死，如果病变部位组织松弛，如面部、腹壁等处，则疼痛较轻。深在的急性蜂窝织炎，局部红肿不明显，常只有局部水肿和深部压痛，但病情严重，全身症状剧烈，如高热、寒战、头痛、全身无力等，易并发淋巴管炎、淋巴结炎。有时可迅速出现枯黑坏死，很少形成脓肿。口底、颌下和颈部的急性蜂窝织炎，可发生喉头水肿，压迫气管，引起呼吸困难，甚至窒息，炎症有时还可蔓延到纵隔。由厌氧性链球菌和多种肠道杆菌引起者，又称捻发性蜂窝织炎，可伴广泛的筋膜坏死和进行性皮肤坏死，皮下可检出捻发音，脓液恶臭，全身症状严重。

三、类病鉴别

1. 痈　早期虽表现为蜂窝织炎外观，但溃后有多个脓栓。

2. 丹毒　病变处呈片状潮红，边界清楚，扩展较快，但在病变扩展时，中央部分炎症消退，始终不化脓。

3. 接触性皮炎　有接触过敏物质史；局部红肿热痛，病变部位出现红斑、水泡，边界明显，瘙痒，无疼痛。

4. 深部脓肿　皮色正常或微红，肿胀不明显，与组织致密处蜂窝织炎难以鉴别。脓肿成熟时，穿刺抽取脓汁可确诊。

四、辨证施治

蜂窝织炎是一种弥漫性化脓性感染，中医采用内外并治，因其病机特点为热毒炽盛，故处方用药多以清热解毒为原则。发于上部者兼以散风，发于中部者兼以解郁，发于下部者兼以利湿；外治根据初起、成脓、溃后三期，分别采用箍围消肿、切开引流、祛腐生肌治疗。经治疗仍不能控制扩散时，应做多处切开引流。

五、疗法

（一）内治法

1. 风火上壅　证候：发于面部。患处肿胀不适，光软无头，迅速结块，表皮焮红，灼热疼痛，逐渐扩大，高肿坚硬，来势暴急；兼见恶寒发热，头痛项强，甚至气喘痰壅；舌红，苔薄黄，脉浮数或滑数。

治法：疏风清热，消肿解毒。

方药：普济消毒饮加减。

黄芩10个，黄连5g，玄参10g，连翘15g，板蓝根15g，牛蒡子10g，僵蚕3g，甘草10g，生石膏15g，银花15g，车前草10g。

2. 肝脾火郁　证候：发于胸胁、腋部。局部肿胀，红肿灼热，疼痛剧烈，界限不清；兼见恶寒发热，纳呆，大便干，小便黄；舌红，苔薄，脉弦数。

治法：清肝解郁，软坚散结。

方药：丹栀逍遥散加减。

丹皮10g，山栀10g，柴胡10g，当归10g，赤芍10g，茯苓15g，薄荷3g，僵蚕3g，黄芩10g，银花15g，蒲公英10g。

3. 热毒炽盛　证候：多发于上肢。局部红肿结块，红肿灼热，疼痛剧烈；兼见高热寒战，头痛，厌食，口干不欲饮，便秘溲赤；舌红，苔黄，脉滑数。

治法：清热解毒，和营消肿。

方药：仙方活命饮加减。

银花15g，当归10g，赤芍10g，乳香8g，没药8g，皂角刺10g，贝母10g，天花粉15g，蚤休10g，连翘10g，黄芩10g，野菊花15g，白芷10g，甘草6g。

4. 湿热下注　证候：发于下肢。木硬疼痛，皮肤发红或锨红光亮，压痛明显；兼见畏寒发热，周身酸痛，食少纳呆，便秘溲赤；舌红，苔黄腻，脉滑数。

治法：清热利湿解毒。

方药：萆薢渗湿汤加减。

萆薢10g，黄柏10g，薏苡仁15g，山栀10g，紫花地丁10g，泽泻10g，赤芍10g，土茯苓10g，丹皮10g，通草3g，牛膝10g。

（二）外治法

（1）初期用金黄散或玉露散冷开水调敷患处；或鲜菊花叶、鲜蒲公英、大叶芙蓉花或叶，任选一种，洗净捣烂，外敷患处。

（2）成脓期切开引流。

（3）溃后脓未尽者用八二丹药线引流，外盖金黄膏或红油膏。脓尽改用生肌玉红膏或生肌白玉膏加生肌散。

（三）其他疗法

1. 聚维酮碘纱条的应用　患者局部常规无菌消毒，切开排脓，先用3%双氧水、无菌生理盐水清洁脓腔，然后将浸有0.5%聚维酮碘液的无菌纱条（以不滴水为宜）置于脓腔内，上盖无菌敷料，胶布固定。每日用0.5%聚维酮碘纱条引流换药1次。

2. 硫酸镁溶液湿热敷　用30%的硫酸镁水溶液，温度在45～60℃，以不烫伤皮肤为限。热敷30～40min后用消炎止痛膏调敷患处，用不吸水的消毒后的厚纸覆盖，外用胶布或绷带固定，3～4次/d，5d为1个疗程，2个疗程观察疗效。

六、预后与转归

经治疗后，本病转归以根脚渐收、肿势高起、渐趋局限、容易溃脓者为顺证；若根脚不收，漫肿平塌，色转黯红，难以溃脓，则为逆证。溃后脓出黄稠，热退肿消者轻；脓出稀薄，疮口有空壳，或内溃脓从咽喉部穿出，全身虚弱者重，收口也慢。

七、预防与调护

（1）积极处理原发病灶。

（2）忌食辛辣醇酒及虾、蟹、牛肉等发物。

八、临证提要

中医认为本病主要是由于体盛热蕴兼外感风温湿热之邪；或局部外伤、挤压疔肿、血运不良、体虚邪盛，则火热之毒阻滞经络、发于肌肤而成，是皮下、筋膜下、肌间隙或深部蜂窝组织的一种弥漫性化脓性感染。临床特点是局部红肿热痛，边界不清，病变不易局限，扩散迅速，皮肤易坏死形成溃疡。中医临床主要分为风火上壅，肝脾火郁、热毒炽盛、湿热下注四种证型，总的治疗法则是疏风清热解毒，和营软坚散结，清热利湿。

从西医来看，蜂窝织炎是一种皮下组织的化脓性感染。常继发于外伤或邻近的化脓性感染，其病灶较深，可在筋膜、肌层间的结缔组织内发生。其病原菌主要是溶血性链球菌，其次为金黄色葡萄球菌。本病起病急、扩散迅速、广泛弥漫、患者较为痛苦且全身症状较重。由金黄色葡萄球菌引起的可发展成脓肿；由溶血性链球菌引起的倾向于向四周扩散，可导致败血症，需引起重视。

治疗方法基本同疖与疖病，必要时酌情使用抗生素。早期还可局部热敷或神灯烘照，常需依靠穿刺抽脓来确定脓肿的深浅位置，切开排脓时引流要通畅；收口时需补益气血、促进生肌。

（郭　亮）

第五节　猩红热（烂喉丹痧）

猩红热，中医称之为“烂喉丹痧”，是以突然高热，身发痧疹，色若涂丹，咽喉赤肿疼痛，甚则糜烂为主要证候特征的一种发疹性急性传染病。因其喉痛，出现痧疹，且有传染性，故又称为疫喉痧。现代医学认为，本病是由乙型溶血性链球菌所引起，以全身出现弥漫的猩红色皮疹和发热为特征，故称为猩红热。早在《金匮要略》中已有“阳毒”的记载，所述的证候与本病十分相似。丹痧这一病名，较早见于清代顾玉峰所著《丹痧阐介》一书，在《烂喉丹痧论》中，因本病有咽喉肿烂一症，称烂喉丹痧。《丁甘仁医案》附叶天士烂喉痧医案中记载：“雍正癸丑年间以来，有烂喉痧一症，发于冬春之际，不分老幼，遍相传染。发则壮热烦渴，丹密肌红，宛如锦纹，咽喉疼痛肿烂，一团火热内炽。”指出丹痧是一种具有强烈传染性的疾病。

一、病因病机

由于疫疠之邪自口鼻而入，蕴于肺胃，疫毒内郁，上蒸咽喉而成。因胃主肌肉，肺主皮毛，又司呼吸，故其病在肺胃二经，病理传变则由卫气至营血。由于肺、胃之窍上通于咽喉，热毒上蒸于咽喉，则表现咽喉赤肿疼病，毒邪外出于肌肤，则发为痧疹，热毒熏灼营血，故疹色鲜红如涂朱之状，舌质红绛如朱。亦有少数病例由于正虚邪盛或延误治疗，而出现神昏、谵语、惊厥等邪陷厥阴证候。

二、临床症候

潜伏期2~5d，主要发生于儿童，突然起病，有高热、咽痛，婴儿可有惊厥。扁桃体红肿，有灰白色易被擦去的渗出性膜，软腭黏膜充血，有点状红斑及散在性瘀点。病初舌乳头红肿肥大，突出于白色舌苔中，称为“白色杨梅舌”。3~4d后，白色舌苔脱落，舌呈鲜红色，舌乳头红肿突出，状似杨梅，称为“红色杨梅舌”，颌下淋巴结肿大。若为外科型或产科型，无咽部症状，伤口处有明显压痛及少量浆液性分泌物，皮疹在伤口周围比较明显。

起病后1d发疹，皮疹于颈、胸、躯干、四肢依次出现，约在36h遍布全身，为弥漫性细小密集的红斑，压之褪色。在肘窝、腋窝、腹股沟等皮肤皱褶处，皮疹更加密集，可见深红色瘀点状线条。两颊及前额部充血潮红，但无皮疹，口鼻周围呈现特征性口周围苍白圈，称“环口苍白圈”。皮疹出现后的48h内可达高峰，此时皮疹呈现弥漫性的猩红色，病情严重者，可有出血性皮疹。毛细血管脆性增加，束臂试验阳性，可伴有血小板减少。皮疹持续2~4d后依出疹先后顺序开始消退，从病程第7~8d开始脱屑，常始于耳周，继之依次发生于躯干及四肢，在面部、躯干呈糠秕样细小的脱屑，而手掌、足趾则呈大片状脱屑，有时像手套、袜套样脱屑，严重者头发亦可暂时脱落，指甲可发生横沟。

三、类病鉴别

1. 麻疹　发热3~4d出疹，初起有发热，咳嗽流涕，泪水汪汪。可见暗红色斑丘疹，疹间有正常皮肤，发疹有一定顺序，约3d左右出齐，并可见特殊体征：麻疹黏膜斑。恢复期呈麦麸状脱屑，有色素沉着。

2. 风疹　发热半天~1d出疹，初起可见发热，咳嗽流涕，枕后淋巴结肿大。其皮损可见淡粉色斑丘疹，较麻疹为稀疏，发疹无一定顺序，24h后布满全身。恢复期无脱屑及色素沉着。

3. 幼儿急疹　发热3~4d，热退出疹。初起为突然高热，一般情况好。皮损为玫瑰红色的斑丘疹，较麻疹细小，发疹无一定顺序，24h布满全身。恢复期无脱屑及色素沉着。

四、辨证施治

（一）治法

1. 卫分证治　主症：突然发热，或恶寒，有汗，口渴，头痛，流涕，咳嗽，呕吐，胸闷，咽喉红肿疼痛，大便秘结，小便短涩，面赤唇红，舌质色红，舌苔白而滑腻，脉象浮数，指纹青紫。

治法：辛凉透邪，清热解毒。

方药：银翘散加减。银花15g，连翘10g，荆芥10g，薄荷3g，桔梗6g，牛蒡子10g，竹叶8g，射干6g，马勃6g，僵蚕3g，蝉蜕6g，山豆根10g，甘草6g。

加减：热甚者，加芦根；呕吐甚者，去山豆根，加竹茹、藿香；胸膈痞闷者，加藿香、郁金；大便秘结者，加黄芩、桔梗。

2. 气营证治　主症：发热1~1.5d，即从头项腋下出现疹点，次及胸背、腰腹、四肢，1d之内即可蔓延全身，以腋下、肘弯、腹股沟、腘窝、阴部等处为多，皮肤皱褶的地方，疹子稠密，有的疹子融合在一起，形成线状（帕氏征），疹形细小琐碎，肤色鲜艳，色如涂丹，加压褪色（贫血性皮肤划痕）。病程经过3~5d后，全身痧疹即出齐，面部不见疹点，只见红晕，红晕以面颊为显，所以与口唇周围相比，唇周则呈现苍白色（口周苍白圈）。全身症状，即见壮热，口渴，烦躁，甚则神昏、谵语，咽喉肿痛加剧，甚则腐烂，舌质尖边红绛，舌苔黄燥。

治法：清热解毒，透热转气，气营两清。

方药：凉营消气汤。

水牛角30g，生地黄15g，赤芍10g，牡丹皮10g，黄连5g，栀子10g，玄参10g，连翘10g，竹叶10g，石斛10g，石膏15g，芦根10g，茅根10g，薄荷5g，甘草5g。

方解：方中水牛角、赤芍、丹皮、生石膏、黄连清气凉营，泻火解毒；鲜生地黄、鲜石斛、鲜芦根、鲜竹叶、玄参、连翘甘寒清热，养阴生津。

加减：苔厚有津，气分热甚者，重用石膏，清气分之热；舌绛苔少乏津，营分热甚者，重用生地黄、牡丹皮，清营分之热；神昏谵语，邪陷心包者，兑服至宝丹或安宫牛黄丸。

3. 营分证治　主症：舌苔脱落，舌上起刺，颜色绛红如杨梅。严重病例可出现邪陷心包，肝风内动，惊厥抽搐等证。痧疹出齐之后，一般持续0.5~2d，即逐渐消退。疹子退后，则从颜面、胸背、腰腹、四肢等处脱屑，皮肤红色数日后消失，不留任何痕迹。严重病例，可有数次脱屑，延至数周之久。

治法：清热解毒，凉营育阴。

方药：清营汤。

水牛角30g，生地15g，玄参10g，麦冬10g，连翘10g，黄连5g，丹参10g，竹叶心5g，金银花15g。

加减：如见邪热炽盛，伤津劫液，引动肝风，发为痉厥抽搐者，兑服紫雪丹。

本病到后期，虽痧疹已退，喉痛减轻，热度已降，毒邪很少窜入血分，但因久热灼阴，已成津伤被耗，血分仍有余热，仍宜养阴滋液，以善其后，用加减增液汤，生地黄、玄参、麦门冬、连翘心、竹叶、牡丹皮。如有胃热未尽者，加石斛、芦根；胃阴伤耗，食欲未复者，加生谷芽、生麦芽。

4. 并发症的治疗

（1）耵耳（急性中耳炎）：主症：突然耳心疼痛，咀嚼障碍，甚则脓液流出、气味腥臭，或口苦咽干，小便短涩，唇舌色红，舌苔黄，脉数。

治法：清热解毒，泻胆利湿。

方药：龙胆泻肝汤。

龙胆草10g，黄芩10g，栀子10g，当归10g，生地黄10g，木通10g，车前子10g，柴胡10g，泽泻10g，甘草5g。

加减：热重者去当归、柴胡，加金银花、连翘、蒲公英。

（2）水肿：主症：本病往往并发于喉痧起病之后3周左右。开始可见微热、头痛，或呕吐，眼胞浮肿，形如卧蚕，随即面部肢体浮肿，有的腰部疼痛，小便短少，或混浊，甚则无尿，或见血尿，脉象浮数。

治法：清热解毒，佐以祛风利湿。

方药：银翘马勃散合五皮饮。

金银花15g，连翘10g，马勃10g，牛蒡子10g，射干6g，茯苓皮15g，大腹皮10g，生姜皮5g，桑皮10g，陈皮5g。

加减：如有血尿者，加赤芍、牡丹皮、茅根、侧柏叶之类；热盛者，去生姜皮，加五加皮。

5. 中成药、验方

（1）三黄片每次2~3片，每日3次，开水送服。用于毒在气营证。

（2）五福化毒丸每次1丸，每日2次，开水送服。用于毒在气营证。

（3）大青叶、板蓝根、土牛膝各15g，水煎服，每日1剂。用于邪侵肺卫证。

（4）穿心莲15g，生甘草5g。水煎服，每日1剂。用于毒在气营证。

（二）外治法

可选用锡类散、冰硼散、珠黄散、双料喉风散吹喉，1d2~3次，治疗咽肿腐烂。

（三）其他疗法

主穴取风池、天柱、曲池、合谷、少商、委中，配穴取内庭、膈俞、三阴交、身柱。针刺用泻法，不留针，每日1次。少商穴可用三棱针点刺出血。

五、名医经验

丁甘仁治烂喉丹痧认为阴液枯竭的阴证绝非无可挽救之望。

丁甘仁治疗此证从不主张温阳一法。临诊治疗，初起着眼于透，速以疏解取汗，创制解肌透痧汤，专治痧麻初起，恶寒、发热、咽喉肿痛妨碍咽饮、遍体酸痛、烦闷泛恶等症。方药组成主要有荆芥穗、净蝉衣、嫩射干、前胡、淡豆豉、炙僵蚕、紫背浮萍、轻马勃、苦桔梗等。待痧已布，病入中期，此乃邪从热化，由气入营，治当以清或下为主，投以大剂清营生津，稍佐透邪之品，仍望邪由营转气得透泻，自拟方剂由加减黑骨汤、凉营清气汤、犀骨散、犀角地黄汤，主治痧麻虽布，尚未密满，咽喉红肿腐烂灼痛，发热烦渴，舌红绛起刺或黑糙少津。基本用药为鲜石斛、鲜生地、京赤芍、牡丹皮、犀角尖、鲜竹叶、京元参、连翘壳、生石膏、茅芦根、薄荷叶，无汗者可加淡豆豉、浮萍草。待疫痧渐回，称之为末期，治宜解毒为主，佐以清热和胃，以彻余热，复胃气。本阶段用药先生明确指出，凡辛散之药应一概删除为要，拟方加减竹叶石膏汤，以治痧麻之后，咽喉腐烂未愈，口干欲饮等症。药用清竹叶、生石膏、金银花、野菊花、连翘壳、大麦冬、细生地、粉丹皮、黑山栀、生白芍、广橘白、生谷芽等。除采用内服药外，先生又配合外用吹药。认为咽喉为呼吸、饮食之通道。对咽喉腐烂作痛，给予局部吹药，有助内服药一臂之力。初期喜用玉钥匙（西瓜霜、西月石、飞朱砂、僵蚕、冰片），以消炎退肿；中末两期采用金不换（玉钥匙中加用人中白、青黛、西黄、珠粉），可生肌长肉。先生曾谆谆告诫后学："早用寒凉，则邪遏在内，必致内陷神昏或泄泻等症，致成不救；如发散太过，则火炎愈炽，伤津灼液，引动肝风，发为痉厥等险象。"故临证治疗，要掌握发表、清凉（或泻下）、解毒三法的应用时机，当表则表，当下则下、当清则清，当解则解。先生又引先哲之说："丹痧有汗则生，无汗则死。"足见汗法是本病不失治的良法，是治疗的关键。咽喉部位虽小，但一旦患病，肺、胃、肝、肾均可罹及，故药贵乎神速。先生又总结出不治、难治数条：脉伏者不治，泄泻不止者不治，会厌腐去声哑气急者不治；始终无汗者难治，丹痧遍体虽见而头面不显者难治。

六、预后与转归

如能早期治疗预后良好，并发症可得到预防。若出现重症肺炎及败血症也有致死者。

七、预防与调护

（1）本病流行时，勿带小儿去公共场所。冬春两季小儿外出，提倡戴口罩。

（2）及时隔离患儿，隔离至接受治疗后7d方能解除。密切接触的易感儿童，隔离观察7～12d。发现患儿的场所及病室，用食醋蒸汽消毒。

（3）病室内空气要流通，但避免直接吹风。

（4）保证患儿充分休息，高热期间，需卧床休息。多饮开水，饮食以流质或半流质为宜。

（5）注意皮肤与口腔清洁，用淡盐开水或一枝黄花煎液含漱，每日2～3次。

八、临证提要

猩红热属温毒"丹痧"范畴，多因冬春暴暖，素体阴虚火旺，外感丹痧病毒时邪发病。采用中药治疗，贵在初期透邪出表，中期清营解毒，后期养阴肃热，辨证施治，整体呵护能尽快改善临床症状，缩短病程，从而使机体能尽早康复，阴平阳秘无并发症。

现代医学认为其病原为革兰染色阳性A组β溶血性链球菌。A组链球菌可释放多种细胞外抗原，其中红霉毒为侵袭力最强的外毒素。临床特征为发热、咽峡炎、全身弥漫性鲜红色皮疹，恢复期有皮肤脱屑。少数患者在病后2～3周可有心、肾并发症。实验室检查主要有：①血常规，白细胞总数在$10 \times 10^8/L$以上，中性白细胞超过80%；②咽培养有β溶血性链球菌生长；③尿常规检查有少量蛋白，并发肾炎时蛋白增加，并有红细胞、白细胞及管型；④抗链球菌溶血素O试验：很少出现假阳性。虽然对A组链球菌并非特异，但它对链球菌疾病的诊断不失为有价值的辅助手段。早期抗菌治疗可使其反应消失。患风湿热时有很高的滴度，肾炎者反应不一。治疗以青霉素类为首选。近年抗生素的广泛运用、滥用导致耐药菌株产生而常规治疗临床症状虽有改善，但机体恢复缓慢。

九、临证效验

（一）山东省济宁市用丹痧方联合青霉素治疗本病

自拟丹痧方：蒲公英15g，金银花15g，连翘15g，板蓝根12g，紫草10g，芦根10g，桔梗10g，僵蚕10g，竹叶9g，槟榔9g，生甘草9g（本剂量为5～6岁患儿量，其他年龄可酌情增减）。然后根据分期随症加减，邪在肺卫期重用金银花、连翘，另加葛根10g，牛蒡子10g等解肌透表药；毒在气营型加生石膏20g，知母10g，生地10g，丹皮10g；高热抽搐者冲服羚羊角粉0.3g；大便干甚者加大黄6g；疹后期舌红少苔，口干唇燥，余热未尽，津耗液伤者去紫草，酌加生地10g，沙参10g，麦冬10g。每日1剂，水煎分3次温服。治疗期间，患儿均忌食辛辣油腻之品。结果：患者46例，治愈42例（91.30%），好转4例（8.70%），全部有效。

（二）江苏省泰州市中医院用泻热解毒汤治疗本病

基本方：炒黄芩10g，蒲公英15g，虎杖12g，射干10g，土牛膝10g，紫草10g，生甘草3g。水煎2次，取浓汁150mL，每日3次，连服5～7d。加减：咽峡炎有化脓趋势加山慈姑10g，马勃10g；壮热烦渴加蚤休15g，生石膏30g；皮疹弥漫绛红色黯者加牡丹皮10g，赤芍药12g，广牛角10g；恢复期口干，舌红少津加生地黄15g，石斛10g。用此方治疗81例患儿，总有效率为97.53%。

（张　伟）

第六节　丹毒

丹毒中西医病名相同，是一种皮肤突发片状红肿，色如丹涂脂染的急性炎症性皮肤病。以水肿性红斑，灼热疼痛，伴发热、畏寒等症状为临床特征。好发于下肢、颜面，西医也称为丹毒。隋巢元方《诸病源候论》首先提出丹毒病名。该书云："丹者，人身忽然掀赤，如丹涂之状。"指出其发病部位"或发于手足，或发于腹上"明王肯堂《证治准绳》将发于腿股部的丹毒称为"腿游风"。明陈实功《外科正宗》将发于小儿的丹毒称作"小儿赤游风"。清吴谦等《医宗金鉴·外科心法要诀》把发于肋骨及腰胯、色赤如霞、游走如云、痛如火燎的丹毒称作"内发丹毒"清高秉钧《疡科心得集·辨大头瘟抱头火丹毒论》则首先把发于头面部的丹毒称作"抱头火丹"。

一、病因病机

本病的发生，由于血热内蕴，郁于肌肤，复感风热湿邪，内外合邪，热毒之气暴发于皮肤之间，不得外泄，蕴热为病。凡心绪烦忧，情志化火，暴怒郁悒，气郁生火；脾运失常，化生湿热：以及孕母过食五辛、炙焯之物，或父母不节其欲，淫火炽盛，遗于胎儿，致生胎火、胎毒，均能导致血热内蕴。复感之风热湿邪，又往往与丹毒的发病部位相关。风为阳邪，其性上扬，多伤人之上部。头为诸阳之会，外感风湿、风热之邪，与内蕴之血热相合，化为火毒，风火相煽，风助火热，火助风威，暴发于头面，形成抱头火丹；气火发于中，外感火毒之气与肝经郁火，脾经湿热相感暴发于肋下、腰胯之间，形成内发丹毒，水性下趋，外感湿邪与内蕴湿热相合，湿热下注，流走于下肢，形成流火；外感风热毒邪，客于腠理，与内蕴之胎火、胎毒相合，搏于气血，蒸发于外，见于脐周、臀腿之间，游走不定形成赤游风。

皮肤破损感毒，酗酒，全身营养状况不良，正气亏虚，卫外乏力，均与本病的发生有关。

二、临床表现

发病急骤，先有低热、全身不适等症状，迅即出现红斑。红斑以下肢最为多见，其次是颜面、腰胯间。新生儿的赤游风多见于脐、腹部及臀部。初为有灼热感的细小红斑，迅速向四周蔓延，形成大片状，稍高出皮肤表面，境界清楚，色如丹涂脂染，红斑向四周蔓延时可有一侧消退，一侧继续发展。一般在4~5d达到高峰，约经5~6d后，患处红斑由鲜红转为暗红，中央部呈橘黄色，渐至消退。随着热退身凉，红斑亦随之消退，残留少量的鳞屑而告愈。患者自觉患处灼热疼痛明显，伴发热、畏寒、头痛、恶心、大便秘结、小便短赤等全身症状。热毒炽盛者可出现毒邪内攻，症见高热烦躁，恶心呕吐，甚或神昏谵语，出现毒邪逆传心包之“陷证”，多见于婴儿及老年患者。

丹毒由于发生部位的不同，可见不同的表现。发于头皮者，因组织致密，常有剧烈头痛；发于颜面部者，如由鼻部破损引起，皮损则起于鼻额部，红斑如蝶状，肿势波及双目而致两目不睁，若由耳部破损引起，则红肿起于耳周，继则延及头角。颜面丹毒易致毒邪内攻。发于腿胫部者，多先肿于小腿，亦可延及大腿，患侧股腹沟处可出现臀核肿痛。下肢丹毒每易复发，形成慢性复发性丹毒，其发病相对较慢，全身症状较轻，但反复发作热互结，久滞经络，气滞血瘀而出现象皮腿样改变。若热从湿化，湿热毒邪稽留肌肤，则于红斑上出现水疱、大疱，甚者则可见热盛肉腐，皮肉为之坏死腐烂。

三、类病鉴别

1. 漆疮　有漆接触史，皮损界限不清，水疱、丘疹为主。掀热瘙痒，无疼痛、发热等全身症状。

2. 类丹毒　初起为小范围的红肿以后向四周缓慢扩散，中心渐退。与从事肉类加工、渔业等职业有肉骨、鱼刺划伤皮肤史相关。

3. 蜂窝织炎　皮色紫红，中央隆起，稍发硬而光亮，红肿显著而边缘炎症较轻，境界不清。

四、辨证施治

（一）内治法

1. 热毒炽盛　局部红赤肿痛，伴恶寒发热，头疼身痛，口渴咽干，小便短赤，大便燥结，舌红苔黄，脉滑数或洪数。见于普通急性丹毒。

治法：清热解毒，凉血疏风。

方药：普济消毒饮或五味消毒饮加减。

野菊花30g，紫花地丁10g，金银花10g，连翘15g，赤芍15g，生甘草6g，生石膏30g（先煎），黄芩12g，黄连6g，板蓝根30g，丹皮15g，生地20g。

方解：方中用野菊花、金银花、连翘、黄芩、黄连、生石膏、板蓝根清热解毒疏风，紫花地丁、赤芍、丹皮、生地凉血，甘草调和诸药。合方以清热解毒，凉血疏风。

加减：头痛身痛可加葛根15g，口渴咽干可加天花粉15g，小便短赤可加茅根15g，大便燥结可加大黄10g（后下）。

2. 毒热入营　局部肿甚，或坏疽，伴高热神昏，恶心呕吐，舌绛苔黄燥，脉浮数。见于重证丹毒。

治法：凉血解毒，清心开窍。

方药：清瘟败毒饮加减。

生石膏30g（先下），知母10g，元参20g，水牛角片30g（先煎），紫花地丁10g，金银花10g，连翘15g，赤芍15g，生甘草6g，黄芩12g，黄连6g，丹皮12g，生地20g，竹叶15g。

方解：清瘟败毒饮治气血两燔、热深毒重之证，为清热解毒、凉血救阴的重剂，由白虎汤、犀角地黄汤、黄连解毒汤复合加减而成。方中石膏、知母、元参、水牛角、紫花地丁、赤芍、丹皮、生地清热凉血，金银花、连翘、黄芩、黄连清热解毒，黄连、竹叶清心，甘草调和诸药。合方以凉血解毒，清心开窍。

加减：恶心呕吐可加厚朴6g、法半夏12g、砂仁6g（后下）。

3. 湿滞血瘀　反复发作，或小腿象皮样肿胀，舌黯或瘀斑，脉滑或涩。见于复发性丹毒。

治法：清热利湿，化瘀通络。

方药：防己黄芪汤加减。

苍术6g，黄柏6g，防己15g，黄芪20g，白术6g，甘草3g，萆薢10g，泽泻10g，紫草10g，紫花地丁10g，丹参30g，牛膝15g。

方解：方以二妙散之黄柏、苍术清热燥湿，治下焦湿热；用防己黄芪汤以补气健脾，利水消肿。其中防己祛风利水通痹，黄芪益气固表，合用则利水消肿作用更强；白术健脾去湿助防己以利水，助黄芪以固表；萆薢、泽泻助消肿；紫草、紫花地丁、丹参、牛膝化瘀通络，甘草调和诸药。合方以清热利湿，化瘀通络。

加减：可加全瓜蒌15g以清热散结，化痰导滞；陈皮6g利气舒脾，配合白术的健脾作用。

（二）外治法

选用双柏散、四黄散或金黄散，以水、蜜调敷局部。或用新鲜马齿苋、仙人掌、芙蓉叶捣烂外敷。下肢丹毒也可将患处常规消毒后，用三棱针刺皮肤，以挤压出血为度，以泄热解毒。

五、名医经验

（一）朱仁康将丹毒分为两种，分别论治

朱仁康认为现在临床上常见的丹毒有两种。一种为发于颜面的抱头火毒，证属风温已化火毒，治疗着重清热解毒，勿用风药，以免风助火势，方用普济消毒饮加减治之。其中以板蓝根为主药，可用15～30g；升麻、柴胡不可用，而加丹皮、赤芍等凉血药。火毒炽盛红肿未能控制者，则须大剂清瘟败毒饮加减治之。如毒走营血则宜清热地黄汤、清营汤之类。另一种为发于下肢的丹毒，由于湿热下注，化火化毒。湿重于热，治宜利湿清热，方用龙胆泻肝汤加丹皮、赤芍治之；热重于湿，则重用清热解毒，可用消炎方：黄连6g，黄芩、丹皮、赤芍、蚤休、银花、连翘各9g，甘草6g。同时，认为下肢丹毒极易复发，成为慢性丹毒，如发作频繁，亦可成为大脚疯症（象皮腿），对慢性丹毒的治疗主张在急性发作控制后，继续常服苍术膏，苍术膏健脾燥湿，能增强患者抗病能力，对防止其发作有一定的效果。此外二妙丸亦有相似的疗效。外治法主张在急性发作期以玉露膏或用板蓝根、鲜马齿苋等鲜药捣烂外敷。慢性丹毒，肿胀久不退者，外敷金黄膏。

（二）赵炳南治丹毒分内外因

赵炳南认为丹毒的发病，血分有伏热（血热）是其内因根据，而火毒温热为其外因条件，多由于皮肤黏膜破损，邪毒乘隙侵入而诱发。发于头面者多兼有风热或热毒较盛；发于胁下腰胯者多兼挟肝火；发于下肢者多挟有湿热；急性发作者以毒热盛为特点，在治疗上以清热解毒为主，凉血为辅。常用药物有金银花、连翘、大青叶、野菊花、紫花地丁、黄芩、黄连、黄柏、栀子、丹皮、赤芍；伴有高热者可加生石膏、生玳瑁；发于颜面者加菊花；发于胁肋者加柴胡、龙胆草；发于下肢者加牛膝、黄柏、防己；水疱明显者加车前草；若见高热烦躁、神昏谵语等热入营血的症状，按照温病的辨证法则清热解毒、凉血清营，常用的药物有广中角、黄连、生地、金银花、连翘、麦冬、丹皮、栀子等。慢性经常复发的丹毒（尤以下肢多见），主要是因湿热之毒蕴于肌肤缠绵不愈致使下肢肿硬。慢性丹毒急性发作时还是要重用清热解毒的药物。急性期过后则应当加一些活血透托的药物如山甲炭、皂刺炭、没药、乳香、紫草根、贝母、白芷、天花粉、当归等。湿盛者加薏苡仁、猪苓。外用药物，急性期用金黄散水调敷，或用新鲜的白菜帮、马齿苋、绿豆芽洗净捣烂外敷，或用去毒药粉调敷；慢性期用铁箍散膏加20%的如意金黄散外敷。

（三）顾伯华认为丹毒可分三类

顾伯华认为丹毒由于细菌毒素强弱及患者机体反应不同，可分为红斑性丹毒（仅有皮肤发红）、大疱性丹毒（患部发生含有浆性疱液的水疱或大疱）和坏疽性丹毒（患部迅速发生坏死）三个类型。但有的病例则不属于这三种类型，而是在红斑上发生出血性紫癜。其特点为紫癜不超过红斑范围，均在丹毒发生后1～2d，全身及局部症状严重时发生，并在丹毒治疗痊愈过程中随之消失，血小板计数正常。此类病例是热毒炽盛，热甚迫血妄行，血瘀于皮肤之故。在治疗上主张以凉血清热、解毒利湿剂中加重凉血之品，如鲜生地用30～60g，并加入丹皮、紫草等凉血清热药物。外治可用凉血清热消肿之外敷药物，如玉露膏之类。并提出凡丹毒伴发紫癜者禁用砭镰法，因其有破伤感染的危险。

（四）顾筱岩认为丹毒病因有二，治疗时需权衡兼顾

顾筱岩认为下肢丹毒之因有二：湿热下注，火毒入营阻络。二者常互为因果，因此用药时和营活血与清热利湿不能偏执一方，而需权衡兼顾。如仅以清热之剂，强清其热，湿遏热伏，则极易复发。本症每多反复发作，患肢气血瘀滞，血流缓慢，毒邪易于停滞，因此活血化瘀、和营通络法贯穿于本病治疗的始终很有必要，有如渠道疏通，污垢不留。初起红肿之际，以生地、丹皮、赤芍之类凉血活血；热退瘀肿胀痛时，以归尾、泽兰、丹参、桃仁之类活血化瘀。仲景云："血不利则为水。"患肢浮肿，凹陷如泥，以防己、茯苓皮、车前子、薏苡仁、冬瓜皮等利水除湿退肿，多有效验。对于流火的外治，主张在初起患肢肿胀灼热、表皮紧张老亮之时，采用刀针砭之，放逐恶血。手法要轻快，刺其皮而不伤其肉，以放恶血，让其自然流出，不宜即刻敷贴，待血自止后，外敷玉露膏、红灵丹，取其寒温并施、清热和营消肿之功。并嘱病者常以赤豆、薏苡仁二味煮汤服，以和营消肿。另嘱患者勤换鞋袜，治愈脚癣，堵截流火感染之途径。

（五）房芝萱认为丹毒复发的原因是治疗不彻底

房芝萱认为丹毒复发的原因是治疗不彻底。下肢丹毒反复发作，已形成大脚疯（象腿）者，治疗法则是温经通络，益气活血，健脾利湿。其经验方是：肉桂、牛膝、桃仁、红花各10g，桂枝、赤芍、白术各12g，归尾、云苓各15g，鸡血藤、党参各18g，生黄芪25g，甘草6g。也可以下方配制成丸药，长期内服：党参、归尾、赤芍、鸡血藤、地龙、牛膝、炒山甲、桂枝、木瓜、云苓、白芷各90g，生黄芪、川芎、红花各60g，桑寄生15g，麝香2g，苏木12g，桃仁、肉桂各30g。上药研细末，再兑入麝香，炼蜜为丸，每丸重10g，早晚各服1丸。

六、预后与转归

本病由四肢流向胸腹，或头面攻向胸腹者多逆。尤其新生儿及年老体弱者，火毒炽盛易致毒邪内攻，见壮热烦躁，神昏谵语，恶心呕吐等症，可危及生命。

七、预防与调护

1. 一般调护　要根据证候、病机特点进行辨证施护。急性高热期应卧床休息，病变在下肢者应抬高下肢，多饮温开水。应与健康人隔离，用过的敷料要烧毁，避免接触传染他人。有皮肤、黏膜破损及湿脚气者，应及时对症治疗，以免再度感染。头痛剧烈时，可针刺合谷、外关、曲池等穴。

2. 重症调护　有热毒内陷倾向者，应密切观察病情变化。出现昏迷者，应建立特护记录，及时准确地观察记录神志变化，了解昏迷的深浅、进展，瞳孔的变化，呼吸的形式，频率、节律的变化，以及舌象、脉象和血压的变化，呕吐、二便的情况。体温超过39℃者，除药物治疗外，应配合物理降温，应警惕痉厥、抽搐的发生。发现变证，应及时采取中西医结合方式进行抢救。

3. 复发性丹毒调护　彻底治愈湿脚气及其他溃疡及感染源。出现象皮腿样改变时，可用绷带缠缚，或用医用弹力护套绷缚，宽紧要适度，且应在患者下床前缠缚或穿好。

4. 饮食调摄　多食蔬菜、水果，忌食助热生火食品，如辛辣、油腻、炙焯之发物。

八、临证提要

丹毒一证，来势凶猛，色红如染丹脂，伴有恶寒发热，多为火毒所致，故名丹毒。本病发无定处，上自头面，下至足跗均可发生。病势峻险急骤，故急性者治宜大剂量清火解毒；若慢性反复发作者，多因湿热蕴结，缠绵不解所致，则须佐以化湿之品。待急性症状消退或形成象皮肿者，可加用活血透托之品，如山甲、皂刺、乳香、没药、贝母、当归、刘寄奴、王不留行等。面部丹毒常因挖鼻孔恶习易致毒邪内攻，下肢丹毒多见足湿气破损，故丹毒治愈后，必须纠正挖鼻恶习，治疗足癣以免经常复发。

九、临证效验

丹毒的中医药治疗进展：

1. 中药内服

（1）以传统中药汤剂内服为主的治疗方法：刘氏以萆薢渗湿汤加减（萆薢20g，薏苡仁、赤茯苓、泽泻各15g，黄柏、丹皮、牛膝各10g），水煎服，每日1剂，分2次服，治疗40例，治愈38例（95%），有效1例（2.5%），无效1例（2.5%），总有效率（97.5%）。谢氏等以二陈汤加味（陈皮15g，半夏10g，茯苓、白芥子各12g，甘草、牛膝各6g），水煎服，每日服2次，治疗32例慢性丹毒患者，其中显效14例（44%），有效11例（34%），无效7例（22%），总有效率78%。李氏用三妙散加减（苍术、黄柏、泽泻、萆薢、丹皮、赤芍、野菊花、连翘、蒲公英各10g，川牛膝、金银花各15g，白茅根、生地各30g，生甘草6g），水煎服，每日1剂，分2次服，治疗38例，治愈35例，有效2例，无效1例。黄氏以解毒凉血汤（生地、银花、蒲公英、板蓝根、苡仁各20g，玄参、赤芍、黄柏、紫花地丁、萆薢各15g，紫草、丹皮、连翘、牛膝各10g），每日1剂，水煎服，治疗10余例，均获痊愈。万氏以分部论治的方法治疗丹毒。发于头面部者从风论治，以普济消毒饮合牛蒡解肌汤加减治疗（牛蒡子、连翘、赤芍、丹皮各10g，薄荷、黄连各3g，桔梗、黄芩各6g，板蓝根、金银花各15g）；发于下肢者从湿论治，以五神汤加味（当归、赤芍、牛膝、桃仁、黄柏、茯苓各10g，泽兰、赤小豆、金银花各15g，甘草6g）；发于胁下腰胯者从火论治，以柴胡清肝汤化裁（柴胡7g，丹皮、山栀、连翘、牛蒡子各10g，黄芩、龙胆草各6g，金银花、生地各15g，川芎3g），水煎服，每日2次，治疗63例，痊愈57例（90.48%），显效6例（9.5%），总有效率100%。

（2）以自拟中药汤剂内服为主的治疗方法：俞氏以川萆薢、泽泻、六一散、丹皮、赤芍、王不留行、丝瓜络各10g，忍冬藤、虎杖各30g，每日1剂，水煎服，10d为1个疗程，治疗68例，痊愈39例，好转27例，无效2例。郭氏自拟解毒化瘀汤（金银花、连翘、蒲公英、紫花地丁、玄参、丹参、赤芍、败酱草各30g，当归12g，蜈蚣3条，甘草6g），每日1剂，水煎，分2次服，10日为1个疗程。随症加减：体温升高加石膏30g，知母、栀子各12g；局部色黑欲溃烂者，加血竭、白芷各10g，黄芪30g；水肿者，加茯苓、猪苓、泽泻15g，治疗102例，痊愈86例（84.31%），好转14例（13.73%），无效2例（1.96%），总有效率98.04%。王氏以自拟方（南北沙参、知母各12g，粉丹皮、地骨皮各10g，蒲公英、紫花地丁、生地各30g，生甘草5g）加减，发热恶寒加银花15g，连翘、荷叶梗各12g，芦根30g；热邪壅盛，患处红肿热痛较显著者，加水牛角15～30g（先煎），川黄连3g；大便秘结者加制大黄10g（后下）；有瘀血内阻，舌质紫黯者，加赤芍12g，丹参10g；素有高血压病史，发病时兼有头昏头痛，视力模糊等症者，加珍珠母30g（先煎），女贞子、枸杞子、干地龙各12g。每日1剂，水煎分2次服。治疗25例，全部治愈，最少服药半个月，最多服药1个月，无复发病例。钱氏以自拟治丹汤［银花、黄柏、山栀、大黄、丹皮、茯苓、泽泻、萆薢、车前子（包）各9g，忍冬藤、生薏苡仁各30g，生地、川牛膝、虎杖各12g］，每日1剂，煎2次，早晚各服1次，7天为1个疗程，治疗46例，总有效率100%王氏自拟银黄败毒汤（银花30g，紫花地丁20g，车前草、川牛膝各10g，丹皮15g，川萆薢、黄芩、生苡仁各12g）治疗32例，治愈27例（84.4%），好转5例（15.6%），疗程最短4d，最长32d。白氏以自拟银花解毒汤加减（金银花30g，生薏苡仁30g，丹皮、野菊花、花粉、丹参各20g，黄柏12g，赤芍15g，苍术5g，甘草6g），每日1剂，水煎温服，15d为1个疗程，治疗50例，痊愈45例（90%），好转4例（8%），无效1例（2%），总有效率98%。

（3）以其他中药剂型内服的治疗方法：沈氏以中成药牛黄醒消丸口服，每次3g，每天1～2次，温开水送服，空腹时服，3天为1个疗程，治疗下肢丹毒53例，其中痊愈22例，好转25例，无效6例，总有效率为88.68%朱氏自拟苍术泽泻膏（制法：苍术1 500g，泽泻750g，加水适量，煎2次取汁，约为4 000mL，用文火浓煎，用筷子搅拌至稍稠，约2 000mL时，加入蜂蜜500g，调制成膏，低温存贮），每次20mL，每日2次，连服60d为1个疗程。治疗26例，22例治愈，2例好转，2例无效，治愈率为84.6%。

2. 中药外治

（1）中药外洗的治疗方法：李氏以清热燥湿之药物（金银花、紫花地丁、车前草各20g，生大黄、茯苓各15g，野菊花、土茯苓各30g，黄柏、防风各10g）随症加减，煎成药液外洗患肢，治疗23例，全部痊愈，有效率100%。石氏自拟银翘消肿汤（银花、连翘、蒲公英、紫花地丁、大青叶、马齿苋、紫草各30g，丹皮、黄柏各15g）加减治疗24例，水疱较多加藿香、土茯苓各30g；患肢冷而色黯者加桂枝9g，附子、当归、红花各15g。每日1剂，水煎30min；取汁500～1 000mL，待凉后浸洗患肢，每次20～30min，每日浸洗后自然晾干，不用清水冲洗，每日浸洗2～3次/d，治疗24例，治愈18例，好转5例，无效1例，总有效率95.8%周氏等自拟透海散（组成：透骨草10g，海桐皮、红花、三棱、莪术、防风各7g，桂枝3g，冰片2g，其中冰片研细末，其余各药烘干拌匀后混合打粉，过40目筛后再与冰片末拌匀即成），每次1包，入水煎，温度适宜后外洗及浸泡患处，每次30min，每日2次，治疗2周为1个疗程，治疗30例，18例显效（60%），11例有效（36.7%），1例无效（3.3%），总有效率96.7%。

（2）中药外敷的治疗方法：屠氏以苦参研粉适量加浓绿茶叶调成糊状，外敷局部红肿处，1d2次，药面用薄膜覆盖，以助药力渗透组织，共治疗67例，取得满意效果，取效时间最短3d，最长7d，如疮面溃烂不可敷药，外敷药物期间忌腥辣之品。吴氏以复方黄芩液（由黄芩、紫花地丁、七叶一枝花等组成）局部外敷，每日4～5次，保持敷料湿润，抬高患肢，治疗38例，治愈35例（90.2%）。樊氏以生大黄、黄连、黄芩、黄柏各15g，用粉碎机粉碎制成皮炎洗剂60g，用80℃以上开水冲泡或煮沸，待自然冷却后，用纱布4～6层做成布垫样片块，浸泡药液中，以浸透适量药液稍挤拧至不滴水为度覆盖于患处，每隔5～10min更换1次，持续1h，每日3～4次，3～5d为1个疗程。治疗51例，有效率100%，与西药组相比，具有无副反应、复发率低的优点。

3. 内服外用结合

（1）中药汤剂内服外用相结合：要氏以自拟消丹饮（白花蛇舌草、蜂房、紫花地丁、虎杖、土茯苓各30g丹皮、黄柏各10g，大黄7g，丹参、地龙、川牛膝各15g，蜈蚣1条），每日1剂，每剂水煎3次，每次煎20min。第1、2次煎汁早晚口服；第3次用纱布包药渣，再用水煎煮，煎好后用药包浸药汁反复湿熨患处。15d为1个疗程，间隔3d，再行第2个疗程，一般用药1～2个疗程。治疗85例，治愈5g例，好转20例，无效6例，总有效率93%。刘氏等以五香连翘汤（沉香、乳香、木香、麝香各3g，丁香5g，升麻、木通各10g，桑寄生、连翘、独活各15g，大黄30g）辨证化裁：热毒甚者加虎杖、银花、龙葵；热入营分加丹皮、赤芍；湿甚者加牛膝、泽泻、车前子；已形成大脚风者酌加防已、苍术等。每日2剂，水煎内服，第3煎外洗患处，治疗22例，全部有效，其中痊愈15例，好转7例。王氏以自拟中药内服（银花20g，连翘、蒲公英、紫花地丁各15g，赤芍、丹皮、络石藤各12g，黄芩、泽兰、泽泻各10g，龙胆草8g，酒大黄6g，每日1剂，水煎服，20d为1个疗程，连服3疗程）结合熏洗（方药组成：忍冬藤、蒲公英、红藤、芒硝各30g，虎杖、黄柏、苏木各20g，2d1剂，水煎2次）。置患肢于药液上熏蒸，待温度下降后以纱布湿敷患处，每日2次。治疗32例下肢复发性丹毒，治愈21例，显效7例，有效2例，无效2例。

（2）中药汤剂内服为主配合其他剂型中药外用：郑氏自拟消丹饮（忍冬藤、蒲公英、野菊花、白花蛇舌草、紫花地丁、生薏苡仁各20g，苍术10g，黄柏、生甘草各6g，川牛膝、白芍各15g），每日1剂，水煎取汁200mL，分早晚2次服，7d为1个疗程，同时以三黄膏（黄芩1份、黄柏4份、大黄4份调凡士林）外敷患处，治疗100例，显效91例，治愈9例。张氏以自拟清解汤（金银花、紫花地丁、土茯苓、板蓝根、赤芍各30g，牡丹皮、牛膝、黄柏各15g，薏苡仁、苍术各20g，生甘草10g）水煎服，每日1剂，7d为1个疗程，药渣水煎后趁温洗患处30min，拭干后外敷自制大青膏（方药组成：大青叶、乳香、没药、黄柏、生大黄、明矾、樟丹、黄连、铜绿、芙蓉叶、五倍子等），治疗83例，治愈64例，有效15例，无效4例，总有效率为95.2%。张氏以银紫牛柏汤加味（银花、紫花地丁各25g，川牛膝、黄柏、车前子、生薏苡仁各15g），每日1剂，配合青敷膏（青黛、大黄、黄柏、姜黄、白芷、白及、花粉、赤芍、甘草）或皮炎洗剂（黄柏、黄芩、大黄、苦参）冷湿敷，治疗28例，治愈23例（82%），总有效率为100%。张氏以龙胆泻肝汤加味（龙胆草15g，金银花30g，黄芩、栀子、泽泻、车前子（包）、当归、赤芍各10g，木通、柴胡、甘草各6g，生地12g），每日1剂，煎2次，早晚分服，10d为1个疗程，连续服用3个疗程，结合外敷如意金黄散10g，治疗12例阴囊丹毒，有效9例，有效率76%。吴氏以五味消毒饮为主方（金银花30g，野菊花、蒲公英各20g，紫花地丁、天葵子各15g）加减：红肿甚者加紫草、赤芍；口干便秘者加大黄。每日1剂，水煎分2次服，结合外用正红花油（新加坡产）涂擦按摩患处，每日3~5次，每次10~20min，7d为1个疗程，治疗46例，临床治愈42例，有效3例，无效1例。李氏以普济消毒饮为主内服（黄芩、柴胡各6~12g，黄连、桔梗、升麻各6~9g，连翘、玄参、陈皮各9~15g，板蓝根、牛蒡子各10~20g），发于头部者加金银花、桑叶、栀子；发于胸腹者加苍术、龙胆草、知母、丹皮；发于下肢及足背者加川牛膝、黄柏、薏苡仁、萆薢。结合外治：发于头面部，以金黄散外敷；发于其他部位，则用黄柏、马齿苋、蒲公英煎汤熏洗患处。治疗52例，痊愈41例，好转8例，无效3例。施氏以四妙勇安汤加味（基本方：金银花、玄参、连翘各15g，当归、黄柏、川牛膝、地龙各10g，甘草3g），高热者加石膏、知母、天花粉；斑块赤甚者加丹皮、赤芍；局部有水疱者加萆薢、泽泻；配合外敷青敷膏（大黄、姜黄、黄柏、青黛、白芷，共研细末，用饴糖调成糊状）治疗28例，治愈18例（64，28%），好转10例（35.72%），全部有效，其中疗程最短者为4d，最长者为17d，平均11.2d。

（3）中药膏剂外敷为主配合汤剂内服：吉氏似清解散（大黄、黄柏、玄参、紫花地丁、蒲公英、苍术、石膏各1 000g，青黛300g，薄荷100g研细末，密封备用），陈醋调敷患处，配合中药口服（基本方：银花、蒲公英各30g，连翘15g，玄参、牛膝、茯苓、赤芍、知母各10g，生地20g）治疗下肢丹毒36例，全部治愈，疗程最短者5d，最长15d。曹氏等以柏黄散（黄柏、大黄等份研粉适量，以青茶汁调成糊）外敷患处，干则易之，1d数次，配合中药内服（双花60g，菊花、紫花地丁、苦参各15g，蒲公英、象贝各30g，水煎服，日1剂），治疗14例，全部治愈。

4. 针灸疗法

（1）火针疗法：徐氏以火针取足三里、血海、阴陵泉、委中，用毫针泻法，留针20~30min，每日1次或隔日1次，治疗流火丹毒患者16例，治愈10例（62.5%），有效6例（37.5%）。

（2）刺络法：戴氏选取阳陵泉、环跳、血海、三阴交，用泻法，每次留针30min，每日1次，委中穴用三棱针点刺放血1次，治疗下肢丹毒50例，其中单纯针刺治疗者38例，针刺加放血治疗者12例，全部病例临床痊愈。常氏用消毒过的三棱针速刺四缝穴，挤出少量黏液，隔日1次，治疗40例，痊愈34例，显效4例，无效2例。万氏等以三棱针快速刺入患者肿胀处，慢出针，待黑血及组织液自行溢出，每次4~5针，同时以毫针针刺大椎、曲池、血海、合谷，留针20min，每日1次，治疗11例，痊愈6例，好转5例。总有效率为100%。

（3）刺络拔罐法：桑氏选取患处周围皮下呈现暗紫色小血管怒张处，消毒后用三棱针散刺入血管，慢出针，待黑血自行溢出，并刺血海、隐白穴，摇大针孔，挤出数滴血后拔火罐，约10min起罐，治疗20例，除1例因治疗1次后自动离诊疗效不明显外，19例全部治愈，无1例复发。张氏等用酒精棉球消毒患部后，持七星针在皮肤发红处叩刺约3min，放出少量血液，刺后予局部拔罐，并留罐5min，每日1次，治疗31例，治疗2周后，痊愈30例（96.77%），有效1例（3.23%），与西药组（痊愈率61.54%）比较有显著差异。

（4）针刺配合灸法：朱氏以梅花针加艾条灸治疗丹毒，方法：患侧皮肤常规消毒后用梅花针叩打局部，使患处皮肤渗出血水，红肿甚者宜多叩刺，尽量使血水排尽，然后用于棉球擦去血水，再用艾条（2根）温和灸患处15~30min，直至皮肤干燥，每日1次，5次为1个疗程。治疗15例，均获痊愈。

（5）针刺配合中药外敷：朱氏以梅花针叩刺患部，隔2d1次，结合外敷益黄膏（益母草1份，金黄散2份，冰片少许），每日1次。治疗下肢丹毒30例，总有效率100%。胡氏等在消毒患处皮肤后，使用一次性采血针在患处做快速上下刺入和退出动作，针刺后溢出的瘀血用消毒棉球擦去，再用3%碘酊棉球消毒，然后外敷金黄散，用此法治疗13例。经过2~8次（平均5次）治疗后全部痊愈，治愈率100%。

（张　伟）

第七节　化脓性甲沟炎（代指）

代指是发生在指（趾）甲一旁或两旁的急性化脓性疾病。以甲沿部红肿，灼热剧痛，2～3天成脓，脓难自出，甚或损伤筋骨为临床特点。本病一年四季均可发生，男女老少均可罹患，因其发生与手指部的外伤关系密切，尤多见于从事手工劳动者。相当于西医所指的甲沟炎。中医文献早在隋、唐时代就有关于代指的记载，如《诸病源候论·代指候》云："代指者，其指先肿，肿掀热痛，其色不黯，然后方缘爪甲边结脓，极者爪甲脱也，亦名代甲。"形象地描述了甲周红肿热痛渐至甲下积脓的临床表现。此后，《备急千金要方》《千金翼方》《证治准绳·疡医》《医宗金鉴·外科心法要诀》等对代甲的病因、病理、证治等方面都有论述。中医文献中另有"蛇眼疔""虾眼疔""沿爪疔"等之称。本病属手足疔疮的范畴。

一、病因病机

本病多由湿热火毒凝结，或外伤（刺伤、挫伤、皮肤裂伤、剪甲不当）、或嵌甲，毒邪乘隙而入，凝聚肌肤而发。

二、临床表现

起时多局限于指（趾）甲一侧边缘的近端处，有轻微的红肿热痛，如不及时治疗，可蔓延至对侧，一般4～5d成脓，局部红肿疼痛加剧，形成指（趾）甲周围炎，此时指（趾）甲背面上可透现出黄色或灰白色的脓液积聚阴影，致使指（趾）甲溃空或胬肉突出，一般无明显的全身症状，偶有轻度发热，全身不适。

三、类病鉴别

1. 蛇头疔　生于手指末节掌面，初起隐痛有紫色小泡，疼痛彻心，坚硬如疔，肿如蛇头，易损骨。
2. 蛇腹疔　生于手指中节掌面，肿如蛇腹，色赤锨热，胀痛难忍，约7～10d成脓。

四、辨证施治

一般不须内治，而以外治为主。

五、疗法

（一）内治法

1. 初期

主症：患指麻痒隐痛，渐红肿灼热，疼痛加剧。舌淡红苔薄黄，脉弦。

治法：清热解毒消散。

方药：仙方活命饮加减。

银花18g，连翘15g，天花粉15g，赤芍12g，当归尾8g，皂角刺10g，白芷6g，乳香6g，没药6g，乳香5g。亦可加服蟾蜍丸。

2. 成脓期　主症：甲沟紫红肿胀灼热，跳痛剧烈难忍；或可见红线隐于皮下向上窜行，附近沿淋巴结肿痛；当跳痛减轻而胀痛不休并患处略软时，则脓已成，可见甲沟或甲下脓疱。可伴有恶寒发热，跳痛至彻夜不眠，口苦，咽干，便秘，舌红苔黄，脉弦数。

治法：清热解毒。

方药：五味消毒饮加减。

金银花15g，野菊花15g，蒲公英15g，紫背天葵10g，紫花地丁15g，黄连10g，芦苇15g，皂角刺12g，天花粉15g，赤芍12g。

中成药：新癀片：每次3片，口服，3次/d（饭后服）。

3. 溃后期　主症：后期脓疱穿破，腐肉流尽，形成红色溃疡。舌红，苔薄白，脉弦。

治法：补益生肌清热。

方药：四妙散加减。

黄芪20g，当归12g，金银花15g，甘草5g，党参15g，连翘15g，鸡血藤15g，桑枝12g，丝瓜络15g。

（二）外治法

（1）湿毒蕴结（初起）如意金黄散，水、蜜调膏，掺冲和散外敷。

（2）热胜肉腐（成脓）脓肿局限于一侧甲沟者，可在脓肿中央切开排脓，或剪去部分指甲；甲下有积脓，或行拔甲术，半个或整个拔除，用黄连膏油纱条引流；如嵌甲、胬肉形成，应考虑拔甲治疗，拔甲后用黄连膏纱条覆盖，隔日换药1次。

（3）余毒未清（溃后）用九一丹或八二丹或冰石散，外盖黄连膏，或用枯矾冰片液纱条，1d或隔日1换，至愈；有胬肉时，可用平胬丹点在胬肉上，盖黄连膏，有指骨坏死者，应清除死骨，方可获愈。

（三）其他疗法

（1）猪胆套指法：猪胆1个，冰片1.5g，炙蜈蚣1条研末，纳入猪胆汁内搅匀。再将指套浸于猪胆汁内套指（趾），每日1~2次。

（2）大黄、朴硝、明矾煎水，乘温浸涂患指，每日2~3次，每次15min。

（3）75%酒精浸泡患指，每次15min。

六、名医经验

（一）赵尚华认为本病属火毒凝结肌肤所致

初起脓未成者，疮头不宜刺破，更忌挤压，饮食应忌辛辣发物，治疗时不宜发散、补托，而宜清热解毒，方用五味消毒饮化裁。外用0.5%的高锰酸钾溶液泡患指，每次30min，每日2次。用上法治疗本病初起，多能收到良好效果。

（二）顾筱岩本病脓成时的治疗经验

用刀锋沿指甲切开排脓，可无痛感，脓出不伤气血，是中医手术轻灵之长。如指甲嵌入，影响愈合，也只需修剪患侧指甲根部，不必拔除整个指甲，容易为患者所接受。

（三）许履和认为本病乃感染热毒所致，治疗拟清热解毒

因本病化脓之后，常需拔除指甲，才能愈合，故消散之法，尤宜推求。手部皮肤致密，一般围药难达。紫金锭解毒消肿，消散之力甚著，配服清解之剂以内外夹攻，可迅即奏效，使之消散。紫金锭即玉枢丹，外用取其香窜之性，更用米醋调敷，渗透之力更强。

七、预后与转归

如不及时处理或处理不当，可成为慢性甲沟炎或慢性指骨骨髓炎。

八、预防与调护

（1）注意劳动保护，防止手指皮肤损伤，一旦手指发生外伤或冻疮、皲裂等，要及时进行治疗，避免感染。

（2）发病后患指应注意休息，限制活动，抬高患肢，忌持重物。

（3）忌食辛辣厚味，酒肉发物。

（4）脓成后应及时切开或拔甲排脓，以免脓毒深窜而发生指骨感染、坏死。

九、临证提要

代指多因湿热火毒凝结或外伤染毒而成，治疗以清解为法，选用五味消毒饮合黄连解毒汤。因本病化脓后，常需拔甲治疗，才能获愈，故消散之法，尤应推求。外敷、湿敷为常用消散之法。近年来外用单方、验方时有报道，对治疗早期病例，确有良效。另外，胬肉生成和嵌甲常同时存在，从根本上来说，只有解决了嵌甲的问题，胬肉才能蚀去，病情才有望向愈。今后应在预防本病的发生及在初期就设法使之消散方面进一步努力，在最大程度上来减少患者的痛苦，阻止病情向纵深发展，从而杜绝骨质损害的发生。

现在医学认为甲沟炎是甲周组织的急性、亚急性或慢性炎症反应，急性甲沟炎通常是由金黄色葡萄球菌感染引起，慢性和亚急性甲沟炎大多由念珠菌属引起，特别是白念珠菌，少数慢性甲沟炎也可由金黄色葡萄球菌和念珠菌合并感染引起。本病以甲沿部红肿，灼热剧痛，2～3d成脓，脓难自出，甚或损伤筋骨为临床特点。甲沟炎早期治疗：热敷、理疗、抬高患肢，局部可外敷鱼石脂软膏，或用高锰酸钾溶液（1∶5 000）温热浸泡，每日3次，每次半小时左右，也可用70%～75%的酒精湿敷或浸泡，每日2次，每次10min，同时应用抗生素治疗。如已化脓，则在指神经阻滞麻醉下，在指（趾）甲一侧作纵切口排脓，切开引流应在感染较重的一侧；切开甲后皱襞，将切口两侧缘皮肤掀起，清除脓腔。如感染已扩散到了两侧甲沟或指甲下时，应视感染范围大小，拔除部分或整个指甲。脓腔清除后，用油纱条填入，如为单纯甲下脓肿，只需脓肿顶部的指甲清除，引流脓液。由于嵌甲而反复发炎或久治不愈，必须拔除指（趾）甲者，应在患者指（趾）神经阻滞麻醉下进行拔除指（趾）甲术。按常规换药，合理使用抗生素。嘱患者休息时要抬高患肢，促进血液回流。在给患者换药时，操作者动作要轻、细，减少对患者伤口的刺激，以免引起局部疼痛。

十、临证效验

（一）上海中医药大学附属曙光医院中医外科用不同比例浓度的升丹治疗嵌甲性甲沟炎

药物组成：五五丹（由升丹5份，熟石膏5份组成），九丹（由升丹1份，熟石膏9份组成），上药均由我院制剂室制。治疗方法：患处经常规消毒后，修剪去高突的胬肉，如患处指（趾）甲较长，或嵌入甲缘，影响疮面充分暴露，就予修剪去此部分指（趾）甲，然后取少量消毒干棉球蘸上五五丹，充分嵌入疮面，以橡皮胶包扎固定，每日换药1次；当疮面平、肉芽组织鲜红、脓性分泌物减少后，改用九一丹按上法外用至疮面愈合，一般不需内服抗生素等治疗。治疗结果：93例患者，治愈82例（占88.17%），好转7例（占7.53%），无效4例（占4.30%）。

升丹有中医“外科灵药”“大药”之称，五五丹、九一丹是含有不同比例浓度的升丹，均有提脓祛腐的作用，而五五丹因有五份升丹组成，故祛腐力量较强，加上其为粉制剂，具有一定的平胬作用，不利创面肉芽组织过度生长。九一丹因其有九份煅石膏，故其在提脓祛腐的同时还具有生肌收口的作用，因此当创面的胬肉经修剪并用五五丹外敷平胬、创面肉芽组织鲜红结实后改用九一丹外敷，既可以继续提脓祛腐，防止腐肉不清，旧病复发，又可以生肌收口，达到祛腐生肌的目的，最后使创面痊愈。药理实验表明：升丹的主要成分是氧化汞（HgO），汞盐可以沉淀蛋白质，当丹药进入病灶组织时，HgO可缓慢解离成Hg离子，它可与局部组织中的蛋白质生成不溶解的变性蛋白盐而沉淀，因而可不同程度地产生收敛硬化，甚至坏死等不同反应，故可使胬肉坏死而达到平胬的作用。汞盐还有抑菌作用，可与菌体内酶蛋白的-SH结合，使酶失去活性，从而发挥强有力的杀菌防腐作用。升丹的溶液在试管中对绿脓杆菌、乙型溶血性链球菌、大肠杆菌及金黄色葡萄球菌均有不同程度的抑菌作用。而石膏局部涂敷，可减少分泌物渗出，防止感染，促进愈合。对于糖尿病患者，当修剪部分指（趾）甲、胬肉后，要慎用五五丹这一较强烈的腐蚀药，以免药物刺激过大出现趾端坏死。

（二）马鞭草治疗甲沟炎

治疗方法：取鲜马鞭草叶适量洗净，食盐少许混合捣烂，敷于患处并包扎。每日换药1次，一般1～3d后症状减轻，5d可获愈。马鞭草性寒味苦，能清热解毒，消肿散瘀排脓，对多种细菌有抑制作用。

（张　伟）

参考文献

[1] 安国芝．皮肤病诊疗与自我康复．北京：化学工业出版社，2015.
[2] 张学军．皮肤性病学（第7版）．北京：人民卫生出版社，2010.
[3] 魏保生，刘颖主编．皮肤瘙痒．北京：中国医药科技出版社，2016.
[4] 程波．临床实用皮肤病性病诊疗图谱．北京：化学工业出版社，2015.
[5] 雷鹏程．皮肤病性病中西医结合治疗学．北京：北京大学医学出版社，2013.
[6] 杨蓉娅，戴耕武，潘宁．皮肤外科学．北京：科学出版社，2015.
[7] 高东明，张莉．皮肤、感觉器官与神经系统．北京：科学出版社，2016.
[8] 刘洪普，刘翠杰．实用基层医生皮肤性病科诊疗手册．郑州：郑州大学出版社，2010.
[9] 沈冬，王煜明．皮肤瘙痒防治百问．北京：金盾出版社，2016.
[10] 赵辩．中国临床皮肤病学．南京：江苏科学技术出版社，2010.
[11] 孙乐栋，于磊．儿童皮肤病学．辽宁：辽宁科学技术出版社，2016.
[12] 单士军．皮肤性病病理诊断．北京：人民卫生出版社，2015.
[13] 李邻峰．皮肤病安全用药手册．北京：科学出版社，2015.
[14] 常建民．色素减退性皮肤病．北京：人民军医出版社，2014.
[15] 周评．新编临床皮肤性病诊疗学．陕西：西安交通大学出版社，2014.
[16] 项蕾红，周展超．皮肤美容激光治疗原理与技术．北京：人民卫生出版社，2014.
[17] 茅伟安．小儿常见皮肤病诊疗手册．北京：金盾出版社，2015.
[18] 陈秋霞，曾夏杏，赖春晓．危重和常见皮肤性病诊疗及护理（病案版）．北京：科学出版社，2016。
[19] 徐正田．皮肤性病学．北京：科学出版社，2016.
[20] 朱文元，倪容之．疑难皮肤病彩色图谱．北京：人民军医出版社，2015.
[21] 马振友，张建中，郑怀林．中国皮肤科学史．北京：北京科学技术出版社，2015.
[22] 张建中．皮肤性病学．北京：人民卫生出版社，2015.